FÍSICA PARA
CIENCIAS MÉDICAS

EDICIONES UNIVERSIDAD CATÓLICA DE CHILE
Vicerrectoría de Comunicaciones y Asuntos Públicos
Casilla 114-D, Santiago, Chile
Fax (56-2)- 635 4789
editorialedicionesuc@uc.cl
www.edicionesuc.cl

FÍSICA PARA CIENCIAS MÉDICAS
Pablo Olmos C., Mario Favre D. y Felipe Barrientos P.

© Inscripción N° 173.551
Derechos reservados
Octubre 2008
ISBN N° 978-956-14-1015-2

Primera edición
1.000 ejs.
Diseño: Francisca Galilea
Impresor: ANDROS

C.I.P. - Pontificia Universidad Católica de Chile
Olmos Coelho, Pablo Roberto
Física para ciencias médicas/Pablo Olmos Coelho,
Mario Favre Dómínguez, Luis Felipe Barrientos Parra
Incluye bibliografía.
1. Física médica
2. Biofísica
I. Favre Domínguez, Mario
II. Barrientos, Luis Felipe
III. tit.
2008   610.153 + dc 21   RCAA2

FÍSICA PARA CIENCIAS MÉDICAS

Pablo Olmos, Mario Favre y Luis Felipe Barrientos

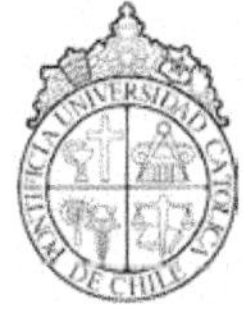
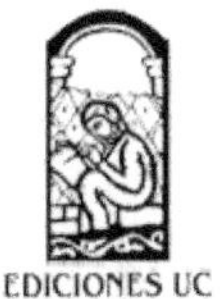

EDICIONES UC

ÍNDICE DE CONTENIDOS

PRÓLOGO

El año 1995, las autoridades superiores de la Escuela de Medicina de la Pontificia Universidad Católica de Chile estaban en un proceso de readecuación del currículum. Una de las opciones que se barajaban era la de suprimir definitivamente la física y el cálculo de la enseñanza de los futuros médicos. Los que ahora somos autores de este libro nos opusimos a tan drástica medida. Como consecuencia, nos pidieron que nos hiciéramos cargo del curso de primer año de medicina que llamamos, precisamente, Aplicaciones Biomédicas de la Física. En ese entonces, la idea central era de un curso que combinara materias de la física en un contexto orientado al médico y otros profesionales del área, sin que ésto significase una reducción en el rigor matemático con que se tratan los problemas. Simultáneamente, la Escuela de Medicina nos solicitó que reformáramos el programa de cálculo infinitesimal de primer año, lo que se hizo, con el excelente trabajo del profesor Rubén Preiss.

El proceso ha incluido la progresiva escritura de este libro, en cuyas páginas los médicos titulados podrán refrescar el conocimiento y entender mejor esta medicina cada vez más tecnificada de hoy. Los estudiantes de medicina de nuestra universidad ya han pasado por un inolvidable semestre de Cálculo al momento de comenzar el curso de Aplicaciones Biomédicas de la Física. En nuestra Escuela, los estudios de cálculo van desde límites y continuidad, pasando por derivación, integración, hasta llegar a las ecuaciones diferenciales. El lector que no haya hecho estos estudios se beneficiará con un buen texto de cálculo. Le recomendamos *Calculus and Analytic Geometry*, de C.H. Edwards, Jr. y David E. Penney (segunda edición, NJ, Prentice Hall).

Hemos escrito este libro teniendo en mente que será usado por estudiantes de primer año de medicina, pertenecientes por lo tanto al quintil de los mejores alumnos que egresan cada año de la enseñanza secundaria, estudiosos y altamente motivados para aprender todo aquello que pueda ser útil para el fomento, protección y recuperación de la salud.

Los capítulos del libro evidencian distintos énfasis y aproximaciones tanto al formalismo como a la contextualización de los contenidos de física, los que reflejan la formación diversa de sus autores. Ello es consecuente con la idea de pensar este libro como un proceso, que en futuras ediciones iremos perfeccionando, corrigiendo y embelleciendo. En este sentido, solicitamos al lector hacia nosotros la misma clemencia y el mismo buen humor que encontrarán en estas sufridas páginas.

Objetivos

Al cabo de esta breve introducción, el objetivo central de este libro parece evidente. Se trata de un esfuerzo combinado de un físico, un astrónomo y un médico, para que los futuros profesionales de la salud dispongan de un conocimiento de la física que sea por un lado atractivo, atingente y útil, y por el otro conserve sus características indispensables de rigor, exactitud y precisión.

El capítulo de cinemática servirá al lector para introducirse en el lenguaje del movimiento en una, dos y tres dimensiones, en el contexto de la física newtoniana (no relativista). Al final el lector debiera ser capaz de resolver problemas que incluyan vectores en tres dimensiones.

El largo capítulo de dinámica incluye ejemplos sobre la aplicación de fuerzas a objetos inanimados y a estructuras vivientes. En este capítulo se insiste en el uso de vectores en el espacio para manejar con soltura fuerzas en tres dimensiones.

Los dos capítulos de termodinámica tienen un enfoque bastante diferente de los textos tradicionales. Al final de ambos el lector debiera no sólo ser capaz de entender las leyes clásicas de la termodinámica, sino estar en condiciones de aplicar directamente estas leyes a problemas de la vida real. Insistiendo sobre el punto, más que con ejercicios puramente teórico-matemáticos, el lector aprenderá sobre termodinámica mediante los ejercicios de aplicación en el ámbito del acondicionamiento de aire, calefacción y otros.

El capítulo sobre mecánica de fluidos sigue el estilo de los de termodinámica. En el contexto de aplicaciones fisiológicas, el lector pasa rápidamente de la teoría de los fluidos "ideales" a la concreción de los fluidos reales (aire, agua, sangre), con algunos ejemplos atractivos que permiten comenzar a entender la fisiología humana y al mismo tiempo dominar los conceptos de continuidad, viscosidad, densidad, distribución de velocidad y flujo de un fluido. Además, se insiste en el concepto de capa marginal para los flujos laminares.

Hemos puesto el capítulo de oscilaciones y ondas a continuación de fluidos, y antes de electrónica por una razón simple. El lenguaje matemático que permite describir estos fenómenos es indispensable para comprender la electrónica y la física modernas. Una de las sugerencias más repetidas por los profesores de fisiología y de -sorprendentemente- clínica es la de enseñar al alumno de medicina conocimientos más profundos y detallados de electrónica y física modernas. Al final de este capítulo, entonces, el lector debiera dominar los conceptos de amplitud, frecuencia, longitud de onda, fase y efecto Doppler.

Siguiendo con este razonamiento, la secuencia de cuatro capítulos de electrónica constituye un concepto nuevo en textos de física médica. Partiendo de la electrostática tradicional, el lector será llevado a profundizar progresivamente sus conocimientos hasta llegar a análisis de circuitos, circuitos biológicos equivalentes, corriente alterna y seguridad eléctrica. En cada uno de los escalones de esta secuencia se han agregado ejemplos de aplicación que permiten comprender los conceptos de electrónica desde el punto de vista de la medicina y la biología.

Los capítulos siguientes - óptica, física atómica, física nuclear y física del laser- constituyen la culminación del esfuerzo mencionado como objetivo central del libro. Se trata de que el alumno llegue a comprender la física moderna que ya se está aplicando en la atención de salud. La resonancia nuclear magnética, los sistemas de diagnóstico por imágenes, la cirugía láser y la radioterapia con aceleradores de partículas han dejado de ser un ideal futuro. Ellos están aquí, en la medicina del tercer milenio, para quedarse.

Debemos agradecer al Dr. Beltrán Mena y la Sra. Andrea Palet, ambos de la Oficina Editorial de la Escuela de Medicina. Sin el apoyo de ambos la publicación de este libro habría sido imposible. Vayan también nuestros agradecimientos para varias generaciones de alumnos-ayudantes de Medicina PUC, a quienes mencionamos por orden cronológico de sus ayudantías: David Lazo, Arturo Baeza, Armando Maldonado, Nicolás Barticevic, Luis Toro, Rodrigo Yáñez, Hugo Vidal, Alberto Diez, Milán Bozinovic y Ramón Miranda. A la Sra. Carolina Torres, nuestra maravillosa Secretaria del Departamento de Nutrición, Diabetes y Metabolismo, le debemos nuestra gratitud por su trabajo duro, paciencia, buen criterio y buen gusto. Asimismo, agradecemos a nuestros alumnos de posgrado de astronomía Paula Zelaya y Claudia Lagos, a la diseñadora Francisca Galilea por su ayuda en la edición final de este manuscrito. Finalmente, agradecemos a la profesora de la Facultad de Agronomía de nuestra universidad, Ana María Mujica por facilitarnos las fascinantes imágenes que utilizamos en la portada de este libro.

Finalmente, pero no menos importante, los autores agradecemos a nuestras familias la paciencia y comprensión que han tenido con nosotros durante todos estos años.

Dr. Pablo Olmos, Dr. Mario Favre y Dr. L. Felipe Barrientos

22 de julio de 2008

CAPÍTULO I

CINEMÁTICA

1.1. El problema clásico del movimiento

Un problema clásico de la filosofía griega, que motivó por mucho tiempo discusiones acerca del espacio y el tiempo, lo constituye la llamada paradoja de Zenón de Elea (s. IV-III a.C.), que se representa a través de la carrera entre Aquiles y una tortuga. "Si Aquiles, el corredor más rápido de la Grecia antigua, corre contra una tortuga dándole una cierta ventaja inicial, nunca puede alcanzarla". En el razonamiento de Zenón ello ocurre porque cuando Aquiles llega al punto en que inicialmente se encontraba la tortuga, ésta, por lento que sea su movimiento, ha logrado recorrer una cierta distancia. Cuando Aquiles llega a la nueva posición de la tortuga, ésta nuevamente se ha desplazado una cierta distancia. El proceso se repite indefinidamente, con Aquiles cada vez más cerca de la tortuga, pero nunca alcanzándola, razonamiento que contradice nuestra experiencia.

Muchos de los conceptos que veremos en la primera parte de este capítulo los debemos a Galileo Galilei, el padre de la física experimental. Galileo realizó múltiples experimentos para describir el movimiento de los cuerpos bajo condiciones de mayor o menor fricción, cuñas con distintos ángulos de inclinación y caída libre desde edificios. Encontró, como veremos, que un objeto que cae recorre una distancia que es proporcional al cuadrado del tiempo, y que no depende de la masa del objeto, al contrario de lo que afirmaba Aristóteles.

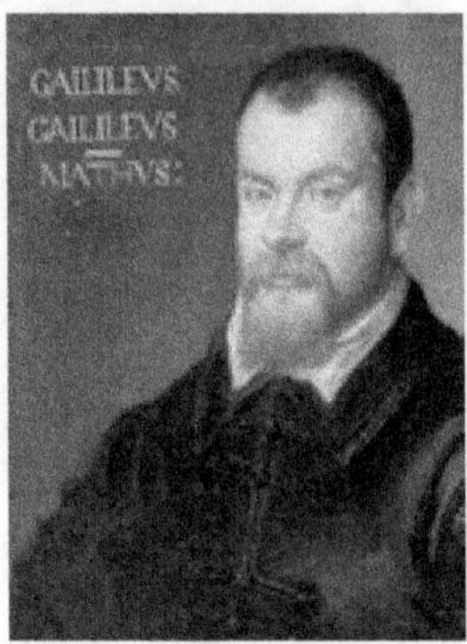

Retrato de Galileo Galilei pintado por Tintoretto.

Galileo entró a la escuela de artes de la Universidad de Pisa en 1581 con el propósito de estudiar medicina. Dos años después decidió cambiarse y estudiar matemáticas, disciplina que también formaba parte de la escuela de artes. Posteriormente enseñó astronomía básica a los alumnos de medicina, estudios muy necesarios en aquella época ya que "un buen doctor debía confeccionar horóscopos para sus pacientes". Galileo no creía en la validez de estas prácticas, tal como sabemos hoy. Galileo ha sido probablemente el científico que más descubrimientos ha legado a la Humanidad, entre ellos haber reconocido los cráteres y valles en la Luna, los cuatro satélites más grandes de Júpiter, la naturaleza estelar de la Vía Láctea (nuestra galaxia), y las fases de Venus.

En las secciones siguientes veremos cómo, con las ideas de Galileo y en el marco conceptual de la física, se resuelve por ejemplo la paradoja de Zenón. Para esto es necesario introducir formalmente el concepto de *velocidad*, que caracteriza el movimiento, relacionando las variables *espacio* y *tiempo*.

1.2. Velocidad media

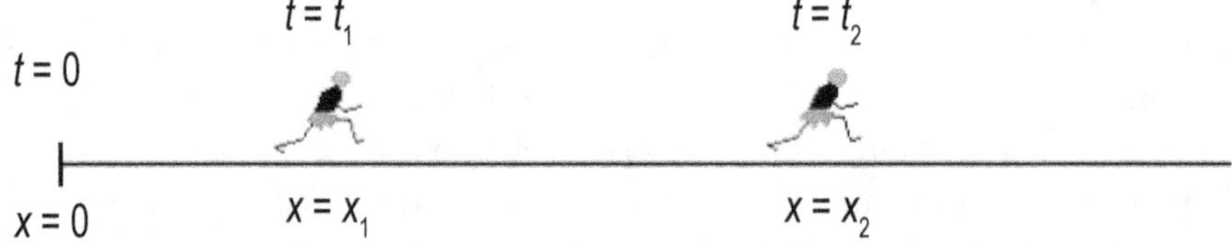

Figura 1.1: Desplazamiento rectilíneo.

Consideremos el caso más simple posible de un objeto en movimiento: a lo largo de una línea recta. Por ejemplo, un corredor de los 100 m planos. Supongamos que, como en una verdadera carrera, el reloj empieza a correr al partir los corredores, es decir, $t = 0$ en $x = 0$, donde x representa la distancia recorrida. Si x_1 y x_2 representan respectivamente las distancias a que se encontraba el corredor del punto de partida en los instantes de tiempo t_1 y t_2, como muestra la Figura 1.1, se define la *rapidez media*, $\langle v \rangle$, para el intervalo entre x_1 y x_2 como:

$$\langle v \rangle \equiv \frac{x_2 - x_1}{t_2 - t_1} \equiv \frac{\Delta x}{\Delta t} \tag{1.1}$$

Es decir, *la rapidez media es la distancia total (absoluta), Δx, dividida por el tiempo total, Δt, que toma recorrer esa distancia.* Note que se ha usado el término rapidez y no el término velocidad. Ya veremos por qué.

La rapidez así definida corresponde a un valor representativo del movimiento sobre una cierta distancia finita, o alternativamente, durante un cierto lapso, también finito. En contraste con esta definición, estamos acostumbrados a oír frases tales como "pasó a 120 km/h", o "puede correr a un máximo de 180 km/h", que involucran de algún modo el concepto de rapidez en un instante particular, a diferencia del concepto anterior, que involucra un lapso. En el caso del corredor de 100 m planos, el que determinemos una rapidez media en un cierto intervalo de tiempo o sobre una cierta distancia no nos dice nada acerca de cómo varió la posición con el tiempo <u>durante</u> el intervalo considerado. Es decir, no sabemos si al dividir, por ejemplo, ese intervalo en dos, y luego determinar la rapidez media en cada una de esas dos mitades, el resultado es igual al que se tenía para el intervalo original. En otras palabras, el conocimiento de la rapidez media sobre un cierto intervalo no nos dice nada acerca de cómo varió esa rapidez en el intervalo.

Para ilustrar estos conceptos, consideremos los gráficos de la Figura 1.2. En a) se presenta un movimiento rectilíneo en que la posición d varía con el tiempo en forma constante, es decir, linealmente. Ello significa que para cualquier intervalo de tiempo o de distancias que se considere, se obtiene la misma rapidez media, esto es, la rapidez media es constante.

En cambio, en el caso de b), la posición d no varía de manera constante con el tiempo, por lo que la rapidez media cambiará su valor dependiendo del intervalo de tiempo que se considere. Para ilustrar esto, anotemos en la Tabla 1.1 las posiciones correspondientes al movimiento descrito en a) y en b), para los mismos tiempos.

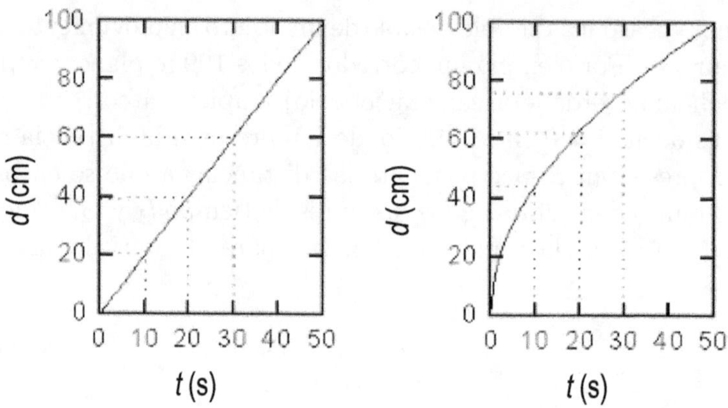

Figura 1.2: Gráficos de posición versus tiempo: a) rapidez constante, b) rapidez variable.

Tabla 1.1: Posición vs. tiempo.

t_i	$t(\mathrm{s})$	$d_a(\mathrm{m})$	$d_b(\mathrm{m})$
t_1	10	20	44,72
t_2	20	40	63,25
t_3	30	60	77,46

Consideremos los siguientes intervalos de tiempo:

$$\Delta t_1 = t_2 - t_1 = 10 \text{ s}$$
$$\Delta t_2 = t_3 - t_2 = 10 \text{ s}$$

con los correspondientes intervalos de distancia:

$$\Delta d_{a1} = d_{a2} - d_{a1} = 20{,}0 \text{ m}$$
$$\Delta d_{a2} = d_{a3} - d_{a2} = 20{,}0 \text{ m}$$
$$\Delta d_{b1} = d_{b2} - d_{b1} = 18{,}53 \text{ m}$$
$$\Delta d_{b2} = d_{b3} - d_{b2} = 14{,}21 \text{ m}$$

Al calcular la rapidez media para los distintos intervalos, se obtiene:

$$v_{a1} = v_{a2} = 2 \text{ m/s}$$
$$v_{b1} = 1{,}853 \text{ m/s} \; ; \; v_{b2} = 1{,}421 \text{ m/s}$$

En el caso a) la rapidez media es constante y en el caso b) es variable, decreciendo en el tiempo. Ello significa que en el caso a) no importa el tamaño del intervalo que se considere para evaluar la rapidez media, pudiendo ser tan pequeño como se quiera: el resultado es siempre el mismo valor. De acuerdo con esto, resulta correcto afirmar que, en cualquier punto del movimiento que representa el gráfico a), la rapidez es igual a la rapidez media y entonces el objeto se mueve a 2 m/s durante todo el recorrido. La situación en b) es diferente, aquí la rapidez media es esencialmente variable y el valor que se obtenga dependerá del intervalo de tiempo que se usó. En particular, notemos que la rapidez media para este caso disminuye a medida que aumenta el tiempo, para un mismo intervalo.

Notemos que la definición de rapidez media sólo entrega información sobre la variación de la posición en el tiempo, sin indicar la dirección en que se mueve el objeto. Por ejemplo, en el caso de movimiento rectilíneo, no dice si el objeto se acerca o aleja del origen. Si a la noción de rapidez media agregamos la información de dirección, obtenemos el concepto de *velocidad media*. Así, la rapidez media sólo indica cuán rápido se mueve el objeto en un intervalo de tiempo dado, y la velocidad media además informa en qué dirección, respecto de las coordenadas de origen, se realiza el movimiento. Si el objeto se aleja del origen, la velocidad es una magnitud positiva, y si se acerca, la velocidad es negativa. Una entidad física que además de magnitud (tamaño), posee dirección y sentido es un *vector*. Así, definimos la *velocidad media* (magnitud vectorial) como:

$$\vec{v} \equiv \frac{\Delta \vec{x}}{\Delta t} \tag{1.2}$$

donde $\Delta \vec{x}_1 = \vec{x}_2 - \vec{x}_1$ representa el cambio en la posición del objeto respecto del origen de coordenadas, que ocurre en un intervalo de tiempo $\Delta t = t_2 - t_1$.

1.3. Velocidad instantánea

Si queremos describir mejor el movimiento de un objeto con rapidez media variable en el tiempo, debemos introducir el concepto de *rapidez instantánea*. Es decir, necesitamos una medida de cuán rápido se está moviendo el objeto en cada instante. Esto se logra considerando un intervalo muy corto en torno al instante de tiempo que interesa. Si el intervalo de tiempo es infinitamente pequeño, la rapidez media para ese intervalo corresponderá a la rapidez en el instante de tiempo asociado al intervalo. Así, podemos definir *rapidez instantánea*, v, mediante:

$$v \equiv \lim_{\Delta t \to 0} \frac{\Delta x}{\Delta t} \tag{1.3}$$

Ello significa que la rapidez instantánea en un instante de tiempo dado t es igual a la rapidez media en un intervalo de tiempo infinitamente pequeño, en torno al instante t.

Análogamente, definimos *velocidad instantánea* (magnitud vectorial) como:

$$\vec{v} \equiv \lim_{\Delta t \to 0} \frac{\Delta \vec{x}}{\Delta t} \tag{1.4}$$

1.4.   Aceleración

Si la rapidez con que se mueve un objeto está cambiando en el tiempo, decimos que el objeto experimenta *aceleración*. Definimos la *aceleración media*, para un objeto que en cierto instante de tiempo t_1 se mueve con velocidad instantánea $\vec{v}_1$ y que en un instante posterior t_2 se mueve con velocidad instantánea $\vec{v}_2$, como:

$$\langle \vec{a} \rangle \equiv \frac{\vec{v}_2 - \vec{v}_1}{t_2 - t_1} \equiv \frac{\Delta \vec{v}}{\Delta t} \tag{1.5}$$

es decir, *aceleración media es el cambio en velocidad dividido por el tiempo requerido para que ocurra ese cambio.*

En el caso en que la aceleración está cambiando en el tiempo, debemos introducir el concepto de *aceleración instantánea*. En analogía con el caso de la velocidad, la obtención de la aceleración instantánea requiere de un intervalo de tiempo infinitamente pequeño, es decir, la aceleración instantánea está dada por:

$$\vec{a} \equiv \lim_{\Delta t \to 0} \frac{\Delta \vec{v}}{\Delta t} \tag{1.6}$$

1.5.   Movimiento en 1-D con aceleración constante

Existen algunas situaciones de movimiento a lo largo de una línea recta que se caracterizan por que la aceleración es constante o de variación despreciable. Supongamos un caso en que efectivamente la aceleración es constante y que, en $t = 0$, la velocidad es v_0. Si en un instante t posterior la velocidad es v, la aceleración constante a está dada por:

$$a = \frac{v - v_0}{t - 0} \tag{1.7}$$

Reordenando la ecuación anterior, se obtiene para la velocidad como función del tiempo la siguiente ecuación:

$$v = v_0 + at \tag{1.8}$$

Para las mismas condiciones anteriores, la velocidad media $\langle v \rangle$ resulta ser igual a la velocidad promedio en el intervalo de tiempo, dada por la media aritmética:

$$\langle v \rangle = \frac{v + v_0}{2} \tag{1.9}$$

Por otra parte, la velocidad promedio resulta ser igual a la distancia total recorrida, dividida por el intervalo de tiempo correspondiente. Así, si el objeto en movimiento se encontraba en el punto x_0 en $t = 0$, y en el punto x en el instante t, la velocidad media en el intervalo es:

$$\langle v \rangle = \frac{x - x_0}{t - 0} \tag{1.10}$$

Combinando las ecuaciones 1.9 y 1.10, se obtiene:

$$x - x_0 = \left(\frac{v + v_0}{2} \right) t \tag{1.11}$$

Reemplazando v en función de la aceleración y el tiempo, y reordenando los términos, se obtiene:

$$x = x_0 + v_0 t + \frac{1}{2}at^2 \tag{1.12}$$

Notemos que a partir de la ecuación 1.8 se puede obtener:

$$t = \frac{v - v_0}{a} \tag{1.13}$$

Reemplazando t de la ecuación 1.13 en la ecuación 1.11 y reordenando términos, se obtiene:

$$2a(x - x_0) = v^2 - v_0^2 \tag{1.14}$$

Las ecuaciones 1.8, 1.12 y 1.14 forman la base de la cinemática unidimensional.

EJEMPLO 1

Un corredor parte desde el origen de coordenadas en $t = 0$ y se mueve en línea recta con velocidad constante 6 m/s. ¿Cuánto tiempo le tomará recorrer 450 m?

SOLUCIÓN

Este problema trata de un movimiento en 1-D, con velocidad constante, esto es, con aceleración igual a cero. Es decir:

$x_0 = 0$
$v_0 = 6$ m/s
$a = 0$

Mediante la ecuación 1.12, se puede escribir:

$$t = \frac{x}{v_0} = \frac{450 \text{ m}}{6 \text{ m/s}} = 75 \text{ s}$$

EJEMPLO 2

Un corredor de 100 m planos acelera desde la partida durante 2 s con aceleración constante y luego sigue con velocidad constante hasta cruzar la meta, demorando 10 s en recorrer los 100 m. Encuentre la aceleración de la etapa inicial y la velocidad con que se movía al cruzar la meta.

SOLUCIÓN

La carrera resulta de una secuencia de dos movimientos, un movimiento uniformemente acelerado, con aceleración a y velocidad inicial cero, durante un tiempo t_1, y un movimiento con velocidad constante v_f durante un tiempo t_2, siendo v_f la velocidad alcanzada al tiempo t_1. El tiempo total para $x_t = 100$ m es $t_t = t_1 + t_2 = 10$ s. Las ecuaciones que relacionan estas variables son:

$$v_f = at_1$$

$$x_t = \frac{1}{2}at_1^2 + v_f t_2$$

Despejando a de la primera ecuación, reemplazando en la segunda y usando $t_t = t_1 + t_2$, se obtiene:

$$a = \frac{x_t}{t_1 t_t - t_1^2/2} = \frac{100 \text{ m}}{2 \text{ s} \cdot 10 \text{ s} - (2 \text{ s})^2/2} = 5{,}56 \text{ m/s}^2$$

$$v_f = 5{,}56 \text{ m/s}^2 \cdot 2 \text{ s} = 11{,}11 \text{ m/s}$$

1.6. Cinemática en 2-D con aceleración constante

La posición de un punto en el espacio se puede especificar mediante un vector. En la Figura 1.3 se muestra el cambio de posición de un punto especificado por un vector de posición $\vec{r_1}$ a otro especificado por un vector de posición $\vec{r_2}$. Las coordenadas de los vectores están dadas por:

$$\vec{r_1} = x_1\hat{\imath} + y_1\hat{\jmath} \tag{1.15}$$
$$\vec{r_2} = x_2\hat{\imath} + y_2\hat{\jmath}$$

El cambio de posición está dado por: $\Delta\vec{r} = \vec{r_2} - \vec{r_1} = (x_2 - x_1)\hat{\imath} + (y_2 - y_1)\hat{\jmath}$

De acuerdo con la definición, si el cambio de posición ocurre en un intervalo de tiempo Δt, la velocidad media es:

$$\langle \vec{v} \rangle = \frac{\Delta\vec{r}}{\Delta t} = \frac{\Delta x}{\Delta t}\hat{\imath} + \frac{\Delta y}{\Delta t}\hat{\jmath} = v_x\hat{\imath} + v_y\hat{\jmath} \tag{1.16}$$

donde v_x y v_y son las componentes del vector velocidad. La rapidez, es decir el módulo o tamaño de la velocidad, está dada por:

$$v = |\vec{v}| = \sqrt{v_x^2 + v_y^2} \tag{1.17}$$

Si la aceleración $\vec{a} = a_x\hat{\imath} + a_y\hat{\jmath}$ es constante, se puede escribir, siguiendo el mismo desarrollo que para el caso unidimensional:

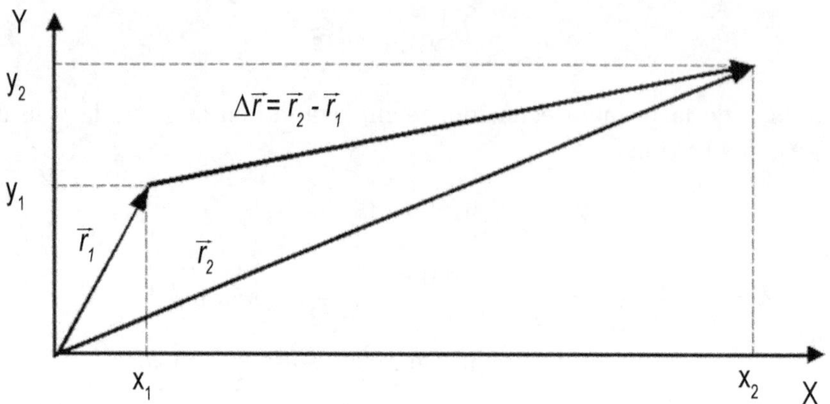

Figura 1.3: Cambio de posición en el plano.

$$\begin{aligned}
\vec{v} &= v_x\hat{i} + v_y\hat{j} = \vec{v_0} + \vec{a}t = (v_{ox}\hat{i} + v_{oy}\hat{j}) + (a_x\hat{i} + a_y\hat{j})t \\
&= (v_{ox} + a_xt)\hat{i} + (v_{oy} + a_yt)\hat{j}
\end{aligned} \tag{1.18}$$

$$\begin{aligned}
\vec{r} &= x\hat{i} + y\hat{j} = \vec{r_o} + \vec{v_o}t + \frac{1}{2}\vec{a}t^2 \\
&= (x_o + v_{ox}t + \frac{1}{2}a_xt^2)\hat{i} + (y_o + v_{oy}t + \frac{1}{2}a_yt^2)\hat{j}
\end{aligned} \tag{1.19}$$

Para que dos vectores sean iguales deben ser iguales coordenada a coordenada. Ello implica que igualando componentes en x e y, en las ecuaciones 1.18 y 1.19, se obtienen ecuaciones independientes para la posición y velocidad a lo largo de cada eje de coordenadas. Es decir, la cinemática en dos dimensiones se reduce a dos cinemáticas independientes, cada una de ellas en una dimensión. Así:

$$\begin{aligned}
x &= x_o + v_{ox}t + \frac{1}{2}a_xt^2 \\
y &= y_o + v_{oy}t + \frac{1}{2}a_yt^2
\end{aligned} \tag{1.20}$$

$$\begin{aligned}
v_x &= v_{ox} + a_xt \\
v_y &= v_{oy} + a_yt
\end{aligned} \tag{1.21}$$

EJEMPLO 3

Un bote, cuya velocidad relativa al agua es 15 km/h, cruza un río en línea recta, en dirección Oeste-Este, llegando al otro lado a un punto exactamente al frente del de partida. La corriente del río se desplaza en dirección Norte-Sur a 5 km/h.

a) ¿En qué dirección debe apuntar la quilla del bote durante el cruce?

b) Si el río tiene en ese punto un ancho de 3 km, ¿cuánto tiempo demora en cruzar?

SOLUCIÓN

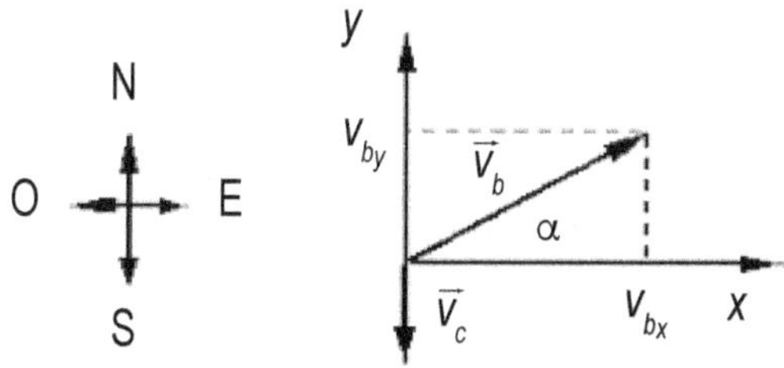

Figura 1.4: Ejes de coordenadas y vectores de velocidad.

El bote debe cruzar el río con la quilla apuntando en una dirección tal que su vector velocidad relativo a la orilla tenga sólo componente en la dirección Oeste-Este. La velocidad del bote relativa a la orilla resulta de la suma de la velocidad de la corriente relativa a la orilla y la velocidad del bote relativa al agua. Usando un sistema de coordenadas en que el eje x apunta en dirección Oeste-Este y el eje y lo hace en dirección Sur-Norte, la velocidad del bote relativa a la orilla está dada por:

$$\vec{v} = \vec{v_c} + \vec{v_b}$$

donde $\vec{v_c} = -v_c\hat{j}$ es la velocidad de la corriente (que apunta en la dirección negativa de las y) y $\vec{v_b} = v_{bx}\hat{i} + v_{by}\hat{j}$, con $v_b = \sqrt{v_{bx}^2 + v_{by}^2}$ siendo el módulo de la velocidad del bote relativa al agua. La condición de componente de velocidad nula en dirección y impone que $v_c = v_{by}$, por lo que el vector velocidad del bote relativo a la orilla resulta ser:

$$\vec{v} = v_{bx}\hat{i} + v_c\hat{j}$$

De acuerdo con la Figura 1.4, $v_{bx} = v_b \cos \alpha$ y $\tan \alpha = v_{by}/v_{bx} = v_c/v_{bx}$.

a) De las expresiones anteriores se tiene que

$$v^2 = v_{bx}^2 + v_c^2$$

por lo que:

$$v_{bx} = \sqrt{v^2 - v_c^2}$$

que se puede obtener directamente de la Figura 1.4, con la condición $v_c = v_{by}$. De acuerdo con este resultado, el ángulo de la quilla con la dirección x está dado por:

$$\tan \alpha = \frac{v_c}{\sqrt{v^2 - v_c^2}}$$

Reemplazando los valores numéricos, se obtiene

$$\tan \alpha = \frac{5}{\sqrt{15^2 - 5^2}} = 0{,}3535$$

Aplicando la función inversa de la tangente, se obtiene

$$\alpha = \tan^{-1}(0{,}3535) = 19{,}47^\circ$$

b) El tiempo t necesario para cruzar el río está dado por la expresión:

$$t = \frac{d}{v_{bx}} = \frac{d}{\sqrt{v^2 - v_c^2}}$$

donde $d = 3$ km es el ancho del río. Entonces:

$$t = \frac{3}{\sqrt{15^2 - 5^2}}\text{h} = 0{,}21\text{h} = 12{,}7\text{min}$$

1.7. Movimiento bajo aceleración de gravedad

Si se desprecian efectos de roce con el aire, cualquier objeto que cae libremente sobre la Tierra lo hace con una aceleración constante, conocida como *aceleración de gravedad*. Esta aceleración resulta de la fuerza de gravedad que ejerce la masa de la Tierra sobre la masa del objeto. La magnitud de esta aceleración, que representamos por g, es, en la superficie de la Tierra:

$$g = 9{,}8\,\mathrm{m/s}^2$$

Hay que notar que g varía ligeramente con la altura respecto del nivel del mar y con la latitud, pero el valor dado es una muy buena aproximación para cualquier caso práctico.

La aceleración en general es una magnitud vectorial. En el caso particular de la aceleración de gravedad, apunta siempre en dirección al centro de la Tierra. Si elegimos la dirección de la vertical hacia arriba como dirección positiva de las y, la aceleración de gravedad está dada por el vector $\vec{g} = -g\hat{\jmath}$. Si la única aceleración presente es la de gravedad, las ecuaciones cinemáticas para un objeto que se mueve sobre la superficie de la Tierra se pueden escribir a partir de las ecuaciones 1.20 y 1.21 y toman la forma particular:

$$
\begin{aligned}
x &= x_o + v_{ox}t \\
y &= y_o + v_{oy}t - \frac{1}{2}gt^2 \\
v_x &= v_{ox} \\
v_y &= v_{oy} - gt
\end{aligned}
\tag{1.22}
$$

EJEMPLO 4

Una persona cae desde un segundo piso. Estime la aceleración media a que está sometida la persona para los casos a) de una caída sin consecuencias, en que la persona hace contacto con el suelo primero con sus pies y amortigua la caída flectando las rodillas, hasta quedar tendida sobre la superficie, y b) de una caída con consecuencias, en que el cuerpo hace contacto de espaldas con el suelo.

SOLUCIÓN

Supongamos que la persona mide 1,60 m y cae desde una altura de 3 m. Supongamos además que la distancia entre el pie y la rodilla de la persona es 45 cm. Las ecuaciones que describen la caída, suponiendo que hay movimiento sólo a lo largo de la vertical, son:

$$y = y_0 - \frac{1}{2}gt^2$$
$$v = -gt$$

De la primera ecuación el tiempo de caída es $t = \sqrt{2y_o/g}$ y el módulo de la velocidad con que llega al suelo es $v_s = \sqrt{2y_og} = \sqrt{2 \cdot 3 \text{ m} \cdot 9{,}8 \text{ m/s}^2} = 7{,}67 \text{ m/s}$.

Las ecuaciones que describen el proceso de frenado del cuerpo son:

$$y = y_s - \frac{1}{2}at^2$$
$$v = v_s - at$$

donde y_s representa la altura en que empieza a ser detenido y v_s la velocidad con que se mueve en ese instante. Como en el momento de detenerse, $v = 0$ e $y = 0$, despejando t de la segunda ecuación y reemplazándolo en la primera, se tiene:

$$a = \frac{v_s^2}{2y_s}$$

a) En este caso, $y_s = 0{,}45$ m, por lo que

$$a = \frac{(7{,}67 \text{ m/s})^2}{2 \cdot 0{,}45 \text{ m}} = 65{,}36 \text{ m/s}^2$$

El valor obtenido es aproximadamente 6,5 veces la aceleración de gravedad.

b) En este caso supongamos que, como resultado del impacto horizontal del cuerpo sobre el suelo, éste experimenta una compresión de 2 cm. Entonces, tomando esa distancia como la distancia de detención, se tiene:

$$a = \frac{(7{,}67 \text{ m/s})^2}{2 \cdot 0{,}02 \text{ m}} = 1470{,}7 \text{ m/s}^2$$

¡El valor obtenido es cerca de 150 veces la aceleración de gravedad!

Ambos resultados son estimaciones que, en todo caso, muestran los altos valores que puede alcanzar la aceleración necesaria para detener un cuerpo en movimiento en una distancia pequeña. Los valores de aceleración se relacionan directamente con las fuerzas requeridas para detener los cuerpos, materia que se tratará en el próximo capítulo.

EJEMPLO 5

Una bala es disparada horizontalmente con una velocidad inicial de 2000 m/s, desde una altura de 1,5 m. ¿Qué distancia a lo largo de la horizontal recorre la bala?

SOLUCIÓN

La velocidad inicial tiene componente sólo en la dirección horizontal, que tomamos como dirección x. Si elegimos como origen de coordenadas el punto sobre el suelo inmediatamente por debajo del de lanzamiento, las ecuaciones para el movimiento de la bala en las direcciones x e y son:

$$
\begin{aligned}
x &= v_o t \\
y &= y_o - \frac{1}{2} g t^2
\end{aligned}
$$

con $y_o = 1{,}5$ m, $v_0 = 2000$ m/s y $g = 9{,}8$ m/s^2

$$
\begin{aligned}
v_x &= v_o \\
v_y &= -gt
\end{aligned}
$$

Al llegar la bala al suelo, $y = 0$ m, luego el tiempo de caída es $t = \sqrt{2y_0/g}$, que corresponde al tiempo total que viaja la bala. Luego, la distancia recorrida sobre la horizontal es:

$$
x = v_0 \sqrt{\frac{2y_0}{g}} = 2000 \, \frac{\text{m}}{\text{s}} \cdot \sqrt{\frac{2 \cdot 1{,}5 \text{ m}}{9{,}8 \text{ m/s}^2}} = 1106{,}57 \text{ m}
$$

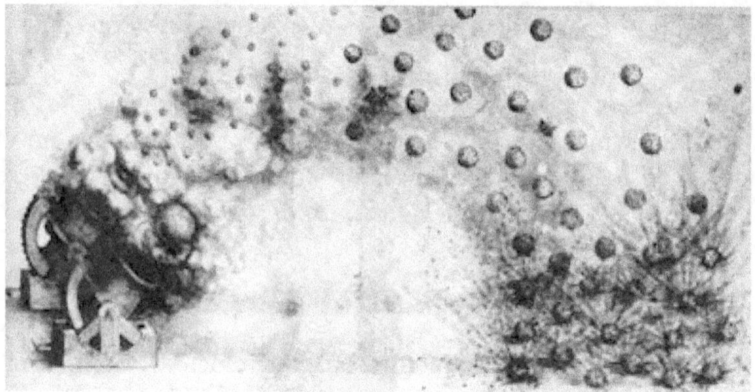

Grabado de Leonardo da Vinci que muestra la trayectoria de balas de cañón.

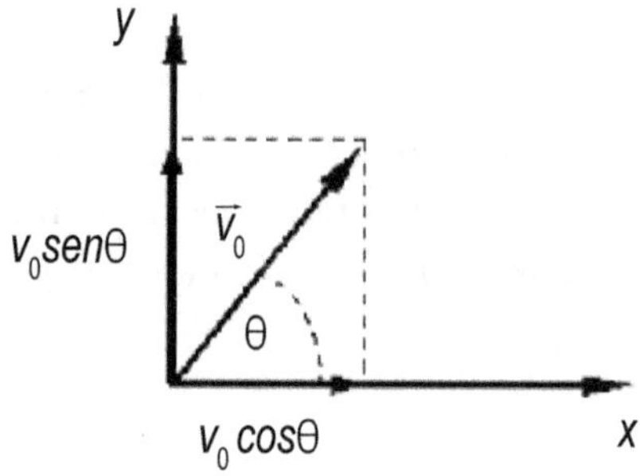

Figura 1.5: Componentes del vector velocidad inicial de un proyectil.

1.8. Movimiento de proyectiles

Al lanzar un proyectil con velocidad inicial v_o, las componentes de su velocidad inicial a lo largo de los distintos ejes de coordenadas son, de acuerdo con la Figura 1.5:

$$v_{ox} = v_o \cos \theta \tag{1.23}$$
$$v_{oy} = v_0 \sin \theta$$

donde θ es el ángulo que hace vector velocidad inicial con la horizontal. Reemplazando estas expresiones en las ecuaciones 1.23 para un movimiento en dos dimensiones con aceleración constante, sin roce con el aire, y suponiendo que el proyectil parte desde el origen de coordenadas en $t = 0$, se obtiene:

$$x = v_o \cos\theta \cdot t$$
$$y = v_o \sin\theta \cdot t - \frac{1}{2}gt^2 \tag{1.24}$$

$$v_x = v_o \cos\theta$$
$$v_y = v_o \sin\theta - gt \tag{1.25}$$

Las ecuaciones 1.24 y 1.25 describen el movimiento del proyectil, en función del tiempo, a lo largo de ambos ejes de coordenadas. A partir de ellas se puede determinar fácilmente la altura máxima, h_m, y el alcance máximo, s, para un proyectil dado, en función de la velocidad inicial y el ángulo de lanzamiento.

En efecto, la altura máxima corresponde al instante en que la componente vertical de la velocidad del proyectil se hace cero, es decir, cuando éste invierte la dirección de su movimiento a lo largo de la vertical. De acuerdo con la ecuación para v_y, ello ocurre cuando $t = v_0 \sin\theta/g$. Reemplazando este tiempo en la ecuación para y, se obtiene la altura máxima (h_m):

$$h_m = \frac{v_o^2 \sin^2\theta}{2g} \tag{1.26}$$

La distancia máxima se alcanza cuando $y = 0$. Imponiendo esta condición en la ecuación respectiva y usando el tiempo resultante en la ecuación para x, se obtiene:

$$s = \frac{v_o^2 \sin(2\theta)}{g} \tag{1.27}$$

donde se ha usado el hecho de que $\sin(2\theta) = 2\sin(\theta)\cos(\theta)$.

De estas ecuaciones se advierte que la altura máxima posible, para una velocidad inicial dada, se logra con un lanzamiento en ángulo de 90°. Del mismo modo, el alcance máximo posible para una velocidad inicial dada ocurre cuando el ángulo de lanzamiento es 45°.

Despejando el tiempo de la ecuación para x y reemplazándolo en la ecuación para y, se obtiene una ecuación que relaciona directamente la posición sobre ambos ejes, sin la intervención del tiempo. Esta ecuación resulta ser:

$$y = \tan\theta \cdot x - \frac{g}{2v_o^2\cos^2\theta} \cdot x^2 \qquad (1.28)$$

La Figura 1.6 muestra un gráfico x vs. y de la trayectoria de un proyectil, para distintos ángulos iniciales de lanzamiento, pero con la misma velocidad inicial.

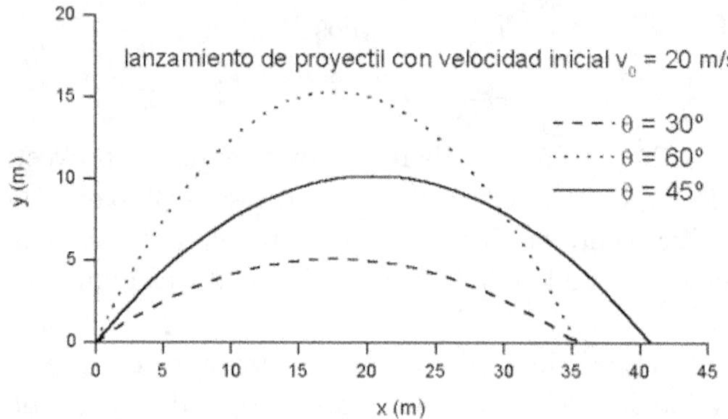

Figura 1.6: Trayectorias posibles de un proyectil para distintos ángulos de lanzamiento pero idéntica rapidez inicial.

El tiempo total en que el proyectil se encuentra en movimiento, t_T, está dado por la relación:

$$t_T = \frac{x_m}{v_o\cos\theta} \qquad (1.29)$$

Reemplazando x_m en la expresión anterior, se obtiene:

$$t_T = \frac{2v_o\sin\theta}{g} \qquad (1.30)$$

De la ecuación 1.30 se desprende que el máximo tiempo de vuelo posible para el proyectil se logra cuando el lanzamiento es vertical.

EJEMPLO 6

Se dispara un proyectil desde el nivel del suelo, en ángulo de 30° con la horizontal y con una velocidad inicial de 30 m/s. ¿Logra el proyectil pasar por sobre una pared de 2,5 m de altura ubicada a 50 m del punto de lanzamiento?

SOLUCIÓN

De acuerdo con los datos, $\theta = 30°, v_0 = 30$ m/s. Calculemos, usando la expresión que relaciona las coordenadas x e y, la altura a la que se encuentra el proyectil cuando se halla a 50 m del origen, medidos a lo largo del eje x.

$$h = \tan 30° \cdot 50 \text{ m} - \frac{9.8 \text{ m/s}^2}{2 \cdot (30° \text{ m/s})^2 \cdot \cos^2 30°} \cdot (50 \text{ m})^2 = 10{,}72\text{m}$$

El proyectil, por lo tanto, pasa con holgura sobre la pared.

1.9. Aquiles y la tortuga

Consideremos ahora el problema de Aquiles y la tortuga, de interés en la filosofía griega. Supongamos que Aquiles puede correr con velocidad constante a 9 m/s y que la tortuga lo hace a 0,02 m/s. Si Aquiles le da 100 m de ventaja a la tortuga y ambos empiezan a correr al mismo tiempo, ¿cuánto demora Aquiles en alcanzar a la tortuga?

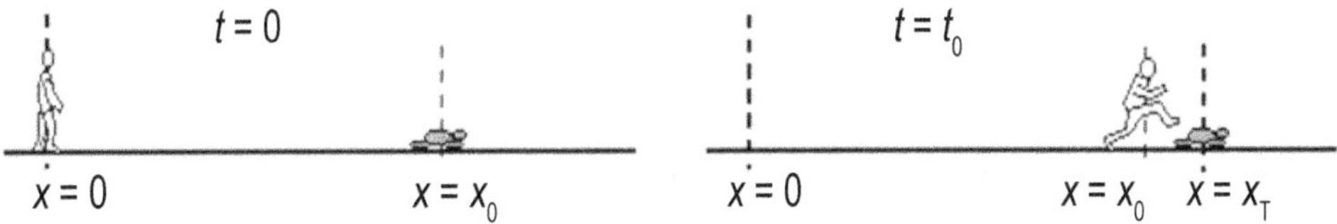

Figura 1.7: Aquiles y la tortuga.

SOLUCIÓN

Usando como origen común el punto en que Aquiles se encuentra en $t = 0$, las ecuaciones para la posición de éste y la tortuga, suponiendo que ambos parten en $t = 0$, son:

$$\begin{aligned} x_A &= v_A t \\ x_T &= x_0 + v_T t \end{aligned}$$

donde v_A y v_T representan las velocidades de Aquiles y la tortuga, respectivamente.

a) A la griega

Como $x_0 = 100$ m, Aquiles se demora un tiempo $t_0 = x_0/v_A$, esto es, $100\text{m}/9\text{m/s} = 11{,}111$s en llegar a la posición inicial de la tortuga. Durante este tiempo t_0 la tortuga recorre una distancia $x_1 = v_T \cdot t_0 = 0{,}02$ (m/s)$\cdot 11{,}111$ s $= 0{,}222$ m, por lo que Aquiles aún no la alcanza. Para recorrer la distancia x_1 Aquiles necesita un tiempo $t_1 = x_1/v_A = 0{,}222$ m/9 (m/s) $= 0{,}025$ s. En ese tiempo t_2 la tortuga recorre $x_2 = v_T \cdot t_2 = 0{,}02$ (m/s) $\cdot 0{,}025$ s $= 0{,}0005$ m, y, aunque está muy cerca, Aquiles no logra alcanzarla. El proceso se repite indefinidamente, con Aquiles siempre detrás de la tortuga, aunque cada vez más cerca. De acuerdo con lo anterior, Aquiles no alcanzaría nunca a la tortuga.

b) A la cinemática

Aquiles alcanza a la tortuga cuando $x_A = x_T$, es decir cuando ambos se encuentran a la misma distancia del origen. Es decir, cuando:

$$v_A t = x_0 + v_T t$$

por lo que el tiempo correspondiente resulta ser:

$$t = \frac{x_o}{v_A - v_T} = \frac{100 \text{ m}}{9 \text{ m/s} - 0{,}02 \text{ m/s}} = 11{,}13586 \text{ s}$$

¡y Aquiles alcanza a la tortuga!

¿Quién tiene la razón?

En la solución a la griega se puede construir la siguiente serie de tiempos:

$$t_o = \frac{x_o}{v_A}; \quad x_1 = v_T \cdot t_o = \frac{v_T}{v_A} x_o$$

$$t_1 = \frac{x_1}{v_A} = \frac{v_T}{v_A} \cdot \frac{x_o}{v_A}; \quad x_2 = v_T \cdot t_2 = \left(\frac{v_T}{v_A}\right)^2 x_o$$

$$t_2 = \frac{x_2}{v_A} = \left(\frac{v_T}{v_A}\right)^2 \frac{x_o}{v_A}; \quad x_3 = v_T \cdot t_3 = \left(\frac{v_T}{v_A}\right)^3 x_o$$

$$t_3 = \frac{x_3}{v_A} = \left(\frac{v_T}{v_A}\right)^3 \frac{x_o}{v_A}; \quad x_4 = v_T \cdot t_4 = \left(\frac{v_T}{v_A}\right)^4 x_o$$

$$\cdots\cdots\cdots\cdots\cdots\cdots\cdots\cdots$$

$$t = t_1 + t_2 + t_3 + t_4 + \cdots\cdots = \frac{x_o}{v_A}\left(1 + \left(\frac{v_T}{v_A}\right)^2 + \left(\frac{v_T}{v_A}\right)^3 + \left(\frac{v_T}{v_A}\right)^4 + \cdots\cdots\right)$$

que se puede representar en forma compacta como

$$t = \frac{x_o}{v_A}\left(1 + \alpha + \alpha^2 + \alpha^3 + \cdots\cdots\right) = \frac{x_o}{v_A}\sum_{i=0}^{\infty} \alpha^i$$

con $\alpha \equiv v_T/v_A$. Resulta que la sumatoria infinita, para el caso $\alpha^2 < 1$, tiene como resultado

$$\sum_{i=0}^{\infty} \alpha^i = \frac{1}{1-\alpha}$$

Como en este caso,

$$\alpha^2 = (v_T/v_A)^2 = (0{,}02 \text{ m/s}/9\text{m/s})^2 = 0{,}00000494 < 1$$

reemplazando la sumatoria por su valor, se obtiene

$$t = \frac{x_o}{v_A} \cdot \frac{1}{1-(v_T/v_A)} = \frac{100 \text{ m}}{9 \text{ m/s}} \cdot \frac{1}{1-(0{,}02 \text{ m/s}/9 \text{ m/s})} = 11{,}13586 \text{ s}$$

que es el mismo valor anterior obtenido con las ecuaciones de la cinemática. Es decir, no hay contradicción entre ambas soluciones.

Moraleja: En física más vale calcular y argumentar que sólo argumentar.

1.10. Sistemas de referencia y trigonometría

1.10.1. Sistemas de coordenadas

En el estudio de los fenómenos naturales, una primera caracterización involucra necesariamente los conceptos de localización espacial. Ello requiere de la asignación de un conjunto de números, en un cierto sistema de unidades, que permitan inequívocamente determinar la posición en el espacio de algún objeto en particular. Determinada la posición en un instante dado de tiempo, el cambio de esa posición en un instante posterior conlleva la idea o concepto de movimiento.

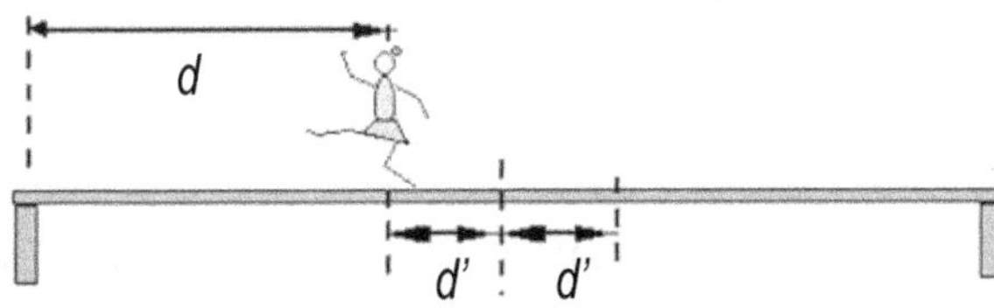

Figura 1.8: Localización espacial en una dimensión.

Poder localizar espacialmente un objeto implica conocer su posición respecto de algún punto de referencia, lo que se expresa en términos de la distancia a la cual se encuentra el objeto del punto de referencia. Analicemos más en detalle el problema de la localización de un objeto mediante la distancia respecto de un punto de referencia. Consideremos el caso de una gimnasta sobre la barra, como muestra la Figura 1.8. Para todos los efectos de localización, esta situación corresponde a un medio unidimensional. Si elegimos como punto de referencia uno de los extremos de la barra, la localización espacial de la gimnasta está dada, sin ambigüedad, por la distancia d a que se encuentra del extremo usado como referencia. Si, en cambio, elegimos el punto medio de la barra como referencia, la localización requerirá, además de la distancia d', información que determine si se encuentra a la derecha o a la izquierda del punto de referencia.

Si se trata de una gimnasta desplazándose sobre la superficie del gimnasio, su localización mediante la distancia a algún punto de referencia, tal como una esquina del gimnasio, o el centro de éste, tiene un alto grado de ambigüedad. Ello ocurre porque sobre una superficie, cualquier punto que esté sobre una circunferencia se encuentra a la misma distancia de su centro (Figura 1.9). Al elegir como referencia el punto $0'$, todos los puntos de la circunferencia centrada en $0'$ y con radio d están a la misma distancia del punto de referencia. Una forma de resolver esta ambigüedad es introducir referencias adicionales, lo que se logra con los llamados *ejes de coordenadas*, como se muestra en la Figura 1.10. La intersección de los ejes define un punto de referencia, 0, y la posición de la gimnasta se define mediante la distancia, medida sobre cada eje, a la cual se encuentra del punto de referencia. Así, la localización está dada por un par de números, a los que llamamos las *coordenadas*, en el sistema particular de referencia que definen esos ejes.

Aunque la elección de los ejes de referencia es arbitraria, por razones de simplicidad se acostumbra usar ejes perpendiculares. Las coordenadas así definidas se denominan *coordenadas cartesianas*, y los ejes se denotan por las letras X e Y. La posición del punto está dada por el par de valores (x,y) que corresponden a las dos distancias mencionadas, medidas desde los ejes que se intersectan en el punto de referencia 0 u *origen de coordenadas*.

Si ahora nuestra gimnasta está realizando una pirueta en el aire, además de su posición sobre el plano que define la superficie del gimnasio, es decir, un par de dos números, debemos especificar la altura a la cual se encuentra sobre el plano. Ello implica un número adicional, por lo que la posición respecto

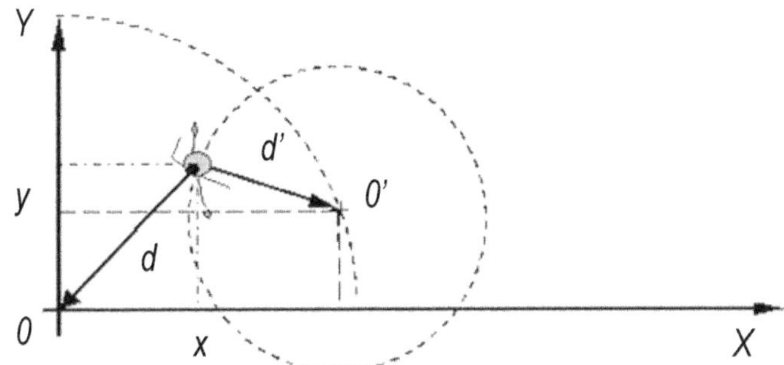

Figura 1.9: Localización de un objeto sobre una superficie plana, en dos dimensiones.

del punto de referencia estará dada por tres números, que corresponden a las coordenadas (x,y,z) en un sistema de tres ejes cartesianos, tal como muestra la Figura 1.10.

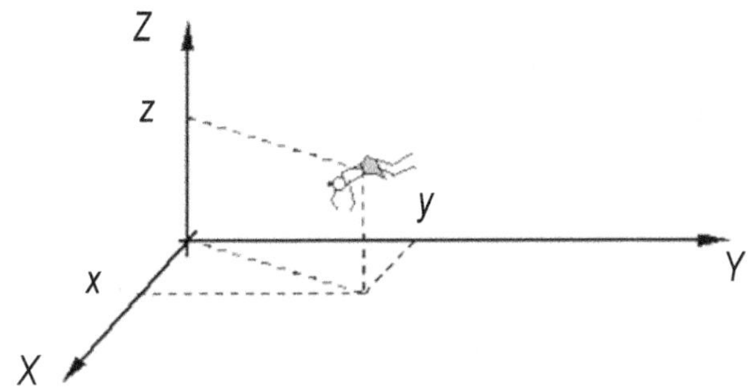

Figura 1.10: Localización de un objeto en el espacio tridimensional.

A estas alturas resulta evidente que la cantidad de números (distancias a punto de referencia) que se debe explicitar para definir la posición de un objeto es igual a la cantidad de dimensiones espaciales del medio en que se encuentra el objeto: uno sobre una recta (espacio unidimensional), dos sobre un plano (espacio bidimensional) y tres en el espacio (tres dimensiones).

1.10.2. Trigonometría básica

Dado un triángulo rectángulo, los catetos (lados adyacentes al ángulo recto) y la hipotenusa (lado opuesto al ángulo recto) satisfacen la condición de que el cuadrado de la hipotenusa es igual a la suma de los cuadrados de los catetos (teorema de Pitágoras).

En un triángulo cualquiera basta conocer las dimensiones de tres componentes, lados o ángulos, para que el triángulo quede totalmente determinado. Uno de ellos tiene necesariamente que ser un lado y los otros son arbitrarios. En el caso de un triángulo rectángulo la terminación unívoca del triángulo sólo requiere de dos lados o un lado y un ángulo, por estar un ángulo, el ángulo recto, definido *a priori*. Esta particularidad de los triángulos rectángulos es la que permite la definición de las llamadas *funciones trigonométricas*.

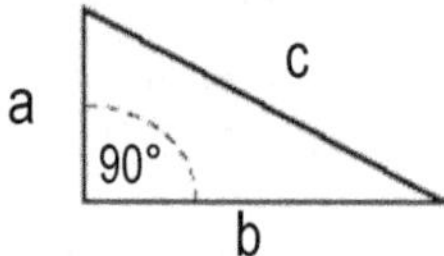

Figura 1.11: Triángulo rectángulo.

$$c^2 = a^2 + b^2$$

La unidad natural para medir ángulos es el *radián*. El perímetro P de una circunferencia está dado por:

$$P = 2\pi r$$

donde r es el radio. El cuociente entre el perímetro de una circunferencia dada y su radio es igual a 2π, independientemente del tamaño de la circunferencia. Por esta razón, el radián se define en base a que una circunferencia tiene 2π radianes.

Con referencia a la Figura 1.12, las funciones trigonométricas básicas están definidas mediante las relaciones siguientes:

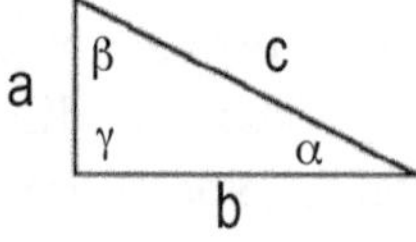

Figura 1.12: Definiciones de ángulos en un triángulo rectángulo.

La suma de los ángulos interiores de un triángulo satisface la relación

$$\alpha + \beta + \gamma = \pi$$
$$\pi = 180°$$

La función *seno* se define como

$$\sin \alpha \equiv \frac{a}{c} = \frac{a}{\sqrt{a^2 + b^2}}$$

La función *coseno* se define como

$$\cos \alpha \equiv \frac{b}{c} = \frac{b}{\sqrt{a^2 + b^2}}$$

La función *tangente* se define como

$$\tan \alpha \equiv \frac{a}{b}$$

Las ecuaciones siguientes presentan algunas relaciones trigonométricas de uso frecuente.

$$\sin(\alpha \pm \beta) = \sin \alpha \cos \beta \pm \cos \alpha \sin \beta$$

$$\cos(\alpha \pm \beta) = \cos \alpha \cos \beta \pm \sin \alpha \sin \beta$$

$$\sin(2\alpha) = 2 \sin(\alpha) \cos(\alpha)$$

$$\cos(2\alpha) = \cos^2(\alpha) - \sin^2(\alpha)$$

1.11. Ejercicios

1. Una cámara fotográfica de alta velocidad está situada frente a la meta en una pista atlética. En una carrera de 100 m planos, el ganador cruza la meta corriendo a 35 km/h. Si la cámara toma fotos a un ritmo de 60 cuadros por segundo, ¿qué distancia recorre el atleta ganador entre cuadros sucesivos?

2. El corredor A completa los 200 m planos en 21 s, en cambio el B lo hace en 21,8 s. Suponiendo que ambos corren con velocidad constante, ¿qué distancia separa a ambos corredores cuando el corredor A cruza la meta?

3. Un conductor de transporte escolar olvida detenerse frente a la casa de uno de sus pasajeros. Justo al pasar frente a la casa empieza a desacelerar; 5 s más tarde está a 40 m de la casa y su rapidez ha disminuido a 8 m/s.
a) ¿Cuál era la rapidez del vehículo al pasar frente a la casa del pasajero?
b) ¿Cuál fue la desaceleración del vehículo, supuesta constante?
c) ¿Respeta el conductor las disposiciones del Reglamento del Tránsito sobre límite de velocidad en zona urbana?

4. Una persona distraída deja caer una manzana desde un balcón de un edificio, a 25 m de altura. La manzana impacta en la cabeza de un transeúnte, que camina a 1 m/s. ¿A qué distancia del punto de impacto se encontraba la víctima en el momento en que empezó a caer la manzana?

5. Un camión viaja en línea recta, con velocidad constante 90 km/h. Desde la parte trasera del camión una persona lanza una piedra con velocidad inicial 20 m/s, en la misma dirección en que se mueve el camión, en ángulo de 45° con la horizontal y desde una altura de 2,5 m respecto de la superficie del camino.
a) ¿A qué distancia sobre el camino, medida desde el punto sobre el cual fue lanzada, cae la piedra?
b) ¿A qué distancia del punto de caída de la piedra se encuentra la persona que la lanzó cuando impacta la superficie?
c) ¿Cuánto tiempo se mantiene en el aire la piedra?

6. Un avión viaja en vuelo horizontal y en dirección Norte-Sur, a 720 km/h, respecto del aire. Repentinamente empieza a soplar viento de velocidad 80 km/h respecto del suelo. Transcurridos 20 minutos desde que empezó a soplar el viento:
a) ¿Cuánto se ha desviado el avión respecto de su trayectoria original?
b) ¿A qué distancia, medida sobre el suelo, se encuentra el avión respecto del punto en el cual empezó a soplar el viento?

7. La figura siguiente muestra un gráfico de la velocidad de un objeto, como función del tiempo. Suponiendo que el objeto parte de $x_o = 0$ en $t = 0$, haga gráficos de su posición y aceleración como función del tiempo.

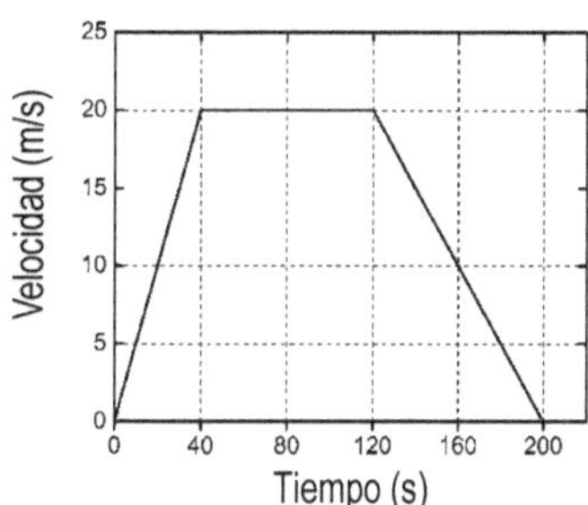

8. Dos trenes viajan en sentidos opuestos por la misma línea. El primero lo hace a 80 km/h y el segundo a 120 km/h. Cuando los separa una distancia de 2 km, una avispa supersónica parte desde el primer tren hacia el segundo, viajando con una rapidez constante de 400 m/s. Justo al tocar el segundo tren, la avispa se devuelve hacia el primero, manteniendo su rapidez. La avispa se mantiene viajando de un tren a otro hasta que éstos chocan.

a) ¿Qué distancia recorre la avispa desde el momento en que parte del primer tren y llega por primera vez al segundo?

b) ¿Cuál es la distancia total que recorre la avispa desde que inicia su viaje hasta que chocan los trenes?

DINÁMICA

2.1. Introducción

Consideremos una situación como la que ilustra la Figura 2.1, en que un vehículo impacta a otro por la parte posterior. Como resultado de la colisión se aplica una fuerza sobre el conductor, a través de su interacción con el respaldo, Figura 2.1(a), que impulsa el cuerpo hacia adelante. La inercia de la cabeza hace que ésta tienda a permanecer en su posición inicial, lo que tiene como resultado el giro hacia atrás, con estiramiento severo del cuello, Figura 2.1(b). En unos milisegundos, y producto de la reacción, la cabeza gira hacia adelante, produciendo un segundo estiramiento del cuello, Figura 2.1(c). Este proceso puede tener como consecuencia una grave alteración de la estructura ósea y muscular de la región del cuello.

En este capítulo introduciremos los conceptos y variables físicos que caracterizan la situación descrita. Ello se traducirá en un conjunto de ecuaciones generales que, aplicadas a este ejemplo, permitirán realizar un análisis cuantitativo de lo sucedido.

2.2. Masa y fuerza

Nuestro conocimiento empírico nos dice que para cambiar el estado de movimiento de un objeto, por ejemplo, sacarlo del reposo, debemos ejercer alguna

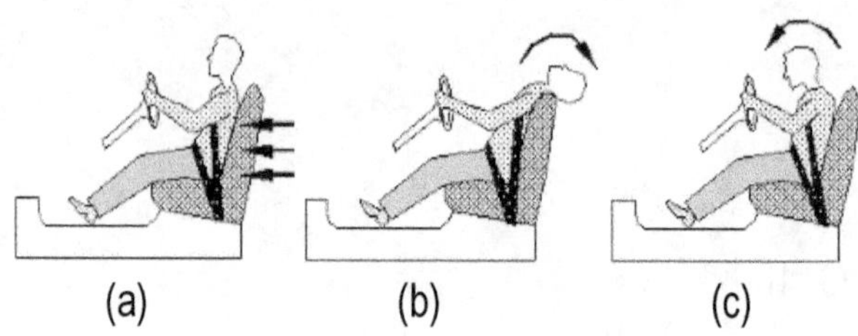

Figura 2.1: Efecto de impacto posterior en un vehículo: (a) la fuerza del impacto acelera el cuerpo hacia adelante, (b) la inercia de la cabeza hace que ésta se mantenga en posición, girando hacia atrás con respecto al cuerpo, (c) la cabeza es acelerada hacia adelante por reacción.

acción sobre el objeto. Esta acción es la que identificamos intuitivamente con la idea de ejercer una *fuerza* sobre el objeto. Cambiar el estado de movimiento tiene asociada la idea de someter el objeto a una aceleración. Nuestra experiencia también nos dice que el tamaño de la aceleración depende de la fuerza que aplicamos y de una propiedad del objeto: su resistencia intrínseca a cambiar su estado de movimiento. Esta propiedad de los objetos la identificamos con la *masa*. También sabemos que los resultados de empujar con la mano un libro o la mesa sobre la cual está el libro son distintos en cuanto al cambio de estado de movimiento en uno u otra.

Una caracterización formal del problema del cambio en el estado de movimiento de un objeto debe tener como resultado una ecuación matemática que relacione las variables fundamentales mencionadas: *fuerza, masa y aceleración*.

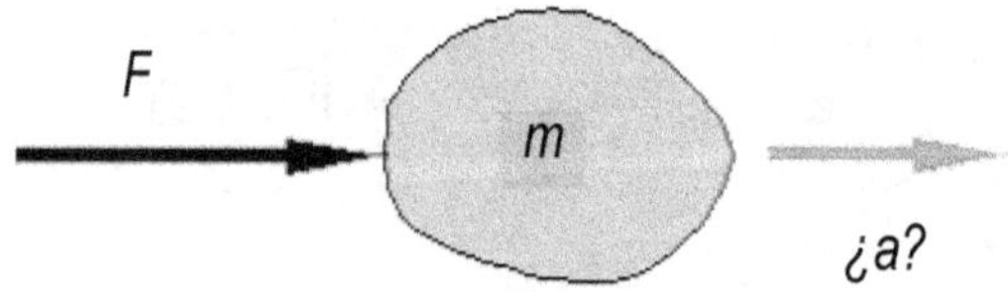

Figura 2.2: La acción de una fuerza sobre un objeto puede cambiar su estado de movimiento.

Nuestra experiencia también nos dice que la aceleración producida por la aplicación de una fuerza ocurre en la misma dirección en que se aplica la fuerza. También está de acuerdo con nuestro conocimiento empírico el hecho de que, si se aplican varias fuerzas sobre un objeto, la aceleración resultante tiene una dirección bien definida, que depende del efecto combinado de las distintas fuerzas. Esto se relaciona con el carácter *vectorial* de la aceleración y de las fuerzas que la producen.

2.3. Las leyes de Newton

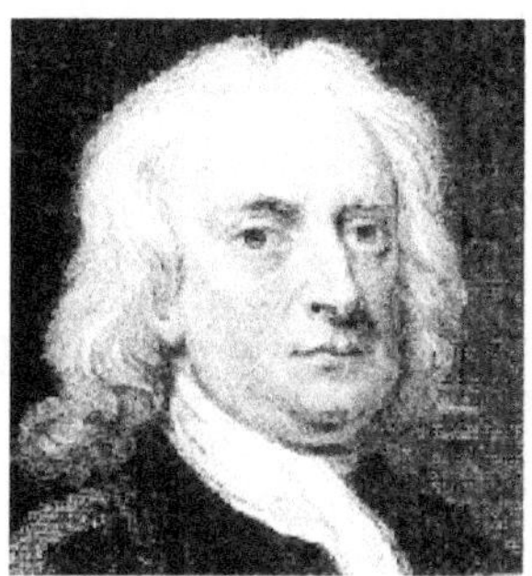

Sir Isaac Newton (1642-1727).

Las ecuaciones matemáticas que dan cuenta formal de esta relación son las tres *leyes de Newton* para el movimiento de los cuerpos.

Primera ley de Newton: "Si la suma de las fuerzas que actúan sobre un cuerpo es cero, el cuerpo mantiene su estado de movimiento". Esto implica que no experimenta aceleración, y por lo tanto, permanece en reposo o se mueve con velocidad constante (en línea recta). Es decir, si:

$$\vec{F} = \sum_{i=1}^{N} \vec{F}_i = 0 \quad \Longrightarrow \quad \vec{a} = 0 \quad \Longrightarrow \quad \vec{v} = \text{cte} \tag{2.1}$$

Al ser la fuerza una magnitud vectorial, si se elige un sistema de referencia con ejes cartesianos X, Y, Z, podemos escribir:

$$\vec{F} = F_x\hat{\imath} + F_y\hat{\jmath} + F_z\hat{k} = \sum_{i=1}^{N} \vec{F}_i = \sum_{i=1}^{N}(F_{ix}\hat{\imath} + F_{iy}\hat{\jmath} + F_{iz}\hat{k}) \tag{2.2}$$

Igualando coordenada a coordenada, se tiene:

$$
\begin{aligned}
F_x &= \sum_{i=1}^{N} F_{xi} = 0 \\
F_y &= \sum_{i=1}^{N} F_{yi} = 0 \\
F_z &= \sum_{i=1}^{N} F_{zi} = 0
\end{aligned}
\tag{2.3}
$$

De acuerdo con las ecuaciones anteriores, la condición de que la fuerza total (vectorial) actuando sobre el cuerpo sea nula equivale a la condición de que la suma de las componentes de las fuerzas a lo largo de cada eje de coordenadas sea cero.

Segunda ley de Newton: "La aceleración que experimenta un cuerpo bajo la acción de una fuerza es en la dirección de la fuerza, y su magnitud es directamente proporcional a la magnitud de la fuerza e inversamente proporcional a la masa del cuerpo". Es decir:

$$\vec{F} = m \cdot \vec{a} \quad \text{con} \quad \vec{F} = \sum_{i=1}^{N} \vec{F_i} \tag{2.4}$$

siendo $\vec{F}$ la fuerza neta que actúa sobre el cuerpo, resultante de la suma vectorial de todas las fuerzas que actúan sobre él.

Descomponiendo coordenada a coordenada, la ecuación 2.4 es equivalente a las ecuaciones:

$$\begin{aligned} F_x &= ma_x \\ F_y &= ma_y \\ F_z &= ma_z \end{aligned} \tag{2.5}$$

Tercera ley de Newton: "Cuando un cuerpo ejerce una fuerza sobre otro, el segundo ejerce sobre el primero una fuerza igual en magnitud y de sentido opuesto a la que éste ejerce sobre el segundo". Es decir, si $\vec{F}_{12}$ es la fuerza que ejerce el primer cuerpo sobre el segundo, entonces, el segundo cuerpo ejerce sobre el primer cuerpo una fuerza $\vec{F}_{21}$, tal que:

$$\vec{F}_{21} = -\vec{F}_{12} \quad \text{con} \quad |\vec{F}_{21}| = |\vec{F}_{12}| \tag{2.6}$$

2.4. Unidades de masa y fuerza

La unidad de masa en el SI (Sistema Internacional) es el *kilogramo* [kg], y la unidad de fuerza es el *newton* [N]. De acuerdo con la ecuación 2.4, "la fuerza de 1 N es la que aplicada a un objeto de masa 1 kg le imprime una aceleración de 1 m/s^2". Un múltiplo del newton es la dina (1 dina $= 1$ g$\cdot$ cm/s^2).

2.5. Masa y peso

Todos los cuerpos que se encuentran en las proximidades de la superficie de la Tierra experimentan una aceleración, la aceleración de gravedad (Capítulo 1). De acuerdo con la ecuación 2.4, esta aceleración debe estar asociada a una fuerza que actúa sobre el cuerpo. La fuerza asociada a la aceleración de gravedad es el *peso*. Así, si m es la masa de un cuerpo, el peso está dado por:

$$\vec{w} = m\vec{g} \tag{2.7}$$

Es decir, el peso es una fuerza que apunta en dirección al centro de la Tierra. De acuerdo con la ecuación 2.7, el peso de un objeto de masa 1 kg, expresado en newtons, es 9,8 N.

2.6. Estática: caso particular de la dinámica

Cuando un objeto se encuentra en reposo en un sistema dado de referencia, se satisface la condición de que la aceleración que experimenta el objeto es cero. En este caso, de acuerdo con la primera ley de Newton, la suma de las fuerzas que actúan sobre el objeto debe ser cero.

Consideremos un objeto colgando de una cuerda (Figura 2.3). Para que el objeto se encuentre en reposo (no experimente aceleración), la fuerza total sobre él debe ser cero. Ello implica que debe estar actuando sobre él una fuerza adicional al peso, tal que la suma vectorial de ambas sea cero. Esta fuerza adicional corresponde a la tensión, $\vec{T}$, de la cuerda. Aplicando a este caso la ecuación 2.1:

$$\vec{W} + \vec{T} = 0 \quad \Longrightarrow \quad \vec{T} = -\vec{W}$$

Es decir, la tensión de la cuerda es igual en magnitud, pero de sentido opuesto al peso. Así, $T = Mg$.

En situaciones más complejas puede haber varias fuerzas actuando simultáneamente sobre un objeto. La condición de que éste se encuentre en reposo resulta de aplicar las ecuaciones 2.4 a las distintas componentes de las fuerzas a lo largo de los ejes de coordenadas.

En traumatología se usan arreglos de cuerdas y poleas para inmovilizar extremidades durante procesos de recuperación de fracturas. Un ejemplo de ellos es la configuración llamada *tracción de Russell*, utilizada en el tratamiento

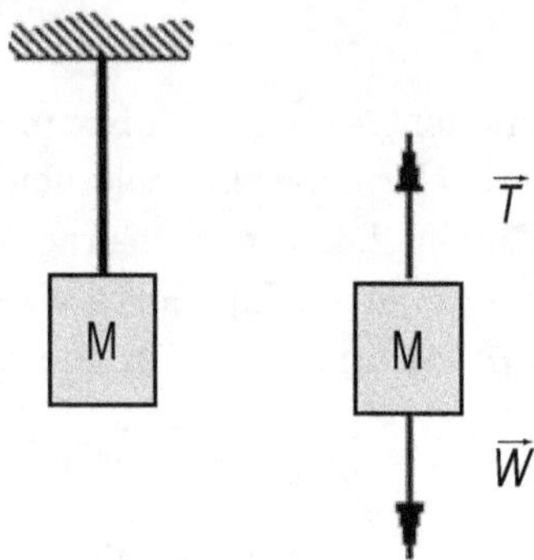

Figura 2.3: Masa suspendida de una cuerda y esquema de fuerzas asociadas.

de fractura del fémur. El propósito de la configuración es mantener ambas secciones del hueso fracturado alineadas y tocándose. Para ello se combina suspensión y tracción. La tracción ejercida compensa la fuerza de contracción de la musculatura de la pierna. Con el sistema en equilibrio, la tensión T de la cuerda debe ser la misma en todos los puntos e igual a Mg. De modo similar, se cumple que $T' = m'g$. En el diagrama de fuerzas, R representa la tracción ejercida por los músculos de la parte <u>superior</u> de la pierna sobre la parte inferior.

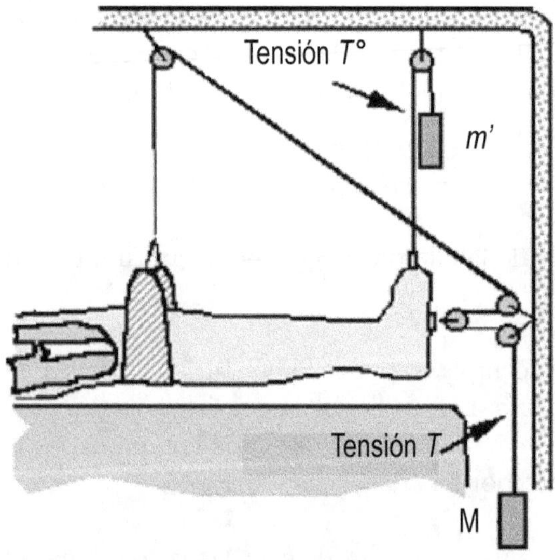

Figura 2.4: Esquema de tracción de Russell para fractura de fémur.

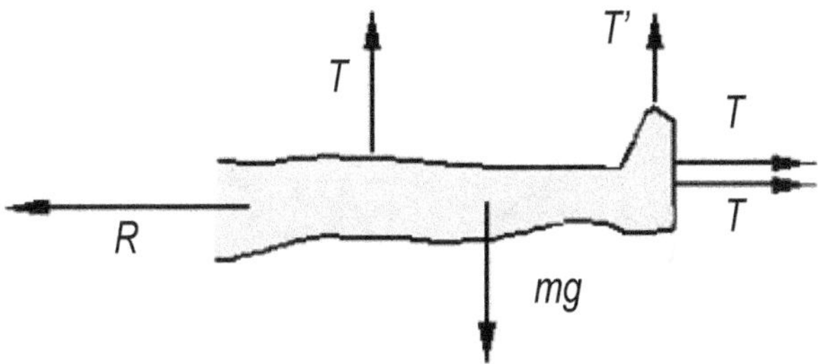

Figura 2.5: Esquema de fuerzas asociadas a la tracción de Russell.

En el diagrama de fuerzas suponemos que el peso actúa sobre el centro de masa de la pierna. Aplicando las ecuaciones para las direcciones horizontal (*eje X*) y vertical (*eje Y*), se tiene:

$$
\begin{aligned}
T + T &= R \\
T + T' &= mg
\end{aligned}
$$

Usando las condiciones $T' = m'g$ y $T = Mg$, se obtiene:

$$
R = 2Mg
$$

Es decir, el valor de M determina la tracción a que se somete la zona de fractura. Elegido M, el valor de m' queda determinado para un valor dado de m, la masa de la pierna.

2.7. Fuerzas de roce

Nuestra experiencia indica que un objeto puede mantenerse en reposo sobre una superficie inclinada sin que aparentemente estén actuando sobre él fuerzas adicionales a la de gravedad. Consideremos una situación como la que se representa esquemáticamente en la Figura 2.6a). Si se descompone la fuerza de gravedad (peso) en componentes a lo largo y perpendicular a la superficie del plano inclinado, se tiene la situación que muestra el diagrama de fuerzas de la Figura 2.6b).

Para que se cumpla la condición de que el cuerpo se encuentre en reposo, deben existir fuerzas adicionales $\vec{F_C}$ y $\vec{F_R}$ de magnitudes F_C y F_R tales que:

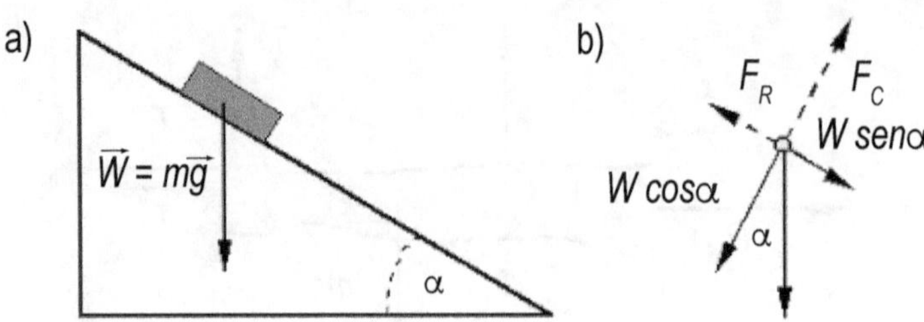

Figura 2.6: a) Cuerpo en reposo sobre un plano inclinado, b) diagrama equivalente de fuerzas.

$$F_C = W \cos \alpha$$

$$F_R = W \sin \alpha \tag{2.8}$$

De acuerdo con la tercera ley de Newton, $\vec{F_C}$ es la fuerza de reacción que ejerce la superficie sobre el objeto y es igual en magnitud a $F_N = W \cos \alpha$, la componente del peso normal a la superficie.

2.7.1. Roce estático

$\vec{F_R}$ es la *fuerza de roce*, que resulta de la interacción entre las superficies del cuerpo y el plano inclinado. En tanto el cuerpo se encuentre en reposo, la magnitud de la fuerza de roce está dada por la ecuación 2.9, esto es, $F_R = W \sin \alpha = mg \sin \alpha$. Si m está fijo, al aumentar el ángulo α de inclinación del plano la magnitud de la fuerza de roce crece. De acuerdo con nuestra experiencia, el aumento del ángulo hace que en determinado momento el cuerpo salga del estado de reposo y empiece a deslizarse sobre el plano inclinado. Justo en el instante anterior al comienzo del movimiento la fuerza de roce ha alcanzado su valor máximo posible. Empíricamente este valor máximo de la fuerza de roce resulta ser proporcional a la fuerza normal F_N. El factor de proporcionalidad es el llamado *coeficiente de roce estático*, μ_s. Así, el módulo de F_{Rmax} está dado por:

$$F_{Rmax} = \mu_s F_N \tag{2.9}$$

En situaciones normales el coeficiente μ_s depende sólo de la naturaleza de las superficies en contacto, no del área de la superficie de contacto ni de la magnitud de la fuerza de contacto.

2.7.2. Roce cinético

Cuando el cuerpo se encuentra en movimiento sobre la superficie, hablamos de *roce cinético* y la fuerza de roce resulta ser proporcional a la fuerza normal de contacto, siendo ahora el factor de proporcionalidad el *coeficiente de roce cinético*, μ_k, que depende sólo de la naturaleza de las superficies en contacto. En general, se cumple $\mu_s > \mu_k$. La Tabla 2.1 muestra valores típicos de coeficientes de roce estático y cinético.

Tabla 2.1: Coeficientes de roce.

superficies	μ_s	μ_k
goma sobre cuero	0.6–1.0	0.8
aluminio sobre acero	0.61	0.47
vidrio sobre vidrio	0.94	0.4
teflón sobre teflón	0.04	0.04
metales lubricados	0.1	0.06
articulación humana		0.015

EJEMPLO 1

Consideremos un bloque de aluminio posado sobre una superficie inclinada de acero. La masa del bloque de aluminio es 2 kg.

a) ¿Cuál será el ángulo crítico entre la superficie inclinada y la horizontal, tal que el bloque empiece a deslizarse sobre ella?

b) Para la condición anterior, ¿con qué aceleración desciende el bloque sobre la superficie?

SOLUCIÓN

a) En el ángulo crítico la fuerza de roce alcanza el valor máximo posible, es decir, $F_R = \mu_s mg \cos \alpha$. De acuerdo con las ecuaciones 2.9, esta fuerza debe ser igual a la componente del peso a lo largo de la superficie, es decir:

$$\mu_s mg \cos \alpha = mg \sin \alpha$$

Despejando para α,

$$\tan \alpha = \frac{\sin \alpha}{\cos \alpha} = \mu_s \quad \Longrightarrow \quad \alpha = \tan^{-1}(\mu_s)$$

Usando el valor correspondiente de la Tabla 2.1, se obtiene $\alpha = 31{,}38°$.

b) Cuando el cuerpo se encuentra en movimiento, la aceleración resultante se obtiene de aplicar la segunda ley de Newton. De acuerdo con la Figura 2.6 y usando la ecuación 2.4, se tiene:

$$ma = mg\sin\alpha - \mu_k mg\cos\alpha$$

donde el segundo término a la derecha corresponde a la fuerza de roce dinámico. Despejando la aceleración, se obtiene:

$$a = (\sin\alpha - \mu_k\cos\alpha)g$$

Reemplazando los valores correspondientes, se obtiene:

$$a = 1{,}17 \text{ m/s}^2$$

Notemos que α y a son independientes de m.

EJEMPLO 2

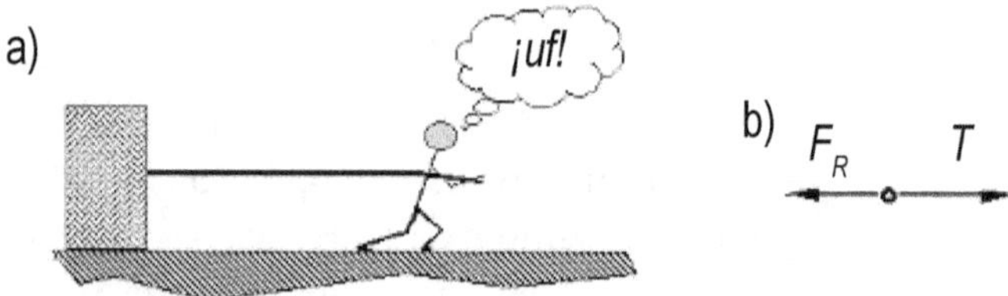

Figura 2.7: a) Persona arrastrando un objeto en dirección de la horizontal, b) diagrama de fuerzas.

Una persona arrastra sobre una superficie horizontal un cajón de masa 40 kg, tirando de él con una cuerda en dirección horizontal, según muestra la Figura 2.7. Si el coeficiente de roce cinético entre el cajón y la superficie es 0,6 y la máxima tensión que puede soportar la cuerda sin romperse es 400 N, ¿cuál es la máxima aceleración que puede imprimir la persona al cajón, tirando de la cuerda sin que ésta se rompa?

SOLUCIÓN

Del diagrama de fuerzas en la figura, y usando la segunda ley de Newton, se tiene:

$$ma = T - F_R = T - \mu_k mg$$

Despejando la aceleración y usando el valor máximo posible para T, se obtiene $a = 4{,}12 \text{ m/s}^2$.

2.7.3. Roce viscoso

Cuando un objeto se encuentra en movimiento en un fluido (aire, agua, aceite, etc.), experimenta fuerzas de roce. En general estas fuerzas de roce dependen de la velocidad relativa entre el objeto y el fluido en que se desplaza. Por ejemplo, cuando sacamos la mano fuera de un vehículo en movimiento, la fuerza (*"viento"*) que sentimos como resultado del roce con el aire exterior es mayor mientras mayor sea la velocidad del vehículo. Para un rango amplio de condiciones (forma del objeto en movimiento, velocidad relativa entre objeto y medio, viscosidad del medio, etc), la fuerza de roce D es proporcional al cuadrado de la velocidad relativa entre el objeto y el fluido, y en dirección opuesta al movimiento. Así:

$$D = \frac{1}{2} C \rho A v^2 \tag{2.10}$$

con:

C, coeficiente de arrastre, típicamente en rango 0,4-1,0
ρ, densidad del fluido
A, área efectiva
v, velocidad

Consideremos un objeto en caída libre, como muestra la Figura 2.8:

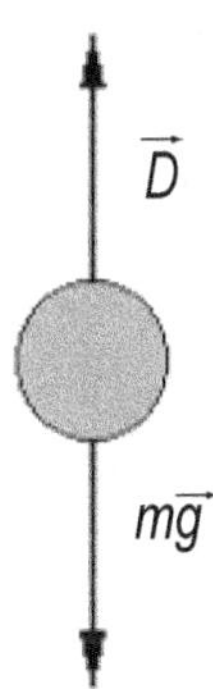

Figura 2.8: Fuerzas que actúan sobre un objeto en caída libre en un fluido.

De acuerdo con la segunda ley de Newton:

$$ma = mg - D \tag{2.11}$$

como $D \propto v^2$, D crece al aumentar v, por lo que en algún momento se debe cumplir que $mg = D$. A partir de ese instante, la fuerza neta sobre el objeto es cero, por lo que la aceleración también llega a cero. Como $a = 0$, según la primera ley de Newton, la velocidad debe ser constante. Es decir, $v = \text{cte} = v_t$.

Imponiendo $a = 0$ en la ecuación 2.11 y reemplazando D por su expresión en la ecuación 2.10, se tiene:

$$\frac{1}{2}C\rho A v_t^2 = mg \tag{2.12}$$

Despejando la velocidad terminal, v_t, se obtiene:

$$v_t = \sqrt{\frac{2mg}{C\rho A}} \tag{2.13}$$

La existencia de una velocidad terminal permite explicar situaciones como la que experimenta una persona al caer en un paracaídas. En este caso, el paracaídas aumenta el área de sección de la persona, disminuyendo la velocidad terminal. Así, la persona cae con velocidad constante. La Tabla 2.2 presenta valores de velocidad terminal para distintos objetos en caída libre en el aire. La tabla incluye la distancia en que el objeto alcanza una velocidad igual al 95 % de la velocidad terminal respectiva.

Tabla 2.2: Velocidades terminales en aire.

Objeto	v_t(m/s)	Distancia (m) para 95 % de v_t
"buceador aéreo"	145	2500
pelota de tenis	31	115
pelota de pimpón	9	10
gota de agua de lluvia	7	6
paracaidista	5	3

2.8. Trabajo y energía

Consideremos un objeto de masa M, sobre el cual actúa una fuerza constante. Por simplicidad supongamos que la fuerza actúa en la dirección del movimiento, tal como muestra la Figura 2.9.

En estas condiciones el movimiento es unidimensional, por lo que, usando la segunda ley de Newton, podemos escribir:

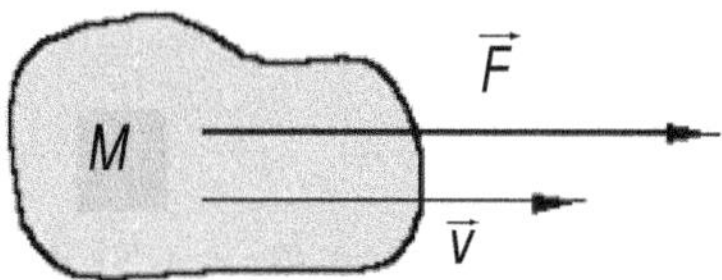

Figura 2.9: Objeto impulsado por una fuerza constante.

$$F = Ma = M\frac{\Delta v}{\Delta t} = M\frac{v - v_0}{t - t_0} \qquad (2.14)$$

Suponiendo que $t_0 = 0$ y que $v = v_0$ en $t = 0$, se tiene:

$$v - v_0 = \frac{F}{M}t \qquad (2.15)$$

Como se trata de un movimiento con aceleración constante, las ecuaciones de la cinemática permiten escribir para la velocidad

$$\begin{aligned} v &= v_0 + at = v_0 + \frac{F}{M}t \\ x &= x_0 + v_0 t + \frac{1}{2}at^2 \end{aligned} \qquad (2.16)$$

Despejando el *tiempo* de la primera de las ecuaciones 2.16 y reemplazándolo en la segunda, se tiene:

$$x - x_0 = \frac{M}{F}(v - v_0)v_0 + \frac{1}{2}\frac{M}{F}(v - v_0)^2 \qquad (2.17)$$

Reordenando términos en la ecuación 2.17, resulta:

$$F \cdot (x - x_0) = \frac{1}{2}Mv^2 - \frac{1}{2}Mv_0^2 \qquad (2.18)$$

El término de la izquierda es el producto entre la fuerza F y la distancia $\Delta x = x - x_0$ en que el cuerpo se desplaza bajo la acción de la fuerza. Este producto se define como el *trabajo W realizado por la fuerza F*:

$$W \equiv F \cdot (x - x_0) \qquad (2.19)$$

El término de la derecha corresponde al *cambio en la energía cinética (ΔK) del objeto*, y la energía cinética de un objeto de masa m que se mueve con velocidad v se define como:

$$K \equiv \frac{1}{2}mv^2 \qquad (2.20)$$

Es importante notar que tanto el trabajo como la energía cinética son magnitudes escalares.

La unidad de energía (o trabajo) en el sistema SI es el *Joule*, o julio. La unidad correspondiente en el sistema CGS (cegesimal, o gaussiano) es el *erg*. Se cumple que $1\ \text{J} = 10^7\ \text{erg}$.

En general, el vector fuerza no necesariamente apunta en la misma dirección que el vector velocidad. En este caso se define el trabajo como el *producto escalar entre el vector fuerza y el vector posición*. Así:

$$W \equiv \vec{F} \cdot \Delta \vec{r} \tag{2.21}$$

donde $\Delta \vec{r} = \vec{r_2} - \vec{r_1}$ representa el cambio en la posición del objeto bajo la acción de la fuerza $\vec{F}$.

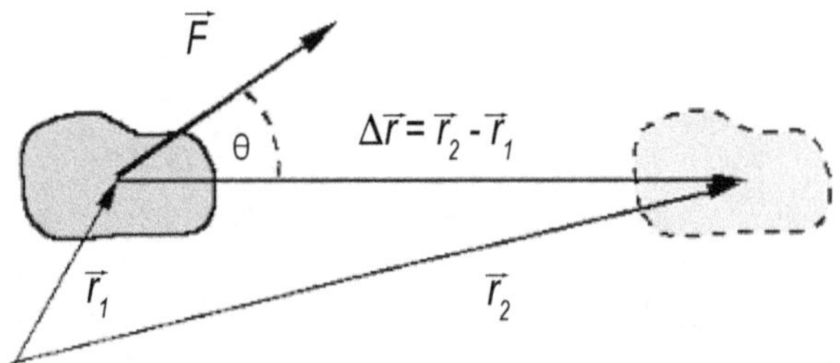

Figura 2.10: Trabajo realizado por una fuerza no paralela al desplazamiento.

De acuerdo con la Figura 2.10, y usando la definición de producto escalar:

$$W \equiv \vec{F} \cdot \Delta \vec{r} = F \Delta r \cos \theta \tag{2.22}$$

$F \cos \theta$ es la componente de la fuerza en la dirección de Δr. Así, el trabajo resulta de multiplicar el desplazamiento neto por la componente de la fuerza en la dirección del desplazamiento. Las componentes de la fuerza perpendiculares a la dirección del desplazamiento no contribuyen al trabajo.

EJEMPLO 3

Un objeto de masa m cae en caída libre, desde el reposo y desde una altura h. ¿Cuál es la velocidad del objeto al llegar al suelo, en $h = 0$?

SOLUCIÓN

La fuerza que actúa sobre el objeto es el peso. Así:

$$\vec{F} = -m\vec{g}, \quad x_0 = h, \quad v_0 = 0$$

Al llegar a la superficie, $x = 0$. Entonces, el trabajo realizado es:

$$W = \vec{F} \cdot \Delta\vec{x} = -mg(x - x_0)$$

Es decir:

$$W = -mg(0 - h) = mgh$$

El trabajo debe ser igual al cambio en energía cinética, por lo que, usando la ecuación 2.18, se tiene:

$$W = mgh = \frac{1}{2}mv^2 - \frac{1}{2}mv_0^2 = \frac{1}{2}mv^2$$

donde v corresponde a la velocidad del objeto cuando llega al suelo, es decir, a la altura $h = 0$. Por lo tanto, la velocidad resulta ser:

$$v = \sqrt{2gh}$$

$W = mgh$ es el trabajo realizado por la fuerza de gravedad (peso) para mover el cuerpo desde la altura h hasta el nivel del suelo.

La cantidad $U \equiv mgh$ es la *energía potencial* del cuerpo, que resulta de multiplicar el peso de éste por la altura a que se encuentra.

Para las mismas condiciones iniciales del ejemplo 3, consideremos el caso en que el objeto ha caído hasta una cierta altura $y < h$. Usando la ecuación 2.18, se obtiene:

$$\frac{1}{2}mv^2 = mg(h - y) \tag{2.23}$$

Si definimos $E = mgh$ como la *energía mecánica total del sistema*, tenemos:

$$K(y) + U(y) = \frac{1}{2}mv^2 + mgy = mgh = E \tag{2.24}$$

donde $K(y)$ y $U(y)$ representan la energía cinética y potencial del objeto cuando se encuentra a altura $y < h$.

$$K(y) + U(y) = E \tag{2.25}$$

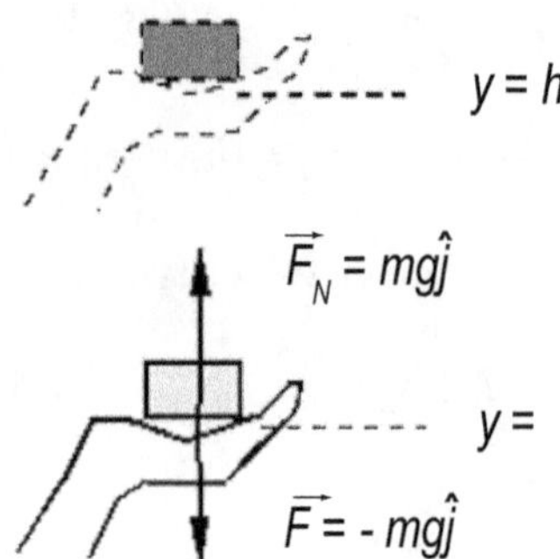

Figura 2.11: Un objeto es desplazado desde $y = 0$ hasta $y = h$.

La ecuación 2.25 corresponde al *principio de conservación de la energía mecánica*: "En un sistema cerrado, en que las fuerzas no dependen explícitamente del tiempo, la energía mecánica total del sistema, que es igual a la suma de las energías cinética y potencial, se conserva".

Consideremos el caso inverso al del ejemplo 3: un objeto de masa m que es llevado desde el reposo hasta una altura h por la acción de una fuerza externa, quedando el objeto nuevamente en reposo. Inicialmente, $h = 0$, $v = 0$, por lo que $E_i = K_i + U_i = 0$. En la situación final, $v = 0$, por lo que $E_f = K_f + U_f = mgh$. El cambio en la energía mecánica total es:

$$\Delta E = E_f - E_i = mgh \qquad (2.26)$$

En este caso, el trabajo realizado por la fuerza $\vec{F}_N = mg\hat{j}$ que sustenta al objeto y apunta en la dirección positiva del eje Y, es:

$$W = mg(h - 0) = mgh \qquad (2.27)$$

Comparando las ecuaciones 2.26 y 2.27, se ve que el cambio en la energía mecánica total del sistema es igual al trabajo realizado por la *fuerza externa*.

2.9. Potencia

En general, la transferencia de energía a un sistema físico dado por acción del trabajo realizado por fuerzas externas no ocurre instantáneamente. Al trabajo realizado (o energía transferida) por unidad de tiempo se le denomina *potencia*. Así, la potencia P se define como:

$$P \equiv \frac{\Delta W}{\Delta t} \qquad (2.28)$$

donde ΔW es el trabajo realizado. La unidad SI de potencia es el *Watt*, o vatio. $1 \ Watt \equiv 1 \ \mathrm{J/s}$.

Usando la ecuación 2.22, y suponiendo que la fuerza es constante durante la trayectoria, podemos escribir:

$$P = \frac{\Delta W}{\Delta t} = \vec{F} \cdot \frac{\Delta r}{\Delta t} \qquad (2.29)$$

Usando el hecho de que $\vec{v} = \Delta r / \Delta t$, se obtiene:

$$P = \vec{F} \cdot \vec{v} \qquad (2.30)$$

EJEMPLO 4

Para arrastrar con velocidad constante 0,5 m/s un cajón de masa 80 kg sobre una superficie horizontal, se requiere aplicar una fuerza de 392 N, en dirección de la horizontal.

a) ¿Cuál es la potencia que debe suministrar la acción externa para las condiciones del problema?

b) ¿Cuál debe ser el módulo de la fuerza aplicada para las mismas condiciones del problema, si la fuerza está en ángulo de 30° con la horizontal?

c) ¿Cuál es el coeficiente de roce cinético entre el cajón y la superficie, suponiendo que la fuerza se aplica sólo en forma horizontal?

SOLUCIÓN

a) Usando la ecuación 2.29, la potencia resulta ser $P = 392 \ [\mathrm{N}] \cdot 0,5 \ [\mathrm{m/s}] = 196$ Watt.

b) En este caso la componente de la fuerza que realiza el trabajo es la componente en la dirección del desplazamiento, por lo que:

$$P = F\cos(30°)v \implies F = \frac{P}{\cos(30°)v} = \frac{196 \ \text{Watt}}{0,866 \cdot 0,5 \ \text{m/s}} = 452,64 \ \text{N}$$

c) Si el objeto se mueve con velocidad constante, la fuerza total actuando sobre él debe ser cero. La fuerza total resulta de la suma de la fuerza de roce, F_R, y la fuerza externa F. Así:

$$0 = F - F_R = F - \mu_k \, mg \implies \mu_k = \frac{F}{mg} = \frac{392 \ \text{N}}{80 \ \text{kg} \cdot 9,8 \ \text{m/s}^2} = 0,5$$

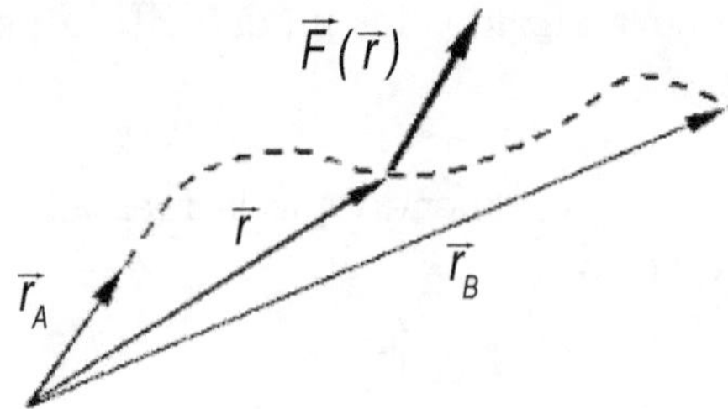

Figura 2.12: Trabajo realizado por una fuerza dependiente de la posición.

Nota matemática

Las fuerzas no son necesariamente independientes de la posición. Fuerzas como la gravitatoria o eléctrica dependen explícitamente de la posición. En este caso el cálculo del trabajo realizado por la fuerza en desplazar un objeto desde un punto A a un punto B, según la ecuación 2.22, presenta dificultades debido a la variabilidad de la fuerza.

En este caso, si el desplazamiento desde A hasta B se realiza en pequeños intervalos de largo Δr, tales que en cada uno de ellos la fuerza $F(r)$ es aproximadamente constante, el trabajo total resulta ser la suma del trabajo realizado en cada uno de los intervalos. Así:

$$W = \sum_{i=1}^{N} \vec{F}_i(r) \cdot \Delta\vec{r}_i \tag{2.31}$$

El cálculo será exacto en el límite en que el largo de los intervalos Δr considerados tienda a cero. En este límite, la sumatoria se hace igual a la integral. Es decir,

$$W = \int_{A}^{B} \vec{F}(r) \cdot d\vec{r} \tag{2.32}$$

La ecuación 2.32 es la definición general para el trabajo de una fuerza que desplaza un objeto desde el punto A al punto B.

A partir de la ecuación 2.32 se definen *fuerzas conservativas* como aquellas en que el trabajo realizado es independiente de la trayectoria seguida.

2.10. Momentum lineal

Para una mejor caracterización de los fenómenos asociados a objetos en movimiento, resulta útil introducir el concepto de *momentum lineal* o *cantidad de movimiento*. El momentum lineal es una magnitud vectorial y se define como el producto entre la masa del objeto y su velocidad. Así:

$$\vec{p} \equiv m\vec{v} \tag{2.33}$$

De acuerdo con la definición que provee esta ecuación, un cambio de momentum implica un cambio en la velocidad del objeto, lo que tiene asociado una aceleración. Si la aceleración es constante:

$$\vec{a} = \frac{\Delta \vec{v}}{\Delta t} = \frac{\vec{v}_2 - \vec{v}_1}{t_2 - t_1}$$

Usando la segunda ley de Newton:

$$\vec{F} = m\vec{a} = m\frac{\Delta \vec{v}}{\Delta t} = \frac{m\vec{v}_2 - m\vec{v}_1}{\Delta t} = \frac{\vec{p}_2 - \vec{p}_1}{\Delta t} = \frac{\Delta \vec{p}}{\Delta t}$$

Es decir, podemos reescribir la segunda ley de Newton como:

$$\vec{F} = \frac{\Delta \vec{p}}{\Delta t} \tag{2.34}$$

A partir de la ecuación 2.34 se pueden obtener formalmente la primera y tercera ley de Newton.

Primera ley

$$\vec{F} = 0 \implies \Delta \vec{p} = \text{cte} \implies m\vec{v} = \text{cte} \implies \vec{v} = \text{cte}$$

Tercera ley

Considerando dos objetos que interactúan entre sí, con fuerzas $\vec{F}_{12}$ y $\vec{F}_{21}$. De acuerdo con la segunda ley de Newton:

$$\vec{F}_{12} = \frac{\Delta \vec{p}_2}{\Delta t} \quad \text{y} \quad \vec{F}_{21} = \frac{\Delta \vec{p}_1}{\Delta t}$$

Definiendo el momentum total del sistema como la suma de los momenta de ambos objetos:

$$\vec{P} = \vec{p}_1 + \vec{p}_2$$

Si la fuerza externa sobre el sistema es cero, entonces la variación en el tiempo de la cantidad de movimiento debe ser cero. Es decir, si:

$$\vec{F}_{ext} = 0 \implies \frac{\Delta \vec{P}}{\Delta t} = \frac{\Delta \vec{p}_1 + \Delta \vec{p}_2}{\Delta t} = \vec{F}_{21} + \vec{F}_{12} = 0$$

De lo que se concluye que:

$$\vec{F}_{21} = -\vec{F}_{12}$$

2.10.1. Impulso de una fuerza

De acuerdo con la ecuación 2.34, la acción de una fuerza sobre un objeto produce un cambio en el momentum. Así, si una fuerza $\vec{F}$ actúa sobre un objeto durante un tiempo Δt, se define *impulso* como:

$$\text{impulso} = \vec{F} \cdot \Delta t \tag{2.35}$$

EJEMPLO 5

Un jugador de fútbol patea un penal. El pie del jugador y la pelota permanecen en contacto durante $5 \cdot 10^{-3}$ s. Como resultado la pelota, de masa 0,8 kg, adquiere una velocidad de 100 km/h. ¿Cuál es la fuerza media que ejerce el pie del jugador sobre la pelota?

SOLUCIÓN

Como la pelota se encuentra inicialmente en reposo, de las ecuaciones 2.33 y 2.34 se tiene:

$$\langle F \rangle = \frac{mv}{\Delta t}$$

donde $\langle F \rangle$ es la fuerza media, v es la velocidad luego del puntapié y Δt es el tiempo de contacto. Reemplazando los valores correspondientes, se obtiene $\langle F \rangle = 4444$ N.

2.10.2. Colisiones elásticas

De acuerdo con la ecuación 2.33, en un sistema físico cerrado en que no hay acción de fuerzas externas, $F = 0$, se conserva el momentum. Esta condición se satisface en una colisión entre dos cuerpos en que sólo intervienen fuerzas internas al sistema. Consideremos la situación que muestra la Figura 2.13.

La conservación de la cantidad de movimiento implica que:

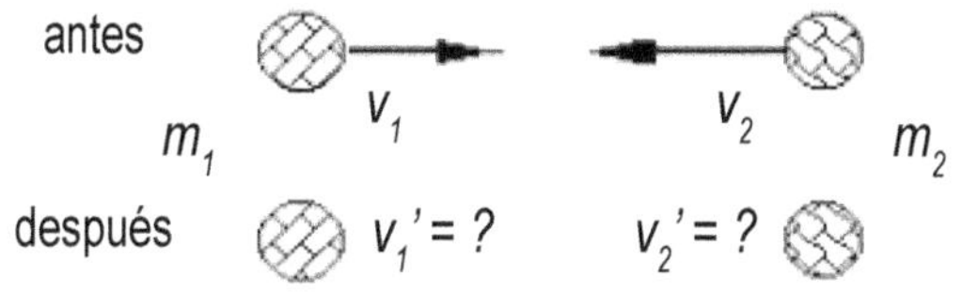

Figura 2.13: Colisión entre dos objetos.

$$\vec{p}_1 + \vec{p}_2 = \vec{p}\,'_1 + \vec{p}\,'_2 \tag{2.36}$$

Es decir:

$$m_1 \vec{v}_1 + m_2 \vec{v}_2 = m_1 \vec{v}\,'_1 + m_2 \vec{v}\,'_2 \tag{2.37}$$

en que las magnitudes "prima" corresponden a los valores después de la colisión. Si se conocen v_1 y v_2 antes de la colisión, la determinación de sus valores luego de la colisión requiere información adicional sobre el tipo de colisión. Ello ocurre porque al lado derecho de la ecuación 2.37 existen dos incógnitas.

Definimos como *colisiones elásticas* aquellas que conservan la energía mecánica.

En las ecuaciones 2.36 y 2.37 se ha enfatizado el carácter vectorial de la velocidad y el momentum. En el caso de una colisión elástica en una dimensión, podemos escribir:

$$
\begin{aligned}
m_1 v_1 + m_2 v_2 &= m_1 v'_1 + m_2 v'_2 \\
\frac{1}{2} m_1 v_1^2 + \frac{1}{2} m_2 v_2^2 &= \frac{1}{2} m_1 v_1'^2 + \frac{1}{2} m_2 v_2'^2
\end{aligned}
\tag{2.38}
$$

donde la segunda ecuación establece la conservación de la energía cinética. Si v_1 y v_2 son conocidas antes de la colisión, el sistema de ecuaciones 2.38 puede ser resuelto, obteniéndose:

$$
\begin{aligned}
v'_1 &= \frac{m_1 - m_2}{m_1 + m_2} v_1 + \frac{2m_2}{m_1 + m_2} v_2 \\
v'_2 &= \frac{2m_1}{m_1 + m_2} v_1 + \frac{m_2 - m_1}{m_1 + m_2} v_2
\end{aligned}
\tag{2.39}
$$

Consideremos algunos casos particulares:

i) Si $m_1 = m_2 = m$. Reemplazando, se tiene

$$v_1' = v_2 \text{ y } v_2' = v_1$$

ii) Si $v_2 = 0$, entonces se tiene:

$$
\begin{aligned}
v_1' &= v_1(m_1 - m_2)/(m_1 + m_2) \\
v_2' &= v_1\,2m_1/(m_1 + m_2)
\end{aligned}
$$

Aquí, si $m_1 << m_2$: se cumple que $1/(m_1 + m_2) \cong 1/m_2$, por lo que, reemplazando, se obtiene:

$$v_1' = -v_1 \; ; \; v_2' = 0$$

Ejemplo: Colisión de una pelota contra una pared.

Por otro lado, si $m_1 >> m_2$: entonces,

$$v_1' = v_1 \; ; \; v_2' = 2v_1$$

Ejemplo: Peatón impactado por un automóvil.

EJEMPLO 6

Una bola de masa 2 kg baja por una rampa de 2,5 m de altura sin experimentar roce. En el extremo inferior de la rampa experimenta una colisión elástica con una caja de masa 5 kg, que se encuentra en reposo. Ver Figura 2.14.

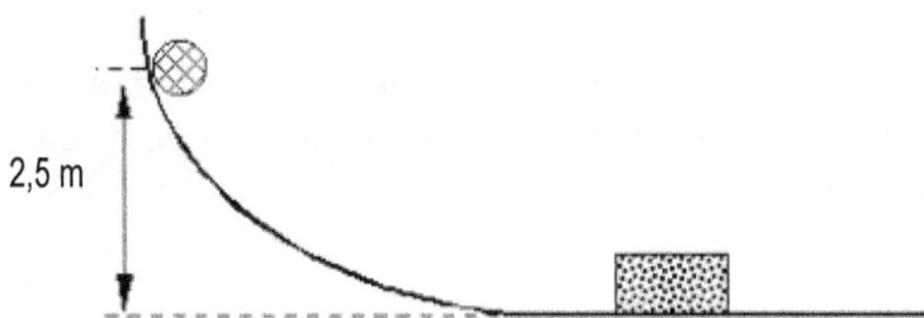

Figura 2.14: Colisión elástica.

a) ¿Cuál será la velocidad de la caja inmediatamente después de la colisión?

b) ¿Qué ocurre con la bola después de la colisión?

SOLUCIÓN

a) Por conservación de la energía mecánica, la velocidad de la bola, v_b, en $h = 0$ es:

$$v_b = \sqrt{2gh} = \sqrt{2 \cdot 9{,}8 \cdot 2{,}5} \text{ m/s} = 7 \text{ m/s}$$

La colisión corresponde a la situación ii) de los casos particulares anteriores. Así, las velocidades de ambos objetos, v_b' para la bola y v_c' para la caja, están dadas por:

$$
\begin{aligned}
v_b' &= \frac{m_b - m_c}{m_b + m_c} v_b = \frac{2 - 5}{2 + 5} 7 \text{m/s} = -3 \text{ m/s} \\
v_c' &= \frac{2m_b}{m_b + m_c} v_b = \frac{2 \cdot 2}{2 + 5} 7 \text{ m/s} = 4 \text{ m/s}
\end{aligned}
$$

b) Luego de la colisión, la bola sube por la rampa, con velocidad inicial 3 m/s. Por conservación de la energía mecánica, alcanza una altura h, dada por:

$$h = \frac{1}{2g} v_b'^2 = \frac{1}{2 \cdot 9{,}8} 3^2 \text{ m} = 0{,}459 \text{ m}$$

2.10.3. Colisiones inelásticas

En las colisiones inelásticas no se conserva la energía mecánica. Un caso particular de colisiones inelásticas es aquel en que los objetos permanecen unidos luego de la colisión. En este caso se habla de un choque plástico. Como la interacción entre los objetos en colisión es interna al sistema que ellos forman, se conserva el momentum, estando la ecuación respectiva dada por:

$$m_1 v_1 + m_2 v_2 = (m_1 + m_2) v' \tag{2.40}$$

donde v' es la velocidad con que se mueven ambos cuerpos unidos luego de la colisión.

Comparemos para este caso la energía cinética antes de la colisión, K, con la energía cinética después de la colisión, K'.

$$
\begin{aligned}
K &= \frac{1}{2} m_1 v_1^2 + \frac{1}{2} m_2 v_2^2 \\
K' &= \frac{1}{2}(m_1 + m_2) v'^2 = \frac{1}{2} \frac{(m_1 v_2 + m_2 v_2)^2}{(m_1 + m_2)}
\end{aligned}
\tag{2.41}
$$

La diferencia de energía cinética es:

$$\Delta K = -\frac{m_1 m_2}{2(m_1 + m_2)}(v_1 - v_2)^2 \tag{2.42}$$

El signo negativo implica que hay pérdida de energía cinética. Esta energía es utilizada en la deformación que experimentan los cuerpos durante la colisión y en establecer las ligazones que les permiten continuar unidos. Una fracción de la energía se convierte además en calor y sonido.

EJEMPLO 7

Una persona cuya masa es 65 kg y que se encuentra en reposo es impactada por otra de masa 80 kg, que se mueve a 0,6 m/s. Si luego de la colisión ambas personas permanecen unidas (abrazadas):

a) ¿Con qué velocidad se mueven luego de la colisión?

b) ¿Cuánta energía se gasta en el abrazo?

c) ¿Cuál es la potencia disipada en la colisión, suponiendo que ésta ocurre en 0,3 s?

SOLUCIÓN

a) Aplicando la ecuación 2.39 para $v_2 = 0$, se tiene:

$$v' = \frac{m_1}{m_1 + m_2}v_1 = \frac{80}{80 + 65}0{,}60 \text{ m/s} = 0{,}331 \text{ m/s}$$

b) Aplicando la ecuación 2.41 para la misma condición, se tiene:

$$\Delta K = \frac{m_1 m_2}{2(m_1 + m_2)}v_1^2 = \frac{65 \cdot 80}{2(65 + 80)}0{,}6^2 \text{ J} = 6{,}4552 \text{ J}$$

c) La potencia en este caso está dada por la energía cinética perdida por unidad de tiempo. Así:

$$P = \frac{\Delta K}{\Delta t} = \frac{6{,}4552}{0{,}3} \text{ Watt} = 21{,}52 \text{ Watt}$$

2.11. Centro de masa

Un cuerpo está formado por un sistema de partículas. Al usar las leyes de la mecánica hemos supuesto implícitamente que un cuerpo se representa por un punto en movimiento, al cual asignamos la masa del cuerpo respectivo. El cuerpo puede encontrarse en reposo, en movimiento traslacional o experimentando rotación. En cualquiera de estas situaciones debemos poder determinar las coordenadas espaciales del punto representativo del movimiento, al que llamamos *centro de masa*.

El centro de masa se define como el punto que se mueve con una velocidad $\vec{V}_{cm}$ tal que una partícula cuasi-puntual de masa M, igual a la masa total del cuerpo o sistema de partículas ubicada en ese punto, tiene un momentum $M\vec{V}_{cm}$ igual al momentum total $\vec{P}$ del sistema. De acuerdo con esto:

$$\vec{P} = M\vec{V}_{cm} = \vec{p}_1 + \vec{p}_2 + \cdots = m_1\vec{v}_1 + m_2\vec{v}_2 \cdots \qquad (2.43)$$

donde la suma se extiende sobre todas las partículas que forman el cuerpo o sistema de partículas.

La condición que define la ecuación 2.43 se satisface si se define la posición del centro de masa, $\vec{r}_{cm}$, como:

$$\vec{r}_{cm} = \frac{1}{M}(m_1\vec{r}_1 + m_2\vec{r}_2 \cdots) \qquad (2.44)$$

con:

$$M = m_1 + m_2 + \cdots \qquad (2.45)$$

EJEMPLO 8

Considere dos partículas de masas 5 g y 15 g, separadas 2 cm, como muestra la Figura 2.15. Encuentre la posición del centro de masa del sistema.

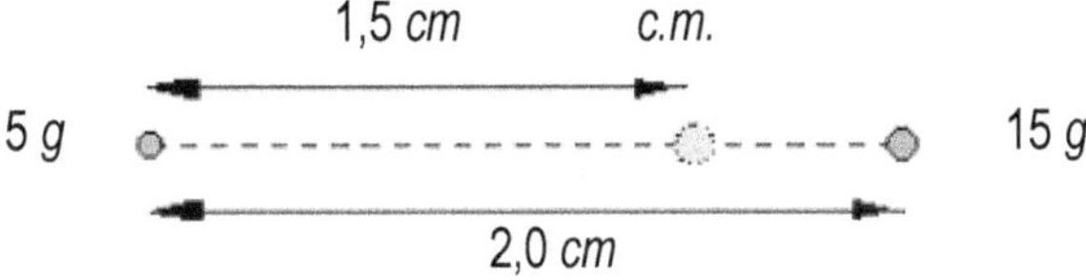

Figura 2.15: Centro de masa de sistema de dos partículas.

SOLUCIÓN

Si elegimos como sistema de referencia la posición de la partícula de masa 5 g, las posiciones de las partículas referidas a este sistema son:

$$m_1 = 5\,\text{g}\,,\ r_1 = 0$$

$$m_2 = 15 \text{ g} \, , \, r_2 = 2 \text{ cm}$$

Usando la ecuación 2.41, se tiene:

$$r_{cm} = \frac{1}{5 \text{ g} + 15 \text{ g}}(5 \text{ g} \cdot 0 \text{ cm} + 15 \text{ g} \cdot 2 \text{ cm}) = 1{,}5 \text{ cm}$$

Si sobre un cuerpo o sistema de partículas de masa total M actúa un conjunto de fuerzas externas tales que la suma de ellas es $\vec{F}_{ext}$, de acuerdo con la segunda ley de Newton, el centro de masa del sistema experimenta aceleración $\vec{a}_{cm}$, tal que:

$$\vec{F}_{ext} = M\vec{a}_{cm} \tag{2.46}$$

Así, el centro de masa del sistema se mueve como una partícula de masa igual a la masa total del sistema, sobre la cual actúa una fuerza igual a la suma vectorial de todas las fuerzas actuando sobre el sistema.

2.12. Equilibrio

La condición de que la fuerza neta actuando sobre un cuerpo sea cero no es suficiente para asegurar que un objeto se encuentre en equilibrio estático, es decir, sin moverse. En efecto, si se aplican sobre un cuerpo dos fuerzas de igual magnitud pero sentido opuesto, de modo que las fuerzas no estén a lo largo de la misma línea de acción (Figura 2.16), el cuerpo no cambia su estado de movimiento traslacional, dado que la suma vectorial de las fuerzas es cero, pero en cambio experimenta rotación en torno al centro de masa. La rotación de un cuerpo está asociada no sólo con la magnitud y dirección de la fuerza aplicada; también con la línea de acción de la fuerza sobre el cuerpo. El efecto rotacional de la fuerza aplicada se cuantifica a través del *torque*, τ, asociado.

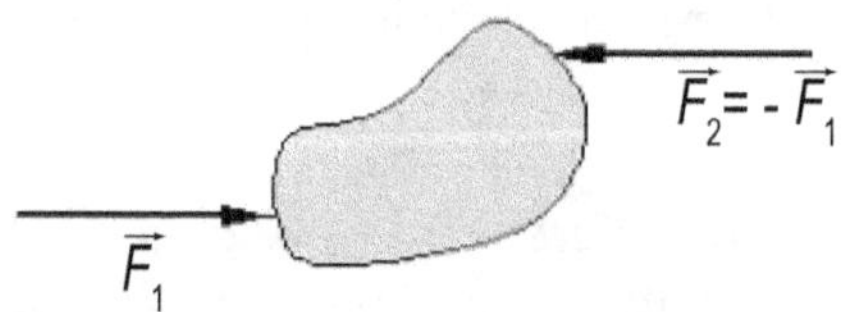

Figura 2.16: Par de fuerzas de igual magnitud que inducen rotación.

Consideremos una fuerza $\vec{F}$ actuando sobre un punto de un cuerpo a lo largo de una dirección dada. Consideremos además un punto O ubicado en el cuerpo, sobre el mismo plano en que se aplica la fuerza.

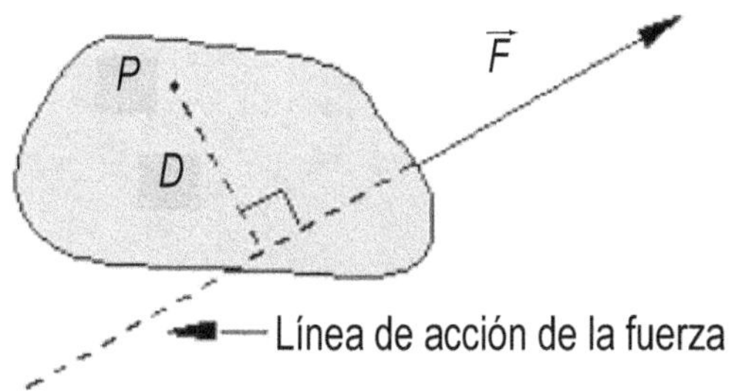

Figura 2.17: Línea de acción y brazo de aplicación de una fuerza.

Si D es la distancia perpendicular medida desde el punto P a la línea de acción de la fuerza, se define la magnitud τ del torque respecto de P como el producto entre la magnitud de la fuerza y el brazo D de aplicación de la misma. Es decir:

$$\tau \equiv FD \tag{2.47}$$

Si P es un punto fijo, la acción de la fuerza tiene como resultado una rotación del cuerpo en torno al punto P. En este caso la rotación es en sentido opuesto al giro de los punteros de un reloj. Esta dirección de rotación se define, arbitrariamente, como positiva.

Si existe un conjunto de fuerzas actuando sobre un cuerpo, el torque total resulta de sumar los torques asociados a las distintas fuerzas, con la condición de que los torques que inducen rotación en el sentido opuesto al de los punteros del reloj son positivos, y los que inducen rotación en el sentido de los punteros son negativos. Esta definición de torque positivo o negativo está asociada al carácter vectorial del torque como magnitud física.

Para que un cuerpo no experimente rotación, el torque total actuando sobre él debe ser cero. Si agregamos a esta condición el que la fuerza neta actuando sobre el cuerpo sea cero, obtenemos las condiciones físicas para que el cuerpo se encuentre en *equilibrio estático*. Así, las condiciones para el equilibrio estático son:

$$\text{i) } \vec{F}_{ext} = \sum_{i=1}^{N} \vec{F}_i = 0$$

$$\text{ii) } \vec{\tau}_{ext} = \sum_{i=1}^{N} \vec{\tau}_i = 0$$

es decir, la suma vectorial de todos los torques debe ser cero. O, puesto de otra forma, la suma de torques en sentido de los punteros del reloj = suma de torques en sentido inverso a los punteros del reloj.

La condición i) se debe cumplir para cada una de las componentes de las fuerzas, a lo largo de los ejes de referencia. La condición ii) debe cumplirse para rotación en torno a cualquier punto arbitrario en el plano de acción de las fuerzas.

EJEMPLO 9

Consideremos una viga en equilibrio con dos puntos de apoyo. La viga es homogénea y tiene una masa de 300 kg. ¿Qué fuerza ejerce la viga sobre los soportes A y B?

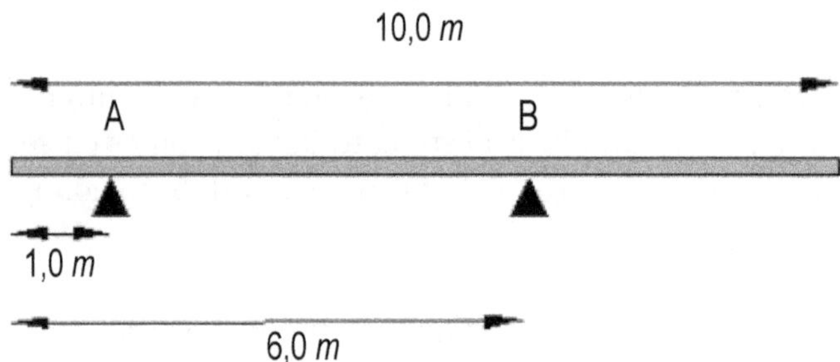

Figura 2.18: Viga en equilibrio estático.

SOLUCIÓN

La Figura 2.19 muestra un diagrama de las fuerzas involucradas en el problema. Apliquemos las dos condiciones de equilibrio estático. Como la viga es homogénea, podemos suponer que su centro de masa coincide con el centro geométrico.

i) La suma de fuerzas es cero:

$$F_A + F_B = mg$$

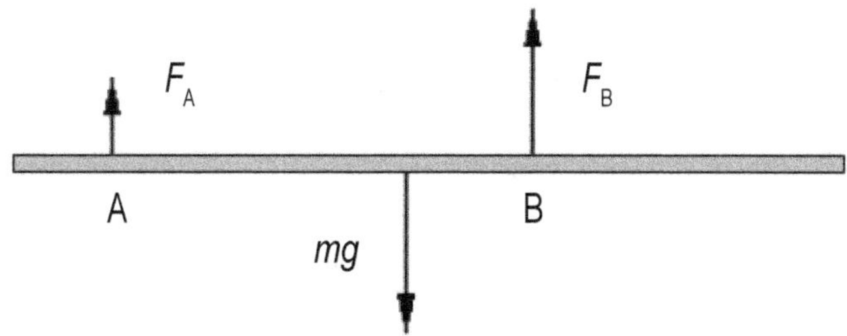

Figura 2.19: Diagrama de fuerzas de la viga.

ii) La suma de torques positivos es igual a la suma de torques negativos.

Debemos elegir un punto de referencia. Esa elección es arbitraria. Elijamos el extremo izquierdo de la viga. Así, los brazos de aplicación de las distintas fuerzas son:

$$F_A \longrightarrow D_A = 1 \text{ m}$$

$$F_B \longrightarrow D_B = 6 \text{ m}$$

$$m_g \longrightarrow D_{mg} = 5 \text{ m}$$

Así:

$$mgD_{mg} = F_A D_A + F_B D_B$$

Reemplazando F_B de la ecuación de fuerzas en la de torques:

$$F_A = \frac{D_B - D_{mg}}{D_B - D_A} mg = \frac{6 - 5}{6 - 1} \cdot 300 \cdot 9{,}8 = 588\text{N}$$

$$F_B = mg - F_A = 300 \cdot 9{,}8 - 588 = 2350 \text{ N}$$

Note que la fuerza ejercida sobre el soporte más alejado del centro de masa es menor.

EJEMPLO 10

La Figura 2.20 muestra a una persona levantando un objeto pesado. En estas condiciones, un grupo de músculos de la espalda actúa como cable de sustentación de la "viga" que corresponde a la espina dorsal. Supongamos que la masa que se levanta es 25 kg y que la masa del torso de la persona es 36 kg, y la masa combinada de cabeza y brazos es 18 kg. También que el ángulo del torso con la horizontal es de 30° y que el músculo forma un ángulo de 12° con la espina dorsal y aplica su fuerza en un punto ubicado a 1/3 del extremo superior del torso. Calculemos la fuerza de compresión $\vec{F}$ que ejerce la espina dorsal en estas condiciones sobre la articulación en la pelvis, y la tensión T del músculo en la espalda.

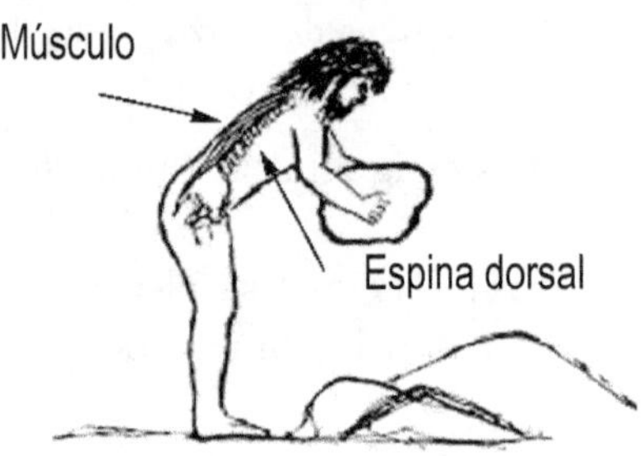

Figura 2.20: Persona levantando un objeto.

SOLUCIÓN

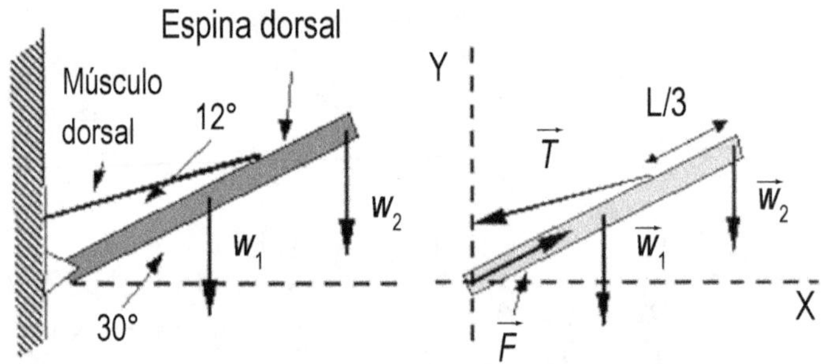

Figura 2.21: Esquema de fuerzas asociado.

La Figura 2.21 muestra una representación esquemática del problema. Las ecuaciones de equilibrio del problema, considerando torques en torno a la articulación, son:

$$F_x = T \cos 18°$$

$$F_y = T \sin 18° + w_1 + w_2$$

$$T(\frac{2}{3}L\sin 12^{\circ}) = w_1\frac{L}{2}\cos 30^{\circ} + w_2 L\cos 30^{\circ}$$

Con:

$$w_1 = 36 \cdot 9{,}8 \text{ N} = 352{,}8 \text{ N}$$

$$w_2 = (18 + 25) \cdot 9{,}8 \text{ N} = 421{,}4 \text{ N}$$

De la ecuación de torque, se obtiene:

$$T = 3735 \text{ N}$$

De las ecuaciones de fuerza:

$$F_x = 3552{,}3 \text{ N}$$

$$F_y = 1928{,}38 \text{ N}$$

Por lo que $F = 4042{,}2$ N.

¡La fuerza sobre la articulación equivale al peso de una masa de 412,5 kg!

Para calcular la dirección de la fuerza, usamos:

$$\tan\theta = \frac{F_y}{F_x} = 0{,}5429$$

por lo que $\theta = 28{,}5^{\circ}$. Es decir, la fuerza no está dirigida a lo largo de la espina dorsal.

2.13. Propiedades elásticas de sólidos

La mayoría de las deformaciones elásticas que experimentan los sólidos son similares a los procesos de compresión y estiramiento de un resorte. Experimentalmente se sabe que si a un resorte se le desplaza desde el equilibrio $x = 0$ una distancia x, la fuerza resultante es proporcional al desplazamiento e inversa al sentido de éste. Es decir:

$$\vec{F} = -k\vec{x} \tag{2.48}$$

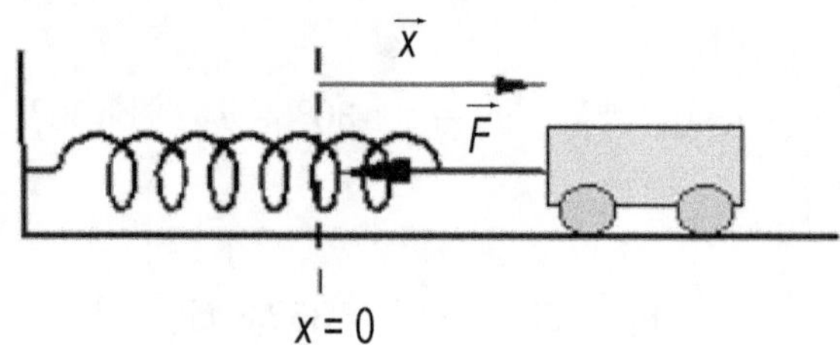

Figura 2.22: Fuerza que ejerce un resorte sometido a estiramiento.

La constante k depende del resorte y debe determinarse empíricamente para cada caso. La ecuación 2.48 es la llamada *ley de Hooke*.

En general un sólido puede ser sometido a distintos tipos de deformaciones: estiramiento, compresión, torsión, doblamiento, etc. Desde el punto de vista físico, todas resultan de una combinación de tres deformaciones básicas:

a) *Cambio en la longitud*, por estiramiento o compresión.

b) *Cambio en la orientación angular* en la superficie, por fuerzas de cizalle.

c) *Cambio de volumen* por cambio uniforme en la presión.

Cuando una fuerza actúa sobre un sólido produciendo un cambio en sus dimensiones o forma, decimos que la causa de la deformación es un *esfuerzo*. Definimos esfuerzo como "fuerza actuando sobre un sólido dividida por el área sobre la cual actúa". Es decir:

$$\text{esfuerzo} = \frac{F}{A} \tag{2.49}$$

La acción de un esfuerzo sobre un sólido produce una *tracción*, que se define como "cambio en la magnitud dividido por el valor original de la magnitud". Así:

$$\text{tracción} = \frac{\text{cambio en dimensión}}{\text{dimensión original}} \tag{2.50}$$

El *módulo de elasticidad* es una propiedad específica de los materiales sólidos, que relaciona el esfuerzo y la tracción.

$$\text{esfuerzo} = (\text{módulo de elasticidad} \cdot \text{tracción}) \tag{2.51}$$

Notemos que la ecuación 2.51 es análoga a la ecuación 2.48 para el estiramiento del resorte.

Si se aplica una cierta fuerza F perpendicular a la superficie de un sólido y la superficie sobre la cual se aplica la fuerza es A, lo que corresponde a un cierto esfuerzo, el proceso tiene como resultado un cambio ΔL en la longitud original L del objeto perpendicular a la superficie, es decir, una cierta tracción. El esfuerzo y la tracción se relacionan a través del *módulo de Young, Y*.

$$Y = \frac{\text{esfuerzo}}{\text{tracción}} = \frac{F/A}{\Delta L/L} \tag{2.52}$$

El módulo de Young es una constante para distintos materiales, siempre que no se supere un valor máximo de esfuerzo, más allá del cual el sólido experimenta deformación plástica irreversible. La Tabla 2.3 muestra valores del módulo de Young para diversos materiales.

Tabla 2.3: Módulo de Young y esfuerzo máximo.

Material	Módulo de Young (N/m^2)		Esfuerzo máximo (N/m^2)	
	Tensión	Compresión	Tensión	Compresión
Aluminio	$7{,}1 \cdot 10^{10}$	$7{,}1 \cdot 10^{10}$	$2{,}0 \cdot 10^{8}$	$2{,}0 \cdot 10^{8}$
Acero	$20 \cdot 10^{10}$	$20 \cdot 10^{10}$	$5{,}0 \cdot 10^{8}$	$5{,}0 \cdot 10^{8}$
Vidrio	$1{,}4 \cdot 10^{10}$	$0{,}9 \cdot 10^{10}$	$1{,}2 \cdot 10^{8}$	$1{,}4 \cdot 10^{10}$
Concreto	$2{,}3 \cdot 10^{10}$		$2{,}0 \cdot 10^{6}$	$2{,}0 \cdot 10^{7}$
Hueso	$1{,}2 \cdot 10^{10}$	$1{,}0 \cdot 10^{10}$	$1{,}3 \cdot 10^{8}$	$2{,}7 \cdot 10^{8}$
Nailon	$5{,}0 \cdot 10^{9}$		$5{,}0 \cdot 10^{8}$	
Goma	$1{,}0 \cdot 10^{6}$			
Tendón	$1{,}0 \cdot 10^{9}$			

2.14. Producto escalar de vectores

El producto escalar (o producto "punto") de dos vectores es una magnitud escalar. Dados los vectores:

$$\vec{A} = A_x\hat{\imath} + A_y\hat{\jmath} + A_z\hat{k}$$

$$\vec{B} = B_x\hat{\imath} + B_y\hat{\jmath} + B_z\hat{k}$$

se define el producto escalar $\vec{A} \cdot \vec{B}$ como:

$$\vec{A} \cdot \vec{B} \equiv A_x B_x + A_y B_y + A_z B_z \tag{2.53}$$

Es decir, el producto escalar es la suma de los productos coordenada a coordenada de los vectores. Si θ es el ángulo entre los vectores $\vec{A}$ y $\vec{B}$, también se obtiene el producto escalar como:

$$\vec{A} \cdot \vec{B} \equiv |\vec{A}||\vec{B}|\cos\theta \tag{2.54}$$

donde:

$$|\vec{A}| = \sqrt{A_x^2 + A_y^2 + A_z^2}$$
$$|\vec{B}| = \sqrt{B_x^2 + B_y^2 + B_z^2}$$

corresponden a los módulos de los vectores respectivos. Las representaciones del producto escalar 2.53 y 2.54 son equivalentes.

Como consecuencia de la definición de producto escalar, el producto de dos vectores perpendiculares entre sí es cero.

EJEMPLO

$$
\begin{aligned}
\vec{A} &= 5\hat{\imath} + 2\hat{\jmath} \\
\vec{B} &= 3\hat{\imath} + 3\hat{\jmath} \\
\vec{A} \cdot \vec{B} &= 3 \cdot 5 + 2 \cdot 3 = 21 \\
\theta_{AB} &= 23{,}1986^\circ \\
|\vec{A}| &= 5{,}3852 \\
|\vec{B}| &= 4{,}2426 \\
\vec{A} \cdot \vec{B} &= 5{,}38252 \cdot 4{,}2426 \cdot \cos 23{,}2986^\circ = 21
\end{aligned}
$$

2.15. Ejercicios

1. ¿Cuál es el módulo de la mínima fuerza que aplicada al bloque de la Figura 2.23 evita que éste se deslice por la pared hacia abajo? El coeficiente de roce estático entre la pared y el bloque es $\mu_e = 0{,}8$.

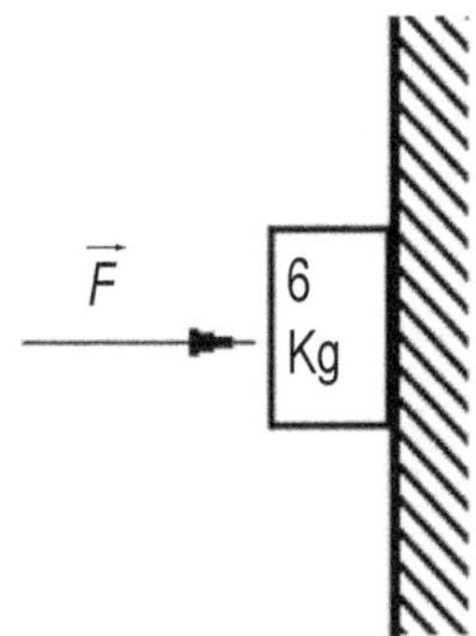

Figura 2.23: Bloque con roce contra la pared.

2. A un grano de arena de 10^{-5} g se le aplica un impulso de 50 dina/s, que luego se aplica a 1 cm^3 de hielo (1 g) y a un automóvil pequeño (10^6 g). Suponga que los tres objetos se encuentran inicialmente en reposo. En cada caso encuentre la variación experimentada por la cantidad de movimiento, la velocidad final y la energía cinética adquirida.

3. Los bloques de la Figura 2.24 están conectados por una cadena de masa 5 kg. Al bloque superior se le aplica una fuerza constante de 114 N, que apunta en dirección de la vertical hacia arriba.

a) ¿Qué distancia y en qué dirección recorre el sistema en 5 s, si parte desde el reposo?

b) ¿Cuál es la tensión en el extremo superior de la cadena?

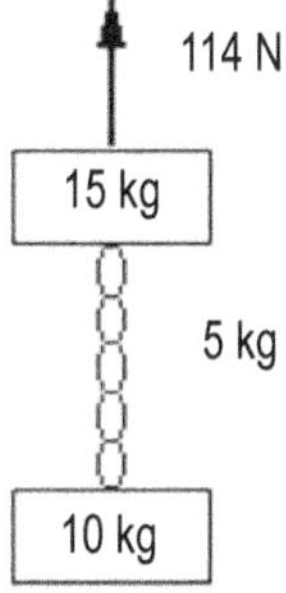

Figura 2.24: Bloques unidos por cadena con masa.

4. El peso de un ascensor con pasajeros es 7840 N. Encuentre la aceleración (magnitud y sentido) con que se mueve el ascensor si la tensión del cable que lo sujeta es:

a) 11760 N

b) 5880 N

5. Considere una persona de 60 kg de masa en un ascensor. El ascensor sube, desde el reposo, con una aceleración constante de 1 m/s^2, durante 2 s. Luego se mueve a la velocidad alcanzada durante 10 s y, finalmente, desacelera a -1 m/s^2 durante 2 s. Durante este trayecto:

a) ¿Cuál es el trabajo realizado por la fuerza normal que ejerce el suelo del ascensor sobre el pasajero?

b) ¿Cuál es el trabajo realizado por el peso del pasajero?

6. Una niña de masa 17 kg se desliza por un tobogán desde una altura de 2 m. Si el módulo de la velocidad con que llega al suelo es 4 m/s, ¿qué trabajo realizan las fuerzas de roce durante la bajada por el tobogán?

7. Se suelta una pelota de goma de masa 0,25 kg desde el reposo y una altura de 1,5 m. La pelota rebota, alcanzando una altura de 0,8 m. Estime el trabajo realizado por el suelo sobre la pelota. Encuentre el módulo de la velocidad de la pelota justo antes y después de golpear el suelo.

8. ¿Qué fuerza promedio debe hacer un bombero para sujetar una manguera de incendio si el flujo de agua que sale por la manguera es de 400 litros por segundo? (La masa de un litro de agua es 1 kg).

9. La tensión de ruptura de una cuerda es 1000 N. ¿Cuál es la máxima aceleración con que se puede remolcar, usando esta cuerda y sin que se corte, una masa de 100 kg deslizándose sobre una superficie horizontal con coeficiente de roce cinético $\mu_k = 0,5$?

10. La contracción del ventrículo izquierdo dura 0,2 s en el proceso de bombear sangre hacia la aorta. Durante este tiempo una masa de sangre de 88 g es acelerada desde el reposo hasta una velocidad del orden de 0,45 m/s. ¿Cuál es la fuerza neta promedio que ejerce el ventrículo izquierdo sobre la sangre durante la contracción?

11. El hueso zigomático de la parte superior de la mejilla puede fracturarse mediante la aplicación de una fuerza de 900 N durante un tiempo igual o su-

perior a 6 milisegundos. Un impacto de tejo de hockey puede proporcionar esa fuerza al golpear la cara desprotegida. Haga una estimación del cambio de velocidad que requiere un tejo de 0,11 kg para poder proporcionar el impulso mínimo de fractura del zigomático. Un casco con amortiguación aumenta al doble el tiempo de impacto. En estas condiciones, ¿cuánto cambia la fuerza sobre la cabeza bajo el casco?

12. Una masa de 20 kg es mantenida en reposo a través de un sistema de poleas por la fuerza ejercida por el brazo de una persona, como muestra la Figura 2.25. La masa combinada del antebrazo y la mano es de 2,2 kg y el centro de masa de ambos se encuentra a 17 cm del punto en que están en contacto el brazo y el antebrazo. El brazo está en posición vertical y el antebrazo en posición horizontal.

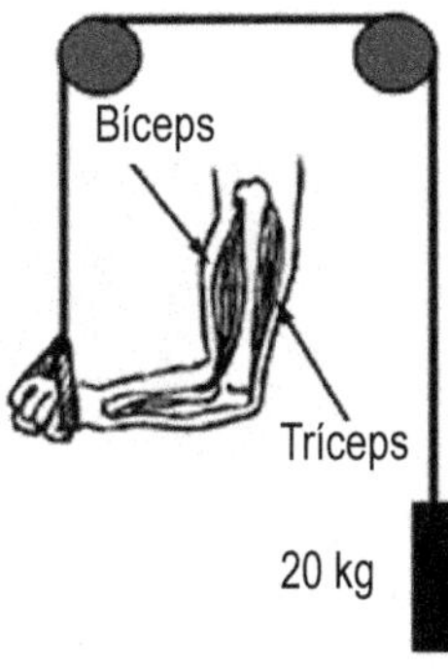

Figura 2.25: Sistema de poleas para levantar masa.

a) Calcule la fuerza ejercida por el tríceps sobre el antebrazo, suponiendo que ésta se aplica sobre un punto ubicado a 2,5 cm a la derecha del punto de contacto, y que la cuerda del sistema de poleas está aplicada a 38 cm de este punto.

b) Suponiendo ahora que la masa de 20 kg cuelga directamente de la mano, a la misma distancia del punto de contacto que el caso anterior, calcule la fuerza que ejerce el bíceps sobre el antebrazo, suponiendo que se aplica a 2,5 cm a la izquierda del punto de contacto.

CAPÍTULO III

MECÁNICA DE FLUIDOS

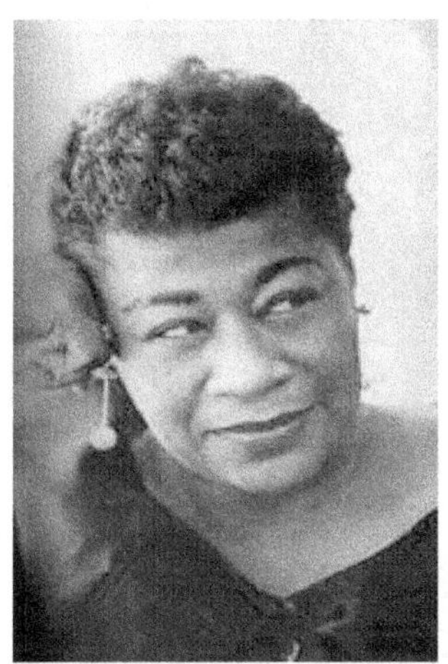

Ella Fitzgerald (1918-1996).

3.1. Introducción

Ella Fitzgerald (1918-1996), la cantante de jazz más encantadora de todos los tiempos, tenía diabetes mellitus no insulinodependiente, una enfermedad que afecta a 360 mil personas sólo en Chile. Los diabéticos que no se cuidan sufren arteriosclerosis u obstrucción por ateroma de las arterias femoral, poplítea, tibial y peronea, lo que produce isquemia en las extremidades inferiores. Ella Fitzgerald desarrolló una arteriosclerosis de tal severidad que sufrió gangrena de ambas piernas, las que le fueron amputadas en 1993, tres años antes de su muerte. En este capítulo, aprenderemos qué efecto tiene el estrechamiento del lumen de las arterias sobre el flujo sanguíneo, y muchas cosas más sobre el comportamiento de los fluidos (especialmente líquidos) en reposo, en movimiento y en oscilación.

Resulta interesante que un fenómeno aceptado universalmente en la actualidad, como es el funcionamiento del sistema circulatorio y el flujo de sangre en arterias y venas, sólo fuera descubierto en el mundo occidental hace 380 años. Se lo debemos a William Harvey, médico personal del rey Jaime I de Inglaterra, quien en 1628 publicó sus hallazgos sobre la circulación sanguínea en *Exercitatio anatomica de motu cordis et sanguinis in animalibus*, que puede traducirse como "Ensayo anatómico sobre el movimiento del corazón y de la sangre en animales".

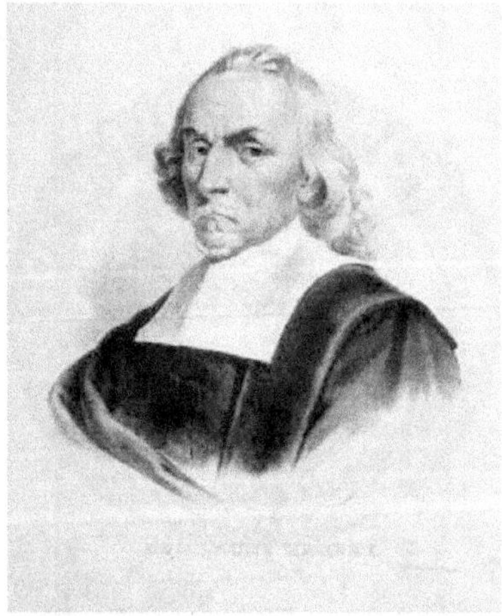

William Harvey (1578-1658).

Para comprender lo mucho que se ha agregado a la fisiología circulatoria en tres siglos y medio, y para estar al día con lo que ha de venir, en este capítulo estudiaremos la física de los fluidos. Si bien el término fluido se refiere a líquidos y gases, por ahora nos concentraremos en el comportamiento físico de los líquidos, dejando los gases para los capítulos de termodinámica.

3.2. Ecuación de continuidad

Consideremos una situación como la mostrada en la Figura 3.1, donde un fluido incompresible (agua, sangre, etc.) llena completamente un tubo, como una arteria o una jeringa. El flujo (Q) en un conducto es el área (A) multiplicada por la velocidad (v) de ésta. $Q = Av$.

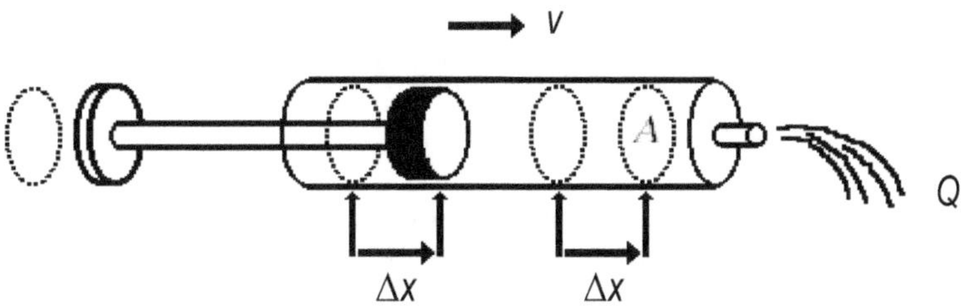

Figura 3.1: A = área [m^2]; v = velocidad [m·s^{-1}]; Δx = distancia recorrida por el área [m]; $Q = Av$ [m^3·s^{-1}].

Hay ocasiones en que un conducto de área A se estrecha a un conducto de área menor A' (Figura 3.2). En este caso, si cierta cantidad de fluido entra por el extremo izquierdo del conducto (Q), entonces la misma cantidad de sangre debe salir por el extremo opuesto (Q').

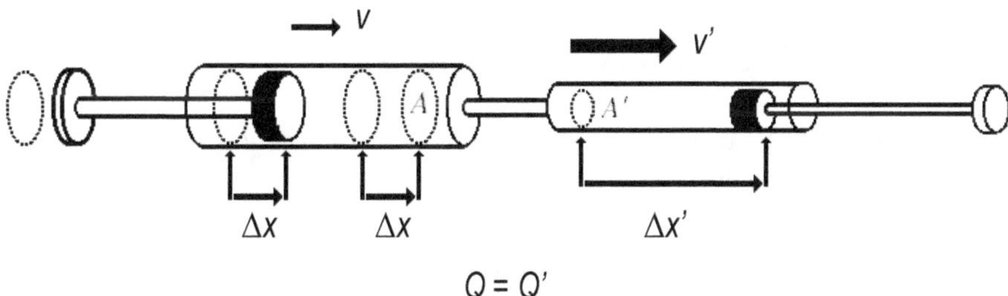

Figura 3.2: Una jeringa de mayor área de sección (A), ala izquierda, se conecta a otra de menor área (A'). Entonces, al oprimir el émbolo de la jeringa grande, el de la jeringa pequeña se moverá a meyor velocidad (v') por una distancia mayor (x').

En general, en las condiciones representadas en la Figura 3.2, y para un fluido ideal no compresible, se cumple:

$$Q_1 = Q_2 \qquad\qquad (3.1)$$

lo que se conoce como *ecuación de continuidad*. La letra Q significa flujo, es decir, un cierto volumen que pasa por un área determinada del conducto, en cierto tiempo. Las unidades de flujo Q son litros por segundo, mililitros por minuto, etc. Dentro de este principio de continuidad, en la Figura 3.1 también podemos ver que el flujo dentro de la arteria o tubo puede referirse a una cierta área que se mueve a cierta velocidad (v).

$$Q = Av \tag{3.2}$$

donde $Q = flujo$ (por ejemplo en m^3 s^{-1}); $A =$ área (m^2); $v =$ velocidad (m s^{-1}).

Finalmente, las arterias y los tubos pueden tener diámetro variable a lo largo de su longitud. Por esta razón, la ecuación de continuidad puede tomar la siguiente forma:

$$A_1 v_1 = A_2 v_2 \tag{3.3}$$

donde $A_1 =$ área de sección del tubo a la izquierda (aguas arriba); $v_1 =$ velocidad del fluido a la izquierda (aguas arriba); $A_2 =$ área de sección del tubo a la derecha (aguas abajo); $v_2 =$ velocidad del fluido a la derecha (aguas abajo).

En general, se utiliza la ecuación 3.3 como la verdadera ecuación de continuidad.

3.3. Flujos laminar y turbulento

Los fluidos en general, tanto los compresibles (gases) como los no compresibles (líquidos), pueden moverse de dos formas dentro de un tubo (Figura 3.3).

En el flujo laminar en un tubo, el fluido se dispone en cilindros concéntricos (láminas) que se mueven en línea recta a distinta velocidad, según sea la distancia de cada lámina respecto del centro del tubo. Las láminas de fluido que están vecinas al centro se mueven a mayor velocidad ("hilo de oro"). A medida que nos alejamos del centro del tubo la velocidad de cada lámina es cada vez menor. Finalmente, la lámina de fluido que está más inmediata a la pared del tubo está completamente inmóvil. Esta última lámina de fluido inmóvil se llama *capa marginal*.

El lector podrá creer que la capa marginal no tiene ninguna importancia. La verdad es que el concepto de capa marginal es fundamental en la física mo-

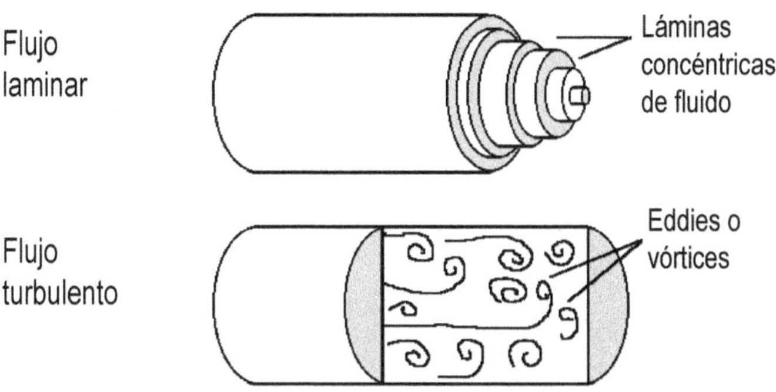

Figura 3.3: Flujos laminar y turbulento.

derna. Por ejemplo, al diseñar un avión, los ingenieros tratan siempre de que la capa marginal se mantenga y no se "despegue" de la superficie de las alas. En las arterias del cuerpo humano, la capa marginal consiste en una delgada lámina de plasma pegada a la superficie del delicado endotelio vascular. Cada vez que la capa marginal de plasma se "despega" del endotelio de la arteria, se producen cambios incluso en la estructura microscópica y en la capacidad de transporte de las células endoteliales. Este último fenómeno está estrechamente ligado a la producción de aterosclerosis, que es la obstrucción de las arterias por depósitos lipídicos en sus paredes.

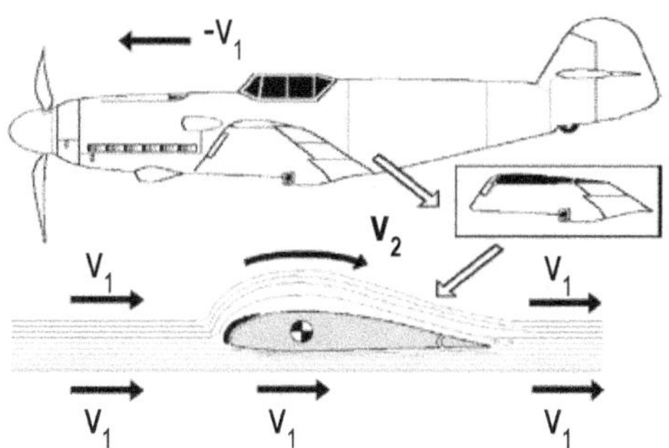

Figura 3.4: Flujo laminar sobre y bajo el ala de un avión. Observe que la velocidad del aire sobre el ala es mayor que bajo el ala.

¿Y qué importancia puede tener este fenómeno? *El despegamiento de la capa marginal precede, en forma instántanea, a la transformación del ordenado flujo laminar en flujo turbulento.*

En el flujo turbulento, el perfecto ordenamiento concéntrico de láminas de flujo desaparece, dando lugar a un desorden de vórtices (o *eddies*) que se entremezclan y chocan unos con otros, y con la pared del tubo.

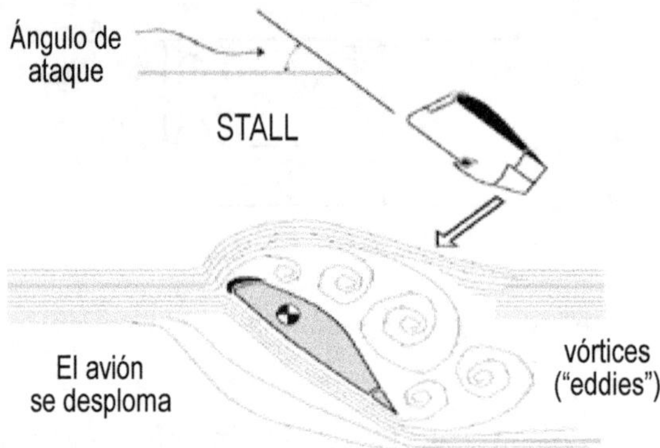

Figura 3.5: Pérdida de sustentación. Al aumentar el ángulo de incidencia o de "ataque" (elevar la nariz del avión) más allá de cierto límite, se produce despegue de la capa marginal, con el consiguiente flujo turbulento sobre el ala, de modo que el avión se desploma. Eso se conoce como *stall* o pérdida de sustentación.

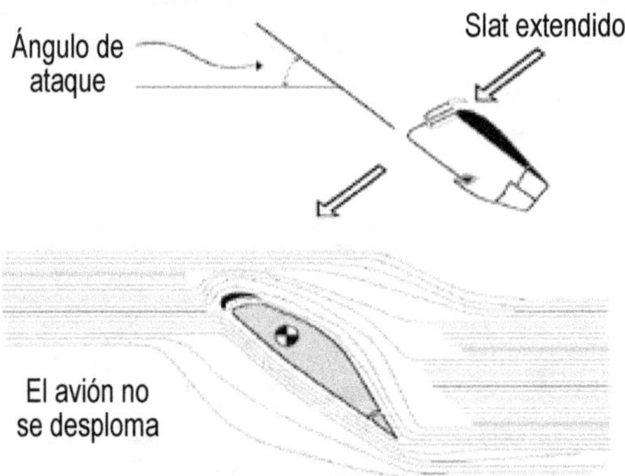

Figura 3.6: El slat evita el despegue de la capa marginal aun con ángulos de ataque muy pronunciados.

En los aviones, que dependen en forma tan marcada de la capa marginal y del flujo laminar (Figura 3.4), el cambio a flujo turbulento (Figura 3.5) ocasiona una súbita y drástica caída en la capacidad de levante (sustentación) dada por el ala. Esto último puede evitarse con un *slat* (Figura 3.6), una aleta situada en el borde delantero del ala. El slat obliga a la capa marginal a mantenerse intacta aun cuando el piloto levante excesivamente la nariz del avión. En los submarinos, el flujo turbulento produce ruido, y el ruido es lo que menos quieren los submarinistas, porque permite al enemigo localizar el submarino y destruirlo. Dentro del corazón y en las arterias, el flujo turbulento también produce ruido, que los médicos auscultamos y llamamos "soplo".

¿Y de qué depende que el flujo se transforme de laminar en turbulento? Depende del número de Reynolds:

$$N_{Re} = d_0 V_{Z,MED} \left(\frac{\rho}{\mu} \right) \tag{3.4}$$

donde N_{Re} = número de Reynolds, que es un número adimensional, es decir, no tiene unidad de medida, es simplemente un número; d_0 = diámetro del tubo [m]; $V_{Z,MED}$ = velocidad media del fluido en el tubo [m s^{-1}]; ρ = densidad del fluido [kg m^{-3}]; μ = viscosidad del fluido [kg m^{-1}s^{-1}]. Cuando el número de Reynolds de un fluido en movimiento excede el valor 2000 (dos mil), entonces el movimiento del fluido pasa de ser laminar a turbulento.

3.4. Viscosidad de un fluido

En la ecuación anterior introdujimos un concepto nuevo: la viscosidad. Un fluido ideal carece de viscosidad. En un fluido real cualquiera, que esté colocado entre dos placas horizontales, puede suponerse que las moléculas están ordenadas en forma de láminas paralelas (Figura 3.7).

En una situación como la de la Figura 3.7, la placa superior, de área A, se mueve sobre la placa inferior, que permanece quieta. Si entre ambas placas hay una capa de grosor Δy de un fluido real (con viscosidad), entonces la velocidad a la que se mueven las diversas láminas de fluido no será igual. La lámina de fluido que está inmediatamente en contacto con la placa inferior (inmóvil) también permanecerá quieta, y su velocidad será cero. Esta última constituye la capa marginal. A medida que nos acercamos a la placa móvil, la velocidad de las láminas del fluido será cada vez mayor. Finalmente, la lámina de fluido en contacto inmediato con la placa móvil tendrá una velocidad idéntica a la de ésta. La diferencia de velocidad entre estos dos extremos es Δv en la Figura 3.7.

La viscosidad (μ) puede definirse como la fuerza (F) que es necesario aplicar a una placa de área A para que ésta se mueva a una diferencia de velocidad Δv sobre otra placa, de la cual se encuentra separada por un fluido de grosor Δy:

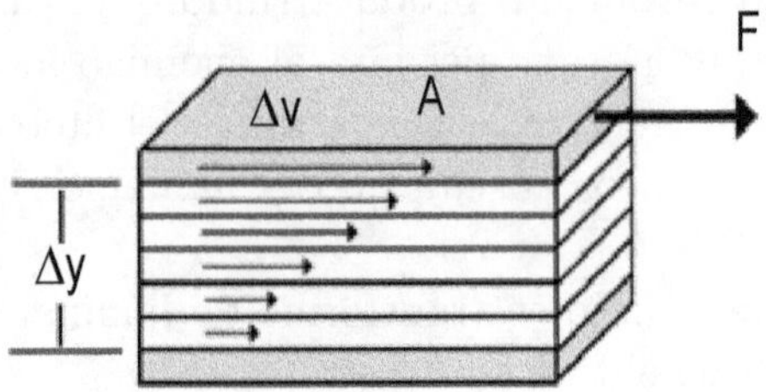

Figura 3.7: Dos placas horizontales, una fija (inferior) y otra móvil (superior), tienen entre ellas un fluido real (viscoso).

$$\mu = \frac{F/A}{\Delta v/\Delta y} = \frac{N/m^2}{(m/s)/m} = \text{kg m}^{-1}\text{s}^{-1} = \text{N m}^{-2}\text{s} = \text{Pascal segundo} \quad (3.5)$$

De la ecuación 3.5 se desprende la sorprendente unidad de medida que tiene la viscosidad, que es una unidad de presión (1 Pascal= 1 Pa = 1N m^{-2}) multiplicada por una unidad de tiempo (s). El Pascal-segundo se abrevia Pas.

La Tabla 3.1 muestra la viscosidad de algunos fluidos.

Tabla 3.1: Ejemplos de viscosidad para diferentes fluidos a las temperaturas que se indican.

Fluido	Pascal-Segundo (Pas)	CentiPoises (cP)
Hidrógeno gaseoso a $293K$	$8{,}6 \times 10^{-6}$	0,0086
Aire a $280K$	$17{,}5 \times 10^{-6}$	0,0175
Aire a $400K$	$22{,}9 \times 10^{-6}$	0,0229
Agua gaseosa a $373{,}15K$	$12{,}0 \times 10^{-6}$	0,012
Etanol gaseoso a $383{,}15K$	$111{,}0 \times 10^{-6}$	0,111
Agua líquida a $293{,}15K$	$1002{,}0 \times 10^{-6}$	1,002
Sangre líquida a $310K$	$2700{,}0 \times 10^{-6}$	2,7
Miel de abejas a $293{,}15K$	10,0	10000,0
Ketchup a $293{,}15K$	50,0	50000,0
Mantequilla de maní a $293{,}15K$	250,0	250000,0

Nota: 1 N s m^{-2} = 1 Pascal-Segundo = 1 Pas = 1000 CentiPoises = 1000 cP

3.5. Teorema de Bernoulli en fluido ideal

Durante el siglo XVIII, Daniel Bernoulli derivó la ecuación que lleva su nombre, que se aplica a un fluido ideal, que tiene dos características principales: (a) Es incompresible, lo que significa habitualmente líquido, respetando por lo tanto la ecuación de continuidad, y (b) es no viscoso, es decir, no pierde energía mecánica debido a la fricción.

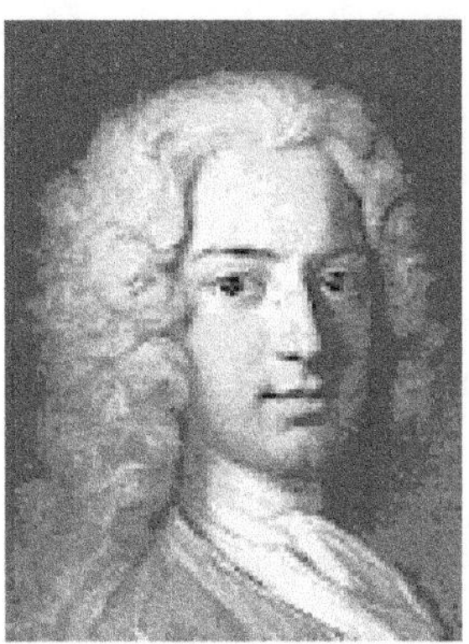

Daniel Bernoulli (1700-1782), médico y matemático suizo, perteneciente a una brillante familia de científicos. En 1738 publica *Hidrodinámica*, donde expone sus descubrimientos acerca de la mecánica de fluidos. También destacó en matemáticas puras, fisiología y náutica. En diez ocasiones ganó los concursos académicos de la Academia de Ciencias de París.

En estas circunstancias, y solamente en estas circunstancias, se cumple la ecuación de Bernoulli (Figura 3.8):

$$P_a + \rho g y_a + \frac{1}{2}\rho v_a^2 = P_b + \rho g y_b + \frac{1}{2}\rho v_b^2 \tag{3.6}$$

P_a, P_b = presiones en los puntos a y b del tubo [1 Pa = 1 N m^{-2} = 1 kg m^{-1} s^{-2}]; ρ = densidad del fluido [kg m^{-3}]; g = aceleración de gravedad [9,8 m s^{-2}]; v_a , v_b = velocidades de flujo en los puntos a y b [m s^{-1}].

Ponga atención en las unidades. Cada uno de los sumandos de la ecuación 3.6 está en *unidades de energía por unidad de volumen* [kg m^{-1} s^{-2}].

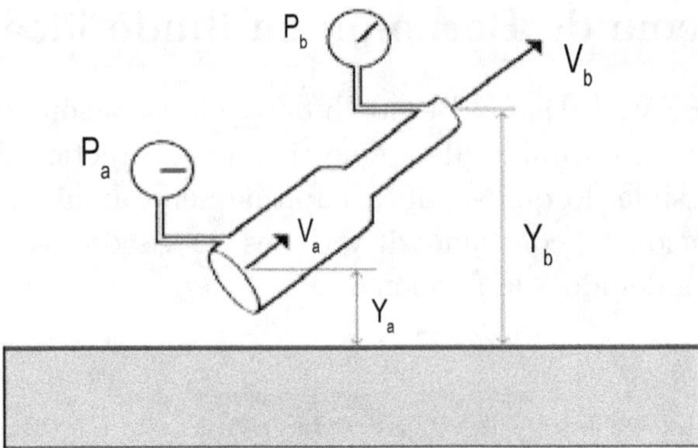

Figura 3.8: Un fluido ideal (sin viscosidad) e incompresible se mueve en un tubo de altura variable (y), y de diámetro variable, de modo que la velocidad media (v) cambia.

El teorema de Bernoulli (ecuación 3.6) dice que: la presión hidrostática más la energía potencial por unidad de volumen, más la energía cinética por unidad de volumen, $P + \rho g y + \frac{1}{2}\rho v^2$, suman lo mismo en cualquier punto del tubo que conduce un fluido incompresible y no viscoso en movimiento.

EJEMPLO 1

La arteria coronaria circunfleja izquierda tiene un diámetro interno de unos 5 mm (Figura 3.9). Un paciente llega al hospital con angina inestable, que es dolor al pecho de origen coronario, y de reciente comienzo. La coronariografía revela un estrechamiento de 50 % en el diámetro interno de la arteria. Si $v_a = 1 \times 10^{-1}$ ms^{-1}, $V_b = 4 \times 10^{-1}$ ms^{-1}, y $P_a = 10666$ Pa, calcule P_b suponiendo que no hay variación apreciable de altura $(y_a = y_b)$.

Procedimiento: La densidad de la sangre es $1{,}0595 \times 10^3$ kg m^{-3}. Si aplicamos la ecuación 3.6, eliminando de ella los componentes de presión por altura:

$$P_a + \frac{1}{2}\rho v_a^2 = P_b + \frac{1}{2}\rho v_b^2 \tag{3.7}$$

despejando P_b, tenemos:

$$P_b = P_a + \frac{1}{2}\rho v_a^2 - \frac{1}{2}\rho v_b^2$$

$$P_b = 10666 \ P_a + \frac{1}{2}(1059{,}5 \ \text{km m}^3) \cdot (0{,}1 \ \text{m/s})^2 - \frac{1}{2}(1059{,}5 \ \text{km m}^3) \cdot (0{,}4 \ \text{m/s})^2$$

$$P_b = 10586{,}5 \ P_a$$

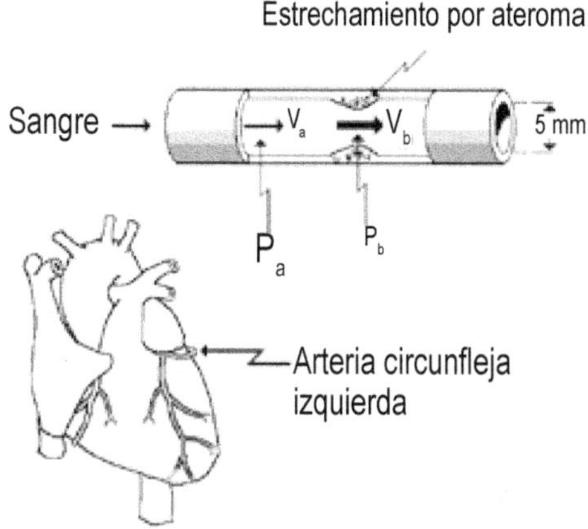

Figura 3.9: Estrechamiento en una arteria coronaria.

SOLUCIÓN

$P_b = 10586{,}5$ Pascales, es decir, la placa de ateroma produce una caída de presión hidrostática de 79,5 Pa a nivel del estrechamiento.

Observe de nuevo la Figura 3.4; lo que acabamos de ver en la arteria coronaria es similar a lo que ocurre en el ala de un avión. Es decir, cuando un fluido aumenta su velocidad respecto de una superficie sólida, entonces la presión *hidrostática* que ejerce el fluido sobre esta superficie disminuye, "compensando" así el aumento de la presión por velocidad.

Si lo vemos así, el teorema de Bernoulli no es sino una manifestación más de la ley de la conservación de la energía.

Sin embargo, para aplicar este teorema se debe contar con una sobresimplificación muy importante. El teorema de Bernoulli *asume que el fluido en cuestión no sólo es incompresible, sino que carece de viscosidad.* En realidad, basta dar una mirada a la Tabla 3.1 para ver que la sangre tiene viscosidad. Esta viscosidad hace que los fluidos reales sufran un roce interno entre las láminas de fluido, el que ocasiona una progresiva pérdida de presión hidrostática, pérdida que ocurre aunque el diámetro y la altura del conducto no se modifiquen.

Por esta razón, debemos estudiar el comportamiento de los fluidos reales mediante una nueva ley.

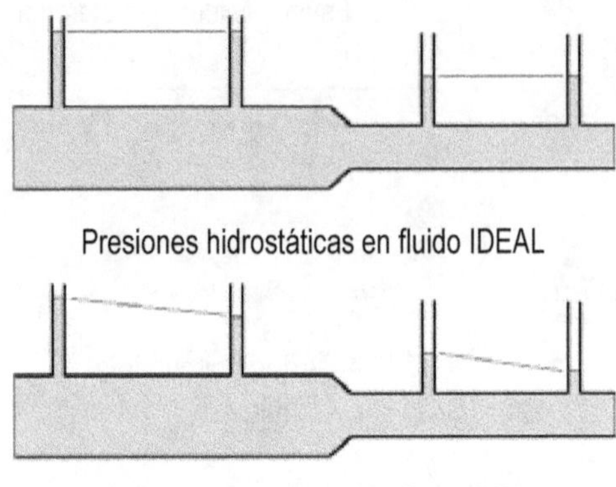

Figura 3.10: En los fluidos reales, que tienen viscosidad, se produce una caída de presión hidrostática aunque el diámetro del tubo no cambie.

3.6. Fluidos reales. Ley de Poiseuille

Si (erróneamente) el teorema de Bernoulli se aplicara sin reservas a los fluidos viscosos, entonces costaría muy poco transportar petróleo en los oleoductos, ya que bastaría una estación de bombeo. En la realidad, aunque los oleoductos sean completamente horizontales, es necesario colocar estaciones de bombeo cada 20-30 kilómetros, con el fin de volver a elevar la presión hidrostática. La Figura 3.10 muestra cómo se produce esta caída de presión a lo largo de un tubo o de una arteria sin que medie un estrechamiento del conducto, y que se debe al roce de las láminas de fluido entre sí y con la pared del tubo. Se trata de una situación descrita por la ley de Poiseuille:

$$Q = \frac{\Delta P \pi R^4}{8\mu l} \tag{3.8}$$

donde: Q = flujo [m^3 s^{-1}], R = radio interno del tubo [m], μ = viscosidad [Pas], ΔP = gradiente de presión hidrostática entre los dos extremos del tubo [Pa], l = longitud del tubo [m].

La ley de Poiseuille tiene una importancia fundamental. Basta examinarla para darnos cuenta de que el flujo de fluidos viscosos e incompresibles (la sangre entre ellos) es directamente proporcional a la cuarta potencia del radio. Esto significa que si el radio de una arteria disminuye a la mitad, entonces el flujo decrecerá no en 50 %, sino que se verá reducido a $\frac{1}{16}$ (6,25 %).

¿Será así? Si examinamos la ley de Poiseuille y lo que hemos aprendido hasta ahora, veremos que al estrecharse una arteria también hay un cambio de presión hidrostática, de modo que ΔP también aumenta. Para complicar las cosas, el cambio brusco de velocidad de la sangre sobre un ateroma también puede causar flujo turbulento, y la ley de Poiseuille sólo se aplica a flujo laminar.

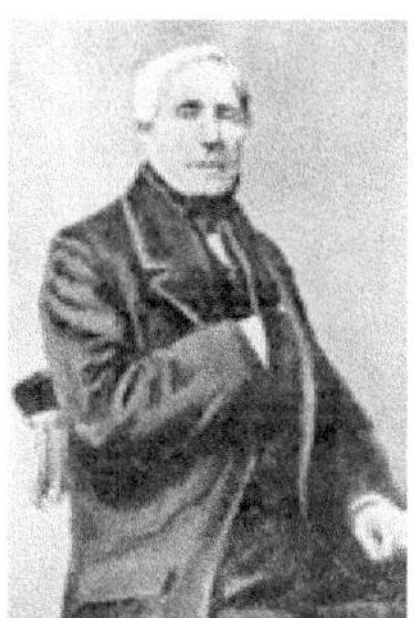

Jean-Louis Poiseuille (1799-1869). Médico fisiólogo francés, fue el primero en experimentar con el flujo de líquidos por tubos capilares con el fin de modelar matemáticamente el flujo de la sangre en los tejidos. También mejoró el método para medir la presión arterial. La unidad de viscosidad dinámica lleva su nombre.

A estas alturas usted ya está aprendiendo el método de la convergencia. Partimos con un fluido ideal, carente de viscosidad e incompresible, y gradualmente nos acercamos a lo que sucede en la realidad. Cada paso en este proceso agrega un elemento más de complejidad, que es el precio de la exactitud y del rigor.

3.7. Factor de fricción de Fanning

En una situación de flujo turbulento, la distribución de velocidades medias de los *eddies* tiene una forma más aplanada que en el caso de las velocidades del flujo laminar (Figura 3.11).

Lo más interesante del flujo turbulento es que la velocidad media del fluido depende mucho más de la densidad que de su viscosidad. Esto se debe a que los *eddies* o vórtices ya no rozan entre sí en forma paralela, sino que se entremezclan. En este caso, se cumple:

$$f = \frac{\left(\frac{d_0}{2}\right)\left(\frac{-dp_M}{dz}\right)}{\rho\, U_{Z,MED}^2} \tag{3.9}$$

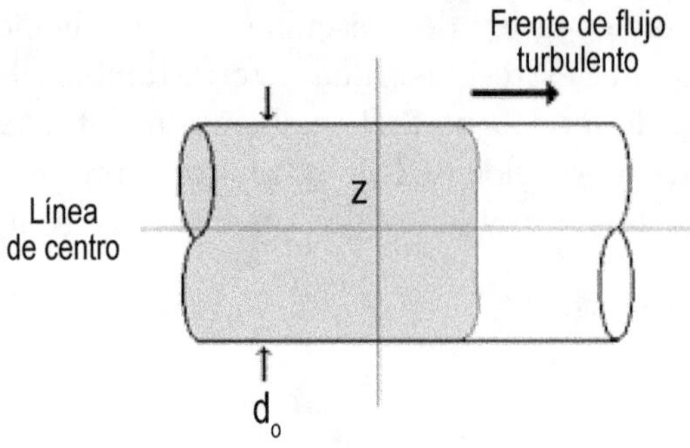

Figura 3.11: Distribución de velocidades medias en el flujo turbulento.

donde: d_0 = diámetro interno del tubo (m), dp_M/dz = derivada de la presión media hidrostática con respecto a la longitud del tubo [Pa m^{-1}]. El símbolo ρ = densidad [kg m^{-3}]. $U_{Z,MED}$ = velocidad media del fluido.

El factor de fricción de Fanning[1] depende del número de Reynolds, y puede obtenerse una excelente aproximación del gráfico en la Figura 3.12.

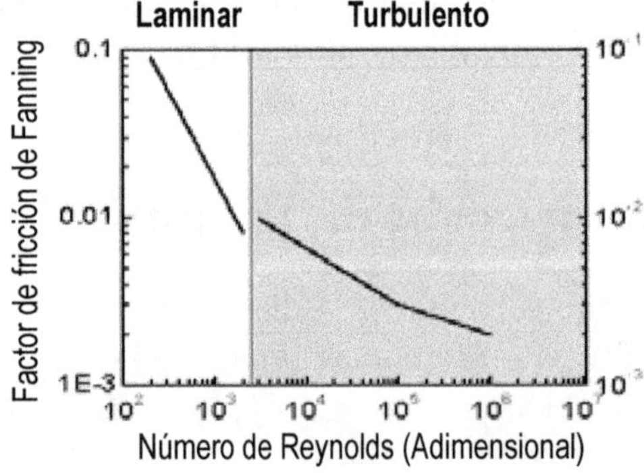

Figura 3.12: Factor de fricción de Fanning (f) y su relación con el número de Reynolds (N_{Re}), para flujos tanto laminares como turbulentos en tubos rígidos.

Su aplicación se entiende mejor con los siguientes ejemplos.

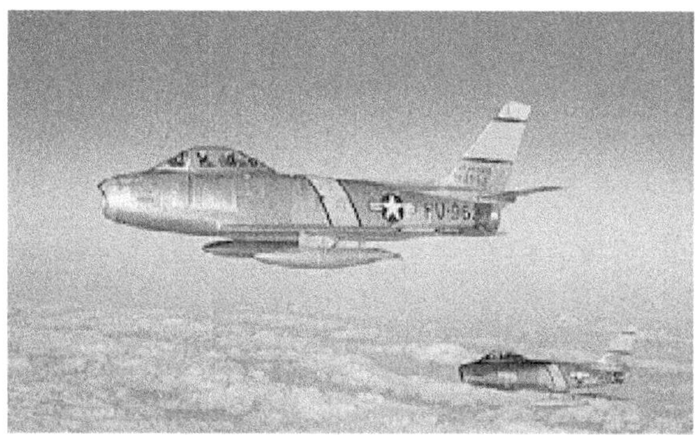

Figura 3.13: El avión a reacción F-86 Sabre, de la Fuerza Aérea de Estados Unidos.

3.8.   Ejemplos y problemas

1. En la Figura 3.13 aparece un avión F-86 Sabre. Este avión, usado por EE.UU. en la guerra de Corea (1951-1954), era tremendamente poderoso para su época. Sin embargo, tenía un defecto. Cuando el piloto levantaba demasiado la nariz (aumentaba el ángulo de ataque), a veces las alas perdían sustentación y el avión caía. Vea de nuevo la figura e imagínese que el avión está volando a ras del suelo, a nivel del mar. Alarmado por los disparos de la artillería antiaérea, el piloto eleva violentamente la nariz del avión para alejarse del suelo, y en ese momento siente una siniestra vibración procedente de las alas. Esta vibración no se debe al impacto de los proyectiles antiaéreos, sino a la pérdida del flujo laminar sobre las alas.

Pregunta: Calcule la velocidad del aire sobre las alas en ese preciso instante, en m/s, y en km/h. Para sus cálculos, considere que: (a) A nivel del mar, y a 20 °C, la densidad del aire es de 1,2047 kg m^3, pero ésta se reduce a la milésima parte sobre el ala del avión al levantarse violentamente la nariz. (b) A nivel del mar, y a 20 °C, la viscosidad del aire es de $18,17 \times 10^{-6}$ kg m^{-1} s^{-1}. (c) La capa de aire sobre el ala que se ve afectada por la forma convexa de ésta es de ocho centímetros $(0,08$ m$)$.

Procedimiento:

$$N_{Re} \;=\; d_0 V_{Z,MED} \left(\frac{\rho}{\mu} \right)$$

---

[1] "The friction factor", en Brodkey y Hershey (1988).

$$V_{Z,MED} = \frac{N_{Re}}{d_O}\left(\frac{\mu}{\rho}\right) = \left(\frac{2000}{0{,}08\ \text{m}}\right)\left(\frac{18{,}17 \times 10^{-6}\ \text{kg m}^{-1}\ \text{s}^{-1}}{1{,}2047 \times 10^{-3}\ \text{kg m}^{-3}}\right)$$

$$V_{Z,MED} = 377{,}06\ \text{m s}^{-1}$$

SOLUCIÓN

La velocidad del aire es de 377,06 m/s, o bien 1357,4 km/h.

2. Volvamos a la Figura 3.13. Supongamos que justo en el momento en que el piloto nota el comienzo del flujo turbulento en las alas, alcanza a ver la velocidad del aire en el tablero de instrumentos, que es de 980 kilómetros por hora. Calcule la viscosidad del aire que circula sobre el ala en ese momento.

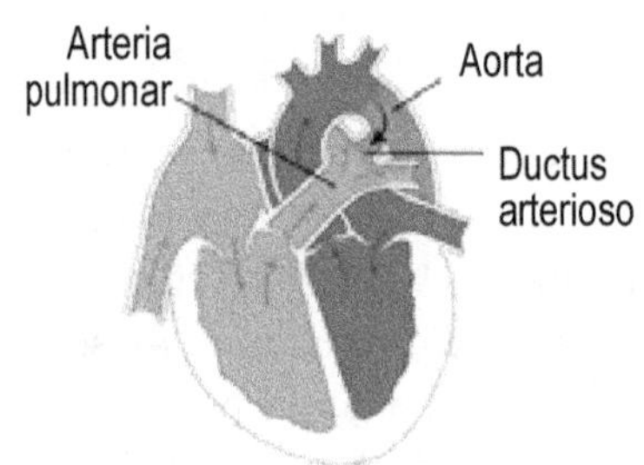

Figura 3.14: En la figura, el ductus arterioso persistente permite el paso de sangre desde la aorta (alta presión) hacia la arteria pulmonar (baja presión). Cuando el niño llora, aumenta la presión de la arteria pulmonar y el flujo puede invertirse, haciendo que fluya sangre de tipo venoso desde la arteria pulmonar hacia la aorta.

3. El ductus arterioso persistente (Figura 3.14) es una cardiopatía congénita muy frecuente. En esta cardiopatía, hay una comunicación (ducto) entre la arteria pulmonar y la aorta. Esta comunicación es normal y necesaria en la vida intrauterina, pero debiera cerrarse automáticamente a las pocas horas de nacer. Cuando no se cierra normalmente y persiste días o meses después, la madre nota que al niño se le ponen los pies azules cuando toma leche o cuando llora. Esto se debe al paso de sangre venosa (azul oscuro) desde la arteria pulmonar hacia la aorta. Los pies se ponen cianóticos (azules), y no las manos, porque el ductus desemboca en la aorta "aguas abajo" de la emergencia de la arteria subclavia izquierda.

Cuando el médico ausculta el pecho de un bebé con ductus arterioso persistente, puede escuchar un "soplo", que es el ruido que hace la sangre cuando pasa con flujo turbulento desde la arteria pulmonar a la aorta. Se le llama "soplo en maquinaria", ya que es un ruido persistente, tanto en el sístole como en el diástole, que da la impresión de que hay una maquinaria produciendo un ruido de fondo en la habitación.

Si consideramos que en el bebé de la Figura 3.14 el diámetro interno del ductus arterioso persistente es de dos milímetros, calcule qué flujo instantáneo (en litros por minuto) tendría que pasar *como mínimo* a través de éste para que el médico pueda auscultar un soplo con su estetoscopio.

Procedimiento:

$$N_{Re} = d_0 V_{Z,MED} \frac{\rho}{\mu}$$

$$V_{Z,MED} = \frac{N_{Re}}{d_O} \frac{\mu}{\rho}$$

$$V_{Z,MED} = \frac{2000}{2 \cdot 10^{-3} \text{ m}} \frac{3{,}27 \cdot 10^{-3} \text{ kg m}^{-1}\text{s}^{-1}}{1{,}0595 \cdot 10^3 \text{ kg m}^{-3}}$$

$$V_{Z,MED} = 3086{,}0 \text{ m s}^{-1}$$

$$\text{Flujo} = \text{área} \cdot \text{velocidad}$$

$$\text{Flujo} = 3{,}1415 \times (10^{-3} \text{ m})^2 \cdot 3086{,}0 \text{ m s}^{-1} = 0{,}69 \cdot 10^{-3} \text{ m}^{-3} \text{ s}^{-1}$$

$$\text{Flujo} = 0{,}5814 \text{ litros} \cdot \text{minuto}^{-1}$$

SOLUCIÓN

El flujo mínimo que tiene que pasar por el ductus arterioso para que produzca un soplo audible es de 0,5814 litros por minuto.

4. Manteniendo las demás condiciones del ejemplo anterior, responda la misma pregunta pero suponiendo un diámetro del ductus de: (a) dos milímetros y medio, (b) tres milímetros, (c) cinco milímetros.

5. Usted es director de un hospital, y quiere instalar un cañón de agua contra incendios en el techo del edificio (Figura 3.15). Los bomberos le explican que, para que el chorro de agua sea efectivo, tiene que tener una presión de salida de 5 atmósferas, velocidad de 10 m/s y un diámetro de chorro de 10 cm. Cuando usted le da la orden a la administradora del hospital, la señorita Cecilia Viña, para hacer la instalación como se ve en la figura, ésta le pregunta: "¿Cuál bomba instalamos, doctor?". Usted responde: "Bueno, compre una bomba capaz de generar la presión necesaria para que el agua suba desde el

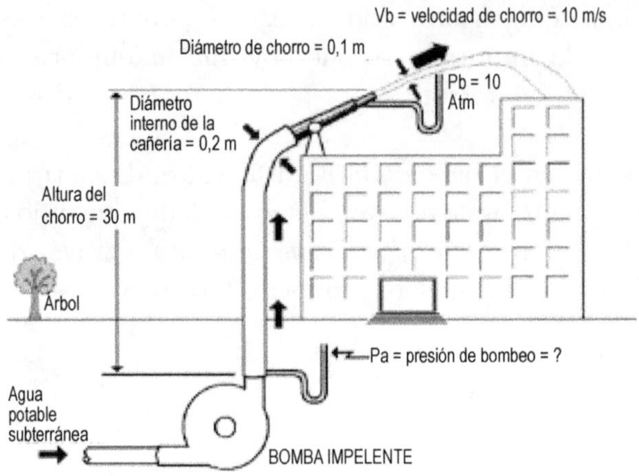

Figura 3.15: Instalación de un cañón de agua y su bomba impelente en un edificio.

subterráneo por la cañería de 20 cm de diámetro, y luego genere una velocidad de chorro en el cañón de agua de 10 m/s a una presión de 10 atm". Entonces la mujer le pregunta: "¿Y cómo sé yo qué bomba hace eso?". Usted hace los siguientes cálculos, partiendo del teorema de Bernoulli:

$$P_a + \rho g y_a + \frac{1}{2}\rho v_a^2 = P_b + \rho g y_b + \frac{1}{2}\rho v_b^2$$

$$P_a = P_b + \rho g y_b + \frac{1}{2}\rho v_b^2 - \rho g y_a - \frac{1}{2}\rho v_a^2$$

Ahora que ya determinamos la ecuación por la que obtendremos la presión ejercida por la bomba, veamos cada uno de los parámetros que necesitamos para resolverla:

$$P_b \;=\; 5 \text{ atm } 101325 \text{ Pa/atm} \;=\; 506525 \text{ Pa}$$

$$\rho \;=\; \text{densidad del agua} = 1000\frac{\text{kg}}{\text{m}^2}$$

$$y \;=\; \text{altura sobre la bomba (m)}$$

$$y_a \;=\; 0$$

$$y_b \;=\; 30 \text{ m}$$

$$g \;=\; 9{,}8\frac{\text{m}}{\text{s}^2}$$

$$v \;=\; \text{velocidad del agua}\frac{\text{m}}{\text{s}}$$

$$v_a = \text{desconocido}$$
$$v_b = 10\frac{\text{m}}{\text{s}}$$

Simplemente aplicando la ley de la continuidad, calcularemos primero v_a:

$$Q_a = Q_b$$
$$Q_a = v_a A_a$$
$$A_a = \text{área de sección de la salida de la bomba}$$
$$A_a = \pi r_a^2 = 3{,}1415(0{,}1 \text{ m})^2$$
$$A_a = 0{,}0314 \text{ m}^2$$

Ahora calcularemos Q_b utilizando los datos del problema, para luego calcular v_a utilizando el área recién obtenida y la ley de la continuidad:

$$Q_b = A_b v_b$$
$$Q_b = \pi r_b^2 10 \frac{\text{m}}{\text{s}}$$
$$Q_b = 3{,}1415(0{,}05 \text{ m})^2 10 \frac{\text{m}}{\text{s}}$$
$$Q_b = 0{,}00785 \text{ m}^2 \cdot 10 \frac{\text{m}}{\text{s}}$$
$$Q_b = 0{,}0785 \frac{\text{m}^3}{\text{s}}$$
$$Q_a = Q_b = 0{,}0785 \frac{\text{m}^3}{\text{s}}$$
$$v_a = \frac{Q_a}{A_a}$$
$$v_a = \frac{0{,}0785}{0{,}0314} \frac{\text{m}^3}{\text{s}}$$
$$v_a = 2{,}5\frac{\text{m}}{\text{s}}$$

Ahora sí que podemos calcular la presión de la bomba, ya que tenemos todos los parámetros que permiten usar el teorema de Bernoulli:

$$P_a = P_b + \rho g y_b + \frac{1}{2}\rho v_b^2 - \rho g y_a - \frac{1}{2}\rho v_a^2$$
$$P_a = 506625 + (1000 \cdot 9{,}8 \cdot 30) + (0{,}5 \cdot 1000 \cdot 10^2) - 0 - (0{,}5 \cdot 1000 \cdot 2{,}5^2)$$
$$P_a = 847500 \text{ Pa}$$

Ahora podemos contestar: "Señorita Viña, vaya a la ferretería y compre una bomba aspirante-impelente capaz de generar 847500 Pascales (8,36 atmósferas) de presión hidrostática".

6. "... ¡Un momento, señorita Viña!", dice usted. "Todavía no vaya a comprar la bomba impelente ¡Me acabo de acordar del factor de fricción de Fanning!"

Cierto. El teorema de Bernoulli sirve para tener una primera aproximación del problema, pero no debemos olvidar que se refiere a fluidos ideales, carentes de fricción. Por lo tanto, debemos afinar nuestro cálculo de la potencia de la bomba impelente incorporando la fricción.

Veamos si se trata de un flujo laminar o turbulento en el conducto principal. ¿Por qué en la cañería o conducto principal y no en el cañón de agua? Porque el 99 % del flujo (y de la fricción) ocurre allí. Usemos entonces el número de Reynolds:

$$N_{Re} = d_0\, V_{Z,MED}\, \frac{\rho}{\mu}$$

$$N_{Re} = 0{,}2 \cdot 2{,}5 \cdot \frac{1000}{1002 \times 10^{-6}}$$

$$N_{Re} = 499000$$

Por lo tanto, es flujo turbulento.

Vamos ahora al gráfico que relaciona el número de Reynolds con el factor de fricción de Fanning (f) (Figura 3.16).

De acuerdo al gráfico entonces, $f = 0{,}002$. Ahora usemos la ecuación 3.9:

$$f = \frac{\left(\frac{d_0}{2}\right)\left(\frac{-dp_M}{dz}\right)}{\rho U_{Z,MED}^2}$$

$$-\frac{dP_M}{dz} = -\frac{\Delta P}{\Delta z} = f\frac{\rho U_{Z,MED}^2}{\left(\frac{d_0}{2}\right)}$$

$$-\frac{\Delta P}{\Delta z} = 0{,}002 \cdot \frac{1000 \cdot [2{,}5]^2}{\left(\frac{0{,}2}{2}\right)}$$

$$-\frac{\Delta P}{\Delta z} = 125\, \frac{\text{Pa}}{\text{m}}$$

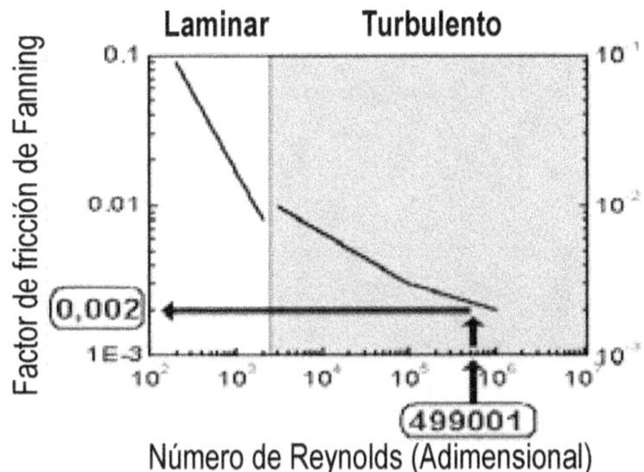

Figura 3.16: Partiendo del número de Reynolds de 499001, llegamos a un factor de fricción (f) de Fanning de 0,002 en el problema 6.

Como son 30 metros, la caída total de presión hidrostática por fricción es de:

$$\text{Caída} = 125 \ \frac{\text{Pa}}{\text{m}} \cdot 30 \ \text{m}$$
$$\text{Caída} = 3750 \ \text{Pa}$$

Ahora sí, usted puede decirle a la srta. Viña: "... Por favor, al ir a la ferretería sume 3750 Pascales a los 847500 Pascales de presión hidrostática, de modo que la bomba que compre sea capaz de generar 851250 Pascales (8,4 atmósferas)".

7. Vea la Figura 3.17. Usted tiene en sus manos un trozo de 20 cm de una arteria femoral común. Aproximadamente el tercio de la izquierda de la arteria está estrechado por arteriosclerosis, tal como se ve en la parte de abajo de la figura, donde la arteria ha sido abierta por usted. Observe cómo el diámetro original de la arteria se ha reducido debido a la zona estrechada con arteriosclerosis. También observe que, sólo para mayor claridad, la zona estrechada termina súbitamente. En la mitad derecha de la figura una zona marcada con puntos negros muestra daño del endotelio arterial (al mirarla al microscopio, en realidad). Conteste brevemente:

(a) ¿Qué significa que el endotelio esté dañado en la zona punteada?
Respuesta: Que esa zona ha estado sometida a flujo turbulento de la sangre.

(b) ¿Cuál es el valor del diámetro efectivo (en mm) que tendría que tener como máximo la zona estrechada de la arteria para que se haya comenzado a dañar el endotelio? Considere que la velocidad media de la sangre en esta arteria estrechada es de 1 m/s.

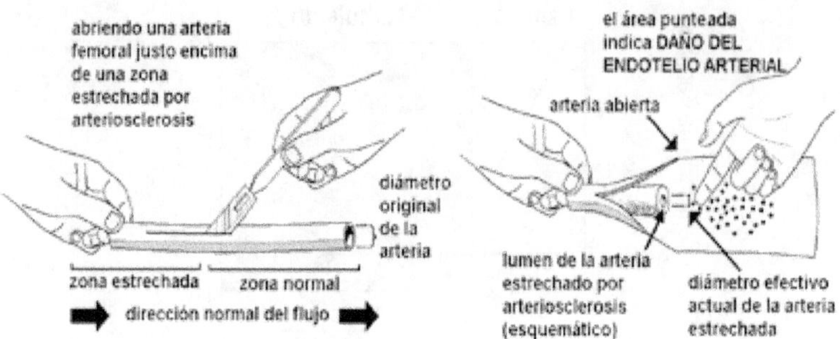

Figura 3.17: Abriendo longitudinalmente una arteria femoral afectada por arteriosclerosis.

Considere para este caso que: densidad de la sangre $= 1003$ kg m^{-3}; viscosidad de la sangre $= 2700 \times 10^{-6}$ Pa s (0,0027 Pa s).

Procedimiento:

Considerando $N_{Re} = 2000$ para inicio de flujo turbulento, tenemos:

$$N_{Re} = d_0 \, V_{Z,MED} \frac{\rho}{\mu}$$

$$d_o = \frac{2000}{V_{Z,MED} \frac{\rho}{\mu}}$$

$$d_o = \frac{2000}{1 \text{ m s}^{-1} \cdot \left[\dfrac{1003 \text{ kg m}^{-3}}{2700 \times 10^{-6} \text{ kg m}^{-1} \text{ s}^{-1}}\right]}$$

$$d_o = 0{,}0054 \text{ m} = 5{,}4 \text{ mm}$$

SOLUCIÓN

El diámetro de la zona estrechada tendría que ser de 5,4 mm.

OSCILACIONES Y ONDAS

4.1. Introducción

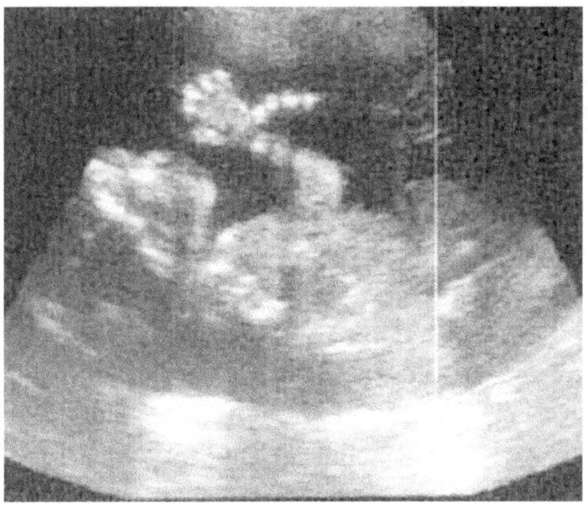

La imagen muestra una ecografía de un feto de 21,5 semanas de gestación. Las propiedades mecánicas de los tejidos y fluidos hacen que la onda ultrasónica sea transmitida o reflejada parcialmente de distinta manera según el medio en que se propaga. El procesamiento computacional de la amplitud de las ondas reflejadas permite construir una imagen del medio en que se propaga el ultrasonido.

En este capítulo introduciremos los conceptos básicos que definen los fenómenos asociados a ondas mecánicas y desarrollaremos el formalismo que permite una descripción cuantitativa de los mismos.

4.2. Oscilaciones

Consideremos un objeto que se encuentra forzado a moverse sobre un camino sin roce, como el que muestra la Figura 4.1. Si el objeto está en algún punto entre A y B, por ejemplo, en E, no experimenta fuerza neta si se le somete a un pequeño desplazamiento respecto de este punto. Es decir, si está en reposo en E, permanecerá en reposo en la nueva posición, a la derecha o izquierda de E. En estas condiciones, se dice que el punto E es un *punto de equilibrio neutro*.

En cambio, un desplazamiento del objeto a partir del punto C resultará en una fuerza neta sobre éste, que lo impulsará a descender por el camino, acelerando en la misma dirección del desplazamiento original. En estas condiciones, el punto C corresponde a un *punto de equilibrio inestable*.

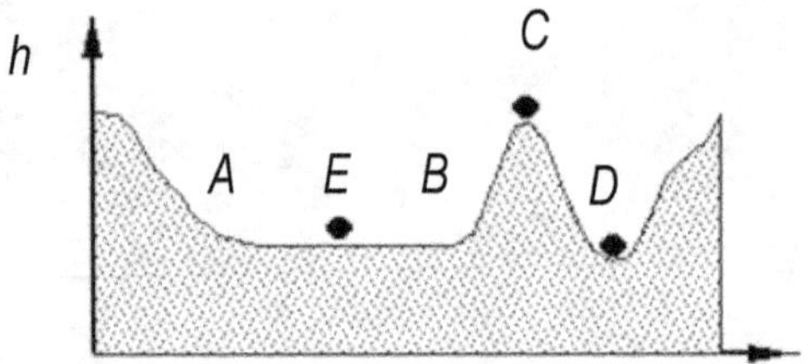

Figura 4.1: Ejemplos de puntos de equilibrio mecánico.

Si consideramos ahora el punto D, cualquier desplazamiento pequeño a partir de este punto tendrá como resultado la aparición de una fuerza restauradora, en dirección opuesta al desplazamiento, que, al liberar el objeto en la nueva posición, lo impulsará de regreso al punto inicial. En este caso, se dice que el punto D es un *punto de equilibrio estable*.

Nuestra experiencia dice que el objeto no regresa inmediatamente al punto de equilibrio. En efecto, al volver experimenta aceleración como resultado de la fuerza restauradora, lo que hace que pase más allá del punto de equilibrio, con velocidad finita. Pasado el punto de equilibrio, se invierte la dirección de la fuerza restauradora, lo que tiene como resultado que el objeto alcance una altura máxima al otro lado de la pendiente, para luego acelerar nuevamente hacia el punto de equilibrio. La repetición reiterada de este movimiento da origen a un *movimiento oscilatorio* en torno al punto de equilibrio. En general, cada vez que un objeto se encuentra en un punto de equilibrio estable, el desplazamiento respecto de este punto y la posterior liberación del objeto produce, por la acción de la fuerza restauradora, un movimiento oscilatorio.

El caso más simple de fuerza restauradora es aquella en que la fuerza es proporcional al desplazamiento (ecuación 2.48). Consideremos una masa M, sobre una superficie sin roce, y unida a un resorte de constante elástica k, como muestra la Figura 4.2.

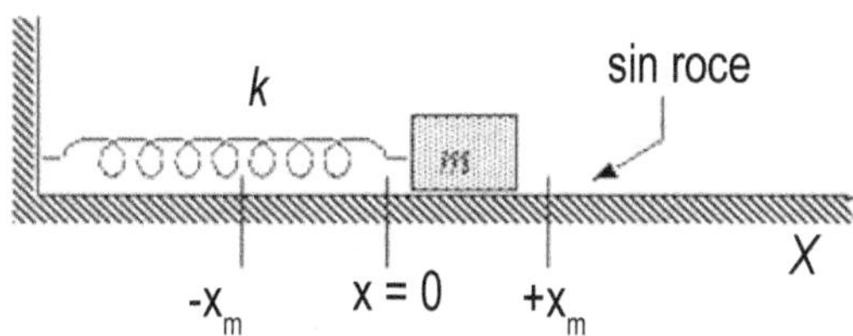

Figura 4.2: Oscilador masa-resorte.

En esta caso, la fuerza restauradora es:

$$\vec{F} = -k\vec{x} \tag{4.1}$$

Al desplazar la masa desde su posición de equilibrio, $x = 0$, a una posición x_m y luego liberarla, ésta realiza oscilaciones en torno a $x = 0$, de amplitud x_m.

En el caso en que la fuerza restauradora tenga la forma dada en la ecuación 4.1, el movimiento oscilatorio resultante recibe el nombre de *movimiento armónico simple* (MAS).

Uno de los parámetros que caracteriza la oscilación es la *frecuencia*, que se define como el número de oscilaciones (o ciclos) por unidad de tiempo. Si la unidad de tiempo es el segundo, la frecuencia se expresa en Hertz (Hz). La frecuencia tiene unidades de $[s^{-1}]$, por lo que 1 Hz $= 1$ s^{-1}. Otro parámetro característico es el *período*, que se define como el tiempo que demora una oscilación (o ciclo). De acuerdo con las definiciones, la frecuencia resulta ser el recíproco del período. Es decir,

$$\nu = \frac{1}{\tau} \tag{4.2}$$

donde ν es el símbolo corrientemente utilizado para representar frecuencia, y τ corresponde al período.

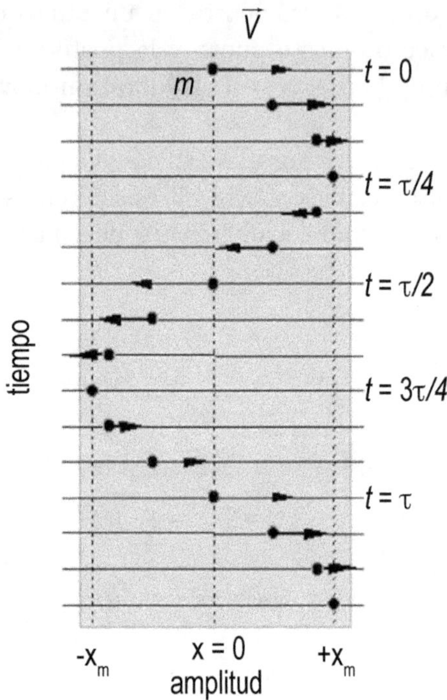

Figura 4.3: Representación espacio-temporal de un movimiento armónico simple.

La Figura 4.3 muestra una representación espacio-temporal de un MAS para un período completo de la oscilación. Las flechas corresponden al vector velocidad. La velocidad es máxima cuando el objeto pasa por el punto de equilibrio, $x = 0$, y llega a cero en los puntos extremos, de máxima amplitud.

Para obtener una función matemática que represente la variación de la amplitud de oscilación en el tiempo es necesario resolver la *ecuación de movimiento del oscilador*. De acuerdo con la segunda ley de Newton,

$$F = ma = -kx \tag{4.3}$$

La ecuación 4.3 es una ecuación diferencial, no algebraica, puesto que relaciona la posición con la segunda derivada de la posición respecto del tiempo (la aceleración). Explícitamente, se escribe en términos de la posición, como

$$\frac{d^2x}{dt^2} + \frac{k}{m}x = 0 \tag{4.4}$$

La solución de las ecuaciones 4.3 o 4.4 es una función $x = x(t)$. Si las condiciones iniciales de la oscilación son tales que $x = 0$ en $t = 0$, una solución particular de las ecuaciones es

$$x(t) = x_m \sin(2\pi\nu t) \tag{4.5}$$

donde x_m es la amplitud máxima de oscilación y ν es la frecuencia temporal de oscilación.

Visto que:

$$\frac{d}{dt}\sin(\alpha t) = \alpha\cos(\alpha t)$$
$$\frac{d}{dt}\cos(\alpha t) = -\alpha\sin(\alpha t)$$

se tiene:

$$\frac{d^2 x}{dt^2} = -4\pi^2\nu^2 x_m \sin(2\pi\nu t) = -\frac{kx_m}{m}\sin(2\pi\nu t)$$

y se satisface la igualdad si:

$$\nu = \frac{1}{2\pi}\sqrt{\frac{k}{m}} \tag{4.6}$$

Los parámetros físicos que definen este oscilador son la masa m y la constante elástica k del resorte.

A menudo la frecuencia se presenta en términos de la frecuencia angular, $\omega \equiv 2\pi\nu$.

EJEMPLO 1

Al suspender verticalmente una masa de 0,5 kg de un resorte, éste se estira 5 cm, quedando la masa en reposo. Si la masa es desplazada unos centímetros a lo largo de la vertical respecto del punto de equilibrio, ¿cuál será la frecuencia de la oscilación resultante?

SOLUCIÓN

Para obtener la frecuencia de oscilación debemos conocer la constante elástica del resorte. De acuerdo con la ecuación 4.1, $k = F/\Delta x$. En este caso, al aplicar al resorte una fuerza $F = mg = 0,5 \cdot 9,8$ N $= 4,9$ N, la longitud del resorte cambia en $\Delta x = 0,05$ m. A partir de estos valores, se obtiene $k = 98$ N/m.

Reemplazando los valores de k y m en la ecuación 4.6, se obtiene la frecuencia, $\nu = 2{,}23$ Hz.

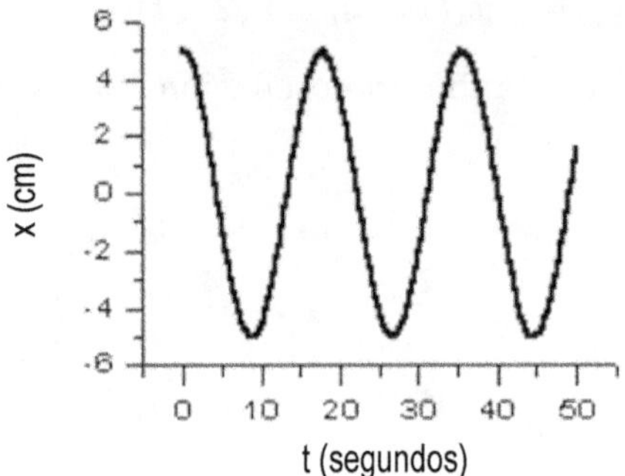

Figura 4.4: Movimiento armónico simple de amplitud 5 cm y frecuencia 0,056 Hz.

La Figura 4.4 muestra un MAS de amplitud 0,05 m y frecuencia 0,056 Hz. La curva del gráfico está dada por la sinusoide de la ecuación 4.4, con las mismas condiciones iniciales.

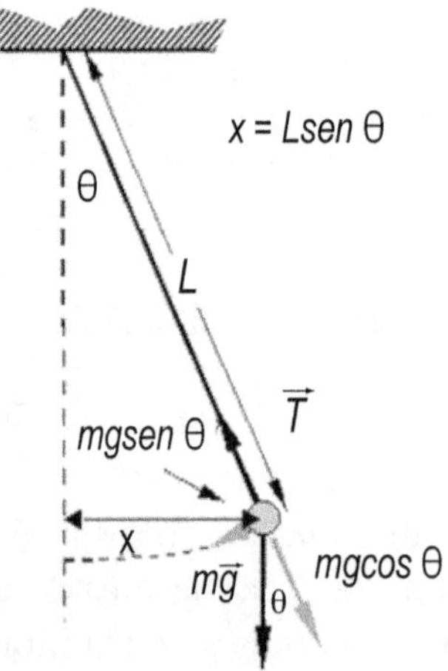

Figura 4.5: Esquema básico de un péndulo simple.

Otro caso en que el movimiento corresponde aproximadamente a un MAS es el de un péndulo simple. Este consiste en una masa unida a una cuerda, siendo la masa de la cuerda despreciable en comparación con la del péndulo. La Figura 4.5 muestra un esquema de péndulo simple, en el cual se indican los parámetros físicos relevantes del sistema. θ es el ángulo de oscilación, que es función del tiempo ($\theta = \theta(t)$), L es el largo de la cuerda, m la masa oscilante, y x es la amplitud de oscilación de la masa, medida desde la posición de equilibrio (reposo), en la dirección de la horizontal. La única fuerza externa que actúa sobre la masa es el peso, mg, que apunta en la dirección de la vertical, hacia abajo. Esta fuerza se puede descomponer en la suma de dos fuerzas, una en la dirección de la cuerda, $mg\cos\theta$, y otra en la dirección tangente a la trayectoria de la masa, $mg\sin\theta$.

Si θ es pequeño ($\theta \lesssim 20°$), entonces, $\sin\theta \approx \theta$ y $mg\sin\theta \approx mg\theta \approx mgx/L$. Bajo estas condiciones, la segunda ley de Newton se puede escribir:

$$ma = -\frac{mg}{L}x \tag{4.7}$$

Note que la ecuación 4.7 es formalmente idéntica a la ecuación 4.3, con la única diferencia de que k/m ha sido reemplazado por g/L. Por esta razón, la solución de la ecuación 4.7, que representa la variación temporal de la posición de la masa del péndulo, debe ser idéntica a la del oscilador armónico simple. Así entonces, si la amplitud de oscilación de la masa del péndulo es tal que el ángulo máximo, θ_{max}, de oscilación del péndulo, medido respecto de la vertical, es pequeño ($\theta_{max} \leq 20°$), el movimiento de la masa del péndulo es descrito por un MAS de frecuencia angular característica:

$$\omega = \sqrt{\frac{g}{L}} \tag{4.8}$$

donde g es la aceleración de gravedad y L es el largo del péndulo. Es importante notar que la frecuencia de oscilación y, por lo tanto, el período, son independientes de la masa del péndulo.

4.3.   Energía de un sistema oscilatorio

Dado que no existen fuerzas externas, en el caso de un MAS debe conservarse la energía mecánica total $E_T = K + U$, donde K y U corresponden respectivamente a la energía cinética y a la energía potencial. Es decir:

$$E_T = \frac{1}{2}mv^2 + \frac{1}{2}kx^2 \tag{4.9}$$

Al dar el desplazamiento inicial en x_m, el oscilador está en reposo, luego la energía total debe ser igual al máximo, U_{max}, de la energía potencial, con:

$$U_{max} = \frac{1}{2}kx_m^2 \qquad (4.10)$$

Al pasar la masa por el punto de equilibrio la amplitud de oscilación es cero, y por lo tanto, la energía potencial es cero. En estas condiciones toda la energía mecánica del sistema está en términos de energía cinética, por lo que:

$$E_T = \frac{1}{2}mv_{max}^2 \qquad (4.11)$$

donde v_{max} es la velocidad máxima del oscilador. Para cualquier instante, la amplitud de oscilación y la velocidad de la masa oscilante deben satisfacer la relación:

$$\frac{1}{2}kx_m^2 = \frac{1}{2}mv_{max}^2 = \frac{1}{2}kx^2 + \frac{1}{2}mv^2 \qquad (4.12)$$

de donde se obtiene que la velocidad máxima es

$$v_{max} = \sqrt{\frac{k}{m}}x_m = \omega x_m \qquad (4.13)$$

EJEMPLO 2

Una masa de 1 kg está unida a un resorte de constante elástica 1500 N/m.

a) ¿Cuál es la energía del sistema cuando éste oscila con amplitud 0,1 m?

b) ¿Cuál es la velocidad máxima de oscilación para las mismas condiciones de a)?

SOLUCIÓN

a) De acuerdo con la ecuación 4.9,

$$E_T = \frac{1}{2}1500 \cdot 0{,}1^2 = 7{,}5 \text{ J}$$

b) Usando la ecuación 4.13,

$$v_{max} = \sqrt{\frac{1500}{1{,}0}} \cdot 0{,}1 = 0{,}387 \text{ m/s}$$

4.4. Oscilaciones forzadas y resonancia

Al aplicar a un oscilador una fuerza externa, periódica, la fuerza realiza trabajo sobre el sistema, aumentando la energía mecánica total. Esto se expresa a través de un aumento de la amplitud máxima de oscilación y de la velocidad máxima. Un ejemplo de movimiento de este tipo se muestra en la Figura 4.6, en que una persona aumenta la amplitud de oscilación en el columpio empujando a quien se balancea en el columpio cada vez que éste se encuentra a máxima amplitud. Como resultado de esta acción externa la amplitud crece indefinidamente, a menos que existan fuerzas disipativas que, en estado estacionario, compensen el trabajo realizado por la fuerza externa en fase con el oscilador.

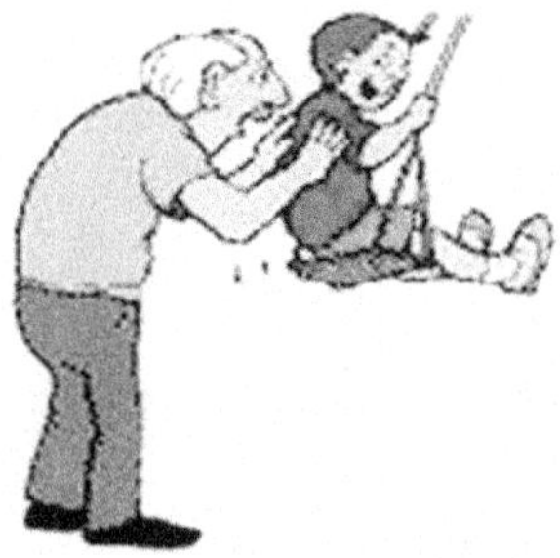

Figura 4.6: Un ejemplo de oscilador forzado.

La transferencia de energía es máxima cuando la frecuencia de la fuerza externa es la misma que la natural del sistema. En este caso ocurre el fenómeno de *resonancia*. Ejemplos de resonancia mecánica se pueden apreciar, por ejemplo, cuando un bus, de los no tan nuevos, está a la espera de luz verde. Bajo ciertas condiciones, parte de la estructura del bus entra en resonancia con la frecuencia de giro a baja revolución del motor. La vibración termina inmediatamente después de que el chofer acelera, aumentando las revoluciones del motor y por lo tanto saliendo de la condición de resonancia. El fenómeno de resonancia está presente en cualquier fenómeno que involucre oscilaciones periódicas. Ejemplos de interés para las ciencias biomédicas los constituyen la destrucción de cálculos renales por absorción resonante de ultrasonidos y la tomografía por resonancia magnética nuclear, que será tratada más adelante. Uno de los ejemplos más clásicos de resonancia en un sistema mecánico lo constituye el colapso del puente Takoma Narrows, ocurrido en Estados Unidos el 7 de noviembre de 1940, poco después de su inauguración. En este caso el sistema de cuerdas de sujeción del puente colgante entró en resonancia con la estructura principal, bajo la acción de una leve brisa. La Figura 4.7 muestra la oscilación del puente.

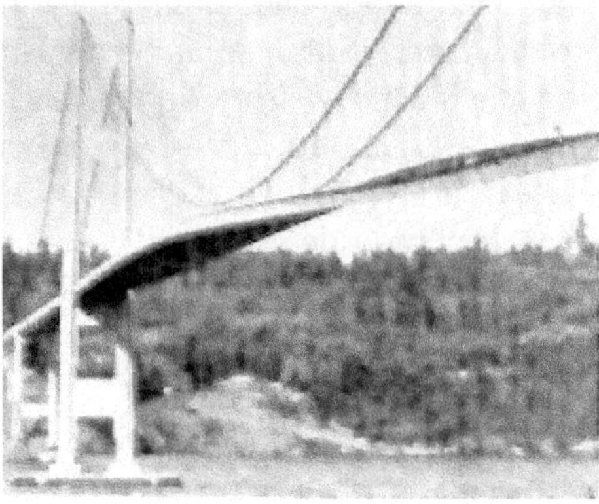

Figura 4.7: Oscilación de la estructura del puente Takoma Narrows, previa a su colapso.

4.5. Ondas: conceptos básicos

Para entender conceptos básicos de ondas resulta más fácil pensar en ondas mecánicas, como las que se generan en la superficie de un líquido al ser perturbado, o en ondas acústicas, asociadas a la propagación de un sonido.

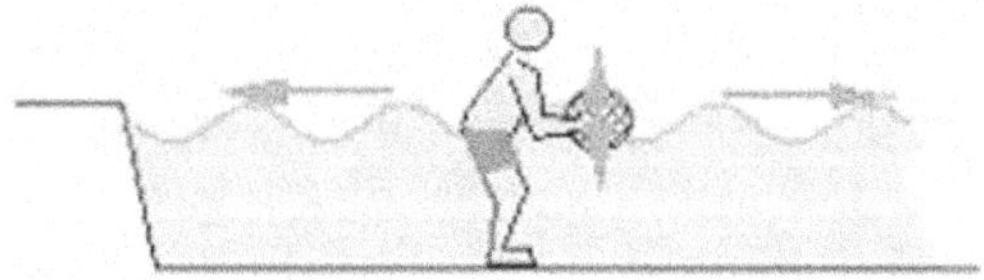

Figura 4.8: Ondas periódicas en la superficie de un líquido.

En la superficie de un líquido se pueden generar ondas periódicas, cuando la perturbación que las genera tiene naturaleza periódica, u ondas de impulso, cuando la perturbación corresponde a un impulso de corta duración. Por ejemplo, una onda periódica se genera en la superficie de una piscina cuando un niño juega con una pelota que mueve rítmicamente (Figura 4.8) y una onda de impulso resulta cuando el niño lanza la pelota sobre la piscina (Figura 4.9).

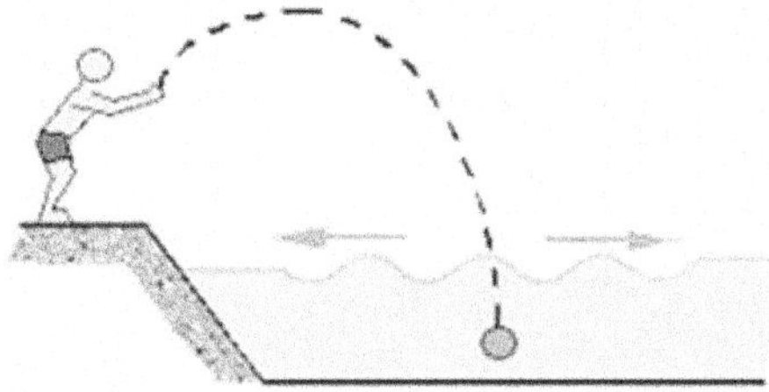

Figura 4.9: Ondas generadas por un impulso en la superficie de un líquido.

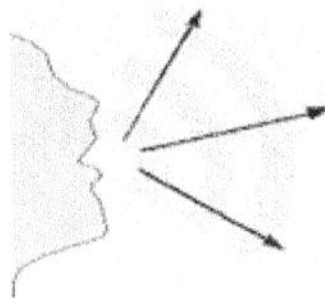

Figura 4.10: Onda viajera correspondiente a un sonido puro.

Ondas de características similares a las de los ejemplos anteriores constituyen una onda sonora correspondiente a un sonido "puro" (Figura 4.10) o la propagación de un pulso en una cuerda (Figura 4.11).

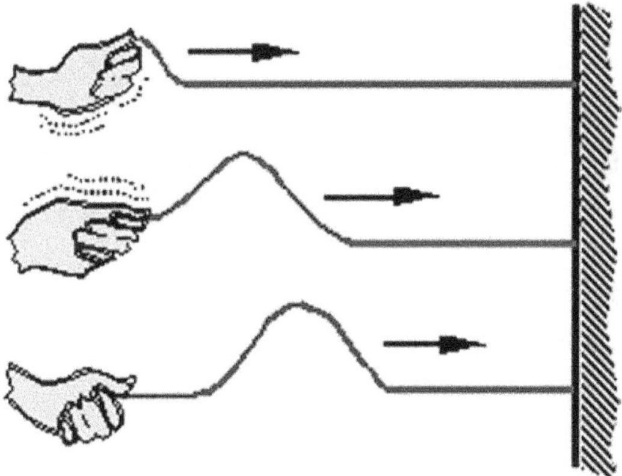

Figura 4.11: Pulso ondulatorio en una cuerda.

Podemos definir una onda como *una perturbación en un medio que se propaga por sí misma, moviéndose en el espacio y en el tiempo*. Al alcanzar la perturbación asociada a la onda un punto del medio, la propiedad perturbada del medio se desplaza de su valor de equilibrio. Por ejemplo, en el caso de la onda en la piscina, la propiedad perturbada es el nivel de la superficie, que ante el paso de la onda sube o baja respecto de su punto de equilibrio en reposo. En el caso de la onda sonora, la propiedad perturbada es la presión del aire, que ante el paso de la onda sonora experimenta fluctuaciones en torno al valor de equilibrio que define la presión ambiente. En general, la propagación de una onda mecánica en un medio está asociada a oscilaciones locales de partículas del medio en torno a sus posiciones de equilibrio.

4.6. Representación de una onda periódica

Para representar una onda debemos graficar la variación de amplitud de la propiedad perturbada por el paso de la onda. Esta variación de amplitud puede representarse como función del espacio (posición) o del tiempo.

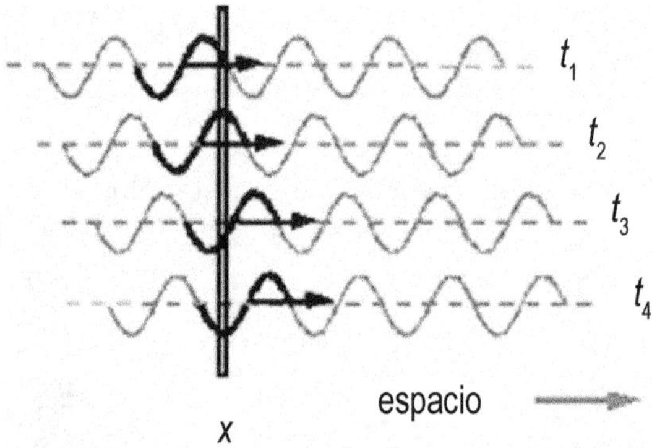

Figura 4.12: Amplitud de la onda en el espacio para cuatro tiempos: $t_1 < t_2 < t_3 < t_4$.

Figura 4.13: Amplitud de la onda en el punto X de la figura 4.12, como función del tiempo.

La Figura 4.12 representa la amplitud de una onda periódica como función de la posición, para cuatro intervalos distintos de tiempo. La onda viaja hacia la derecha. Las dos líneas verticales representan una "ventana" en que podemos observar la amplitud de la onda en esa posición espacial, en cada uno de los tiempos indicados (Figura 4.13).

En una onda periódica la forma de la perturbación se repite cíclicamente, tanto en el espacio como en el tiempo. En la representación espacial de la onda llamamos longitud de onda, λ, a la distancia entre dos partes de la onda de igual amplitud, pertenecientes a ciclos vecinos. En la representación temporal de la onda llamamos período, τ, al tiempo requerido para que un punto dado realice una oscilación completa. Tanto λ como τ se muestran en la Figura 4.14.

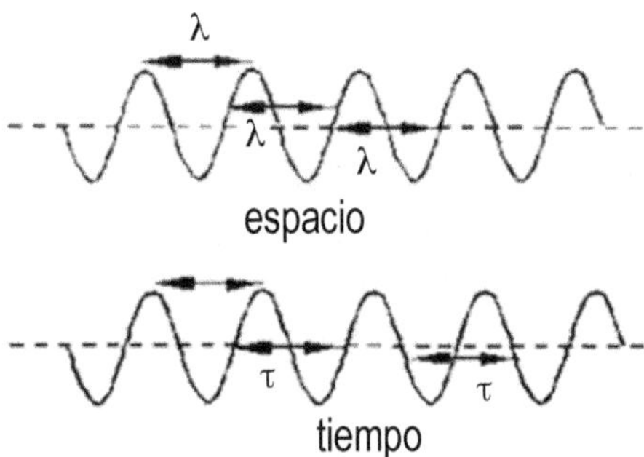

Figura 4.14: Longitud de onda y período de una onda periódica.

La longitud de onda se expresa en unidades de distancia, tales como metros, micrones, angstroms, etc. El período se expresa en unidades de tiempo, tales como segundos, microsegundos, nanosegundos, etc. En general, se usan múltiplos y submúltiplos de las unidades básicas: el metro y el segundo. A partir del período se define el valor inverso como la frecuencia, ν. La frecuencia está dada por $\nu = 1/\tau$ y su unidad base es el Hertz ($1\text{Hz} = 1\text{s}^{-1}$).

Al propagarse la onda en el espacio y considerar lo que ocurre en un punto en particular (Figura 4.13), vemos que la onda viaja una longitud de onda en el tiempo de una oscilación (Figura 4.12). Como la velocidad de desplazamiento de un objeto en movimiento se define como el cuociente entre la distancia recorrida y el tiempo utilizado en recorrerla, podemos obtener la velocidad, c, de propagación de una onda de longitud de onda λ y frecuencia ν, como el producto entre λ y ν. Es decir:

$$c = \lambda \cdot \nu \tag{4.14}$$

EJEMPLO 3

Consideremos una onda sonora propagándose en el aire. La velocidad de propagación del sonido en el aire en condiciones normales de presión y temperatura es aproximadamente 340 m/s. ¿Cuál será la longitud de onda asociada a una nota La, que tiene una frecuencia característica de 440 Hz?

SOLUCIÓN

De acuerdo con el enunciado, $c = 340$ m/s y $\nu = 440$ Hz. De la ecuación 4.13 se tiene que $\lambda = c/\nu$. Reemplazando los valores correspondientes, resulta $\lambda = 77{,}3$ cm.

4.7.   Ondas transversales y longitudinales

Dependiendo de la dirección en que el medio es perturbado respecto de la dirección de propagación de la onda, se distinguen *ondas transversales* y *ondas longitudinales*. La Figura 4.15 muestra un ejemplo de ondas transversales. En este caso, una perturbación periódica se propaga a lo largo de un resorte horizontal. Al pasar la onda, las porciones de masa del resorte oscilan perpendicularmente a la dirección de propagación de la onda. La Figura 4.16 muestra un ejemplo de ondas longitudinales. En este caso se trata de ondas de compresión producidas al mover periódicamente un pistón en un cilindro con aire. Al pasar la onda, las moléculas del aire oscilan paralelamente a la dirección de propagación de la onda, generando zonas de compresión y expansión correspondientes a los máximos y mínimos de amplitud en la onda transversal.

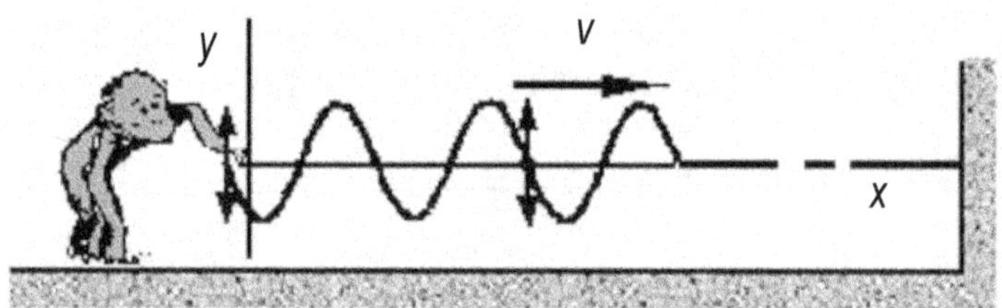

Figura 4.15: Propagación de una onda transversal.

En un gas o un líquido, sólo es posible transmitir ondas longitudinales. Las ondas transversales requieren que el medio sea elástico ante la acción de fuerzas de cizalle, para generar la fuerza restauradora. Los fluidos, líquidos y gases "fluyen" bajo la acción de fuerzas de cizalle (fuerzas paralelas y en sentido opuesto) y, por lo tanto, sólo pueden transmitir ondas longitudinales. Los medios sólidos pueden transmitir tanto ondas transversales como longitudinales.

En un sólido, las ondas longitudinales se propagan a una mayor velocidad que las transversales. Este fenómeno tiene distintas aplicaciones, tales como la determinación de epicentros de terremotos, la caracterización de explosiones

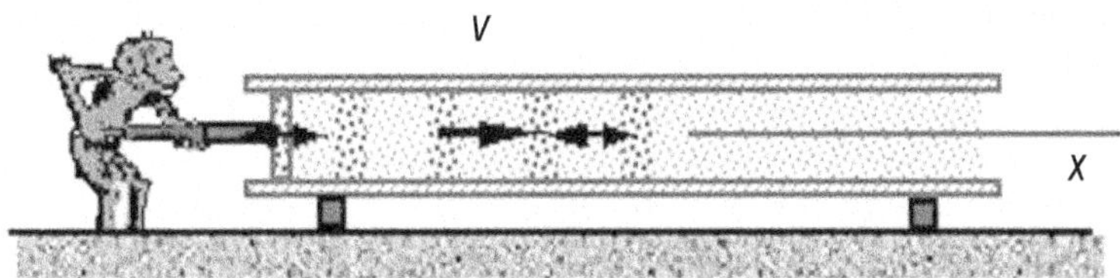

Figura 4.16: Propagación de una onda longitudinal.

subterráneas en la prospección geológica o el monitoreo de explosiones nucleares subterráneas, entre otras.

Una aplicación curiosa de la diferente velocidad de propagación de ondas transversales y longitudinales en un sólido es la que realiza cierto tipo de escorpión, que caza escarabajos en la arena del desierto.

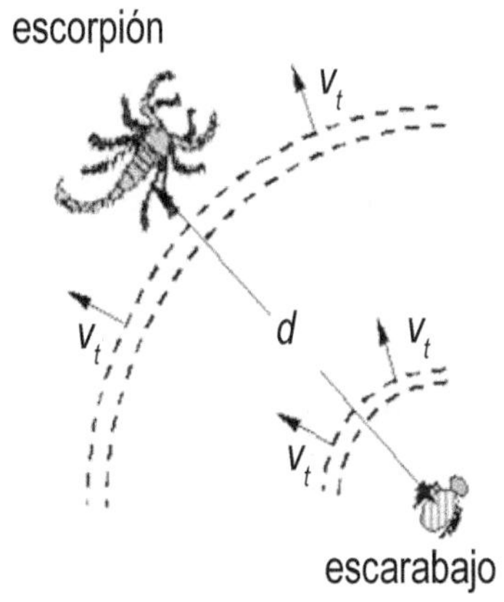

Figura 4.17: Detección de pulsos longitudinales y transversales por un escorpión cazador.

Cuando un escarabajo (Figura 4.17) se mueve sobre la arena, genera pulsos transversales y longitudinales. Las velocidades características de propagación de ambos tipos de pulsos son $v_l = 150$ m/s y $v_t = 50$ m/s. El escorpión, que tiene sus ocho patas extendidas en un círculo de alrededor de 5 cm de diámetro, detecta primero los pulsos longitudinales rápidos, determinando la dirección de propagación de acuerdo con cuál pata detecta primero la perturbación. Luego el escorpión determina el tiempo Δt transcurrido hasta la llegada del pulso correspondiente a la perturbación transversal, lo que le permite determinar la distancia d a la cual se halla el escarabajo. La diferencia en el tiempo de llegada entre los tipos de ondas está dada por:

$$\Delta t = \frac{d}{v_t} - \frac{d}{v_l} \tag{4.15}$$

entonces, $d = 75$ m/s $\cdot \Delta t$. Así, si por ejemplo el intervalo de tiempo entre ambas señales es 4 milisegundos, el escarabajo se encuentra a 30 cm de distancia: ¡RIP!

4.8.   Representación de una onda

La forma más simple que asume una onda periódica es la sinusoidal. Así, si $y(x,t)$ representa la amplitud de la onda en el punto x en el instante t:

$$y(x,t) = A\sin(kx - \omega t) \tag{4.16}$$

donde $\omega = 2\pi\nu$ es la frecuencia angular, y $k \equiv 2\pi/\lambda$ se define como *número de onda*, con λ la longitud de onda. La ecuación 4.16 representa una onda sinusoidal periódica, en que la amplitud es cero en $x = 0$, $t = 0$.

EJEMPLO 4

La Figura 4.18 representa una onda sinusoidal periódica, de amplitud 1 m, que viaja hacia la derecha con velocidad $v = 2$ m/s. La representación matemática de esta onda está dada por:

$$y(x,t) = 1{,}0\sin(0{,}31416 \cdot x - 0{,}6283 \cdot t)$$

de donde:

$$\begin{aligned} k &= 2\pi/\lambda = 0{,}31416 \text{ m}^{-1} \\ \omega &= 2\pi\nu = 0{,}6283 \text{ rad/s} \end{aligned}$$

y

$$\begin{aligned} \lambda &= 20 \text{ m} \\ \nu &= 4{,}5 \cdot 10^{-3} \text{ s}^{-1} \end{aligned}$$

Observe en el gráfico de la Figura 4.18 cómo el signo menos (-) delante del término en ωt corresponde efectivamente a una onda viajando en la dirección positiva de las X. Al propagarse la onda, todos los puntos del medio, por ejemplo el punto en $x = 20$ m, oscilan sinusoidalmente en el tiempo, realizando una oscilación armónica en torno a su posición de equilibrio, como muestra la Figura 4.18.

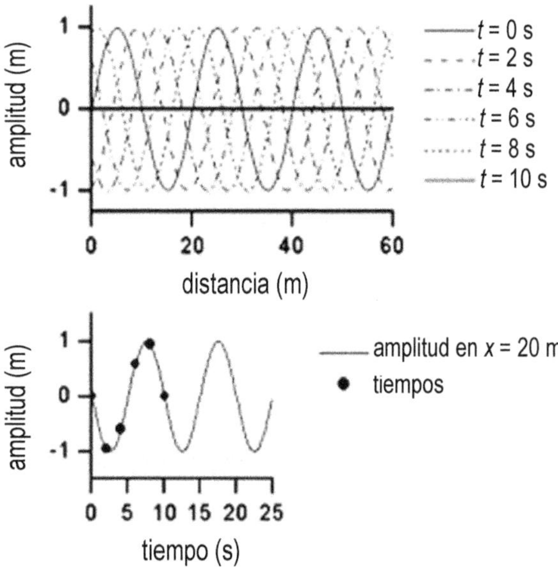

Figura 4.18: Onda sinusoidal viajando hacia la derecha.

4.9. Superposición de ondas

En general, en un medio se propagan simultáneamente ondas de distinta amplitud y longitud de onda o frecuencia característica. Ello significa que la perturbación local en cada punto del medio y en cada instante de tiempo debe resultar, de algún modo, de la contribución de las distintas ondas. Si la velocidad de propagación de la onda en el medio es independiente de la frecuencia, la amplitud resultante se obtiene aplicando el *principio de superposición*:

El desplazamiento en un punto dado del espacio en un instante dado de tiempo, debido al efecto simultáneo de dos ondas, es la suma vectorial de los desplazamientos debidos a cada una de las ondas actuando independientemente.

La Figura 4.19 muestra la superposición de dos pulsos que viajan en sentido opuesto. Como resultado de la interacción, las amplitudes, en este caso ambas positivas, se suman vectorialmente.

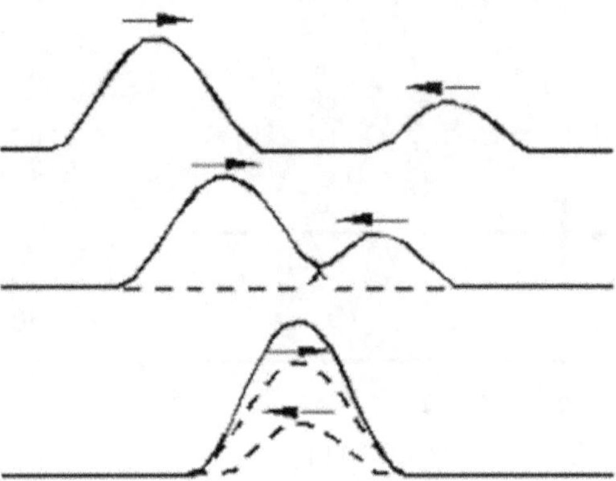

Figura 4.19: Superposición de dos ondas que viajan en sentidos opuestos.

La Figura 4.20 muestra un caso de superposición de dos ondas periódicas sinusoidales de distinta amplitud y período.

$$- - - \cdot \ y_1(x) = 1{,}0sen(0{,}5 \cdot x)$$
$$- \cdot - \cdot - \ y_2(x) = 0{,}8sen(0{,}3 \cdot x)$$
$$\text{———} \ y(x) = y_1(x) + y_2(x)$$

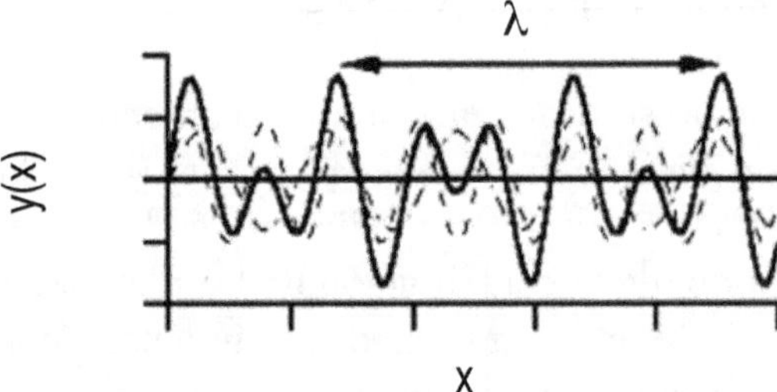

Figura 4.20: Superposición de dos ondas sinusoidales periódicas de distinta amplitud y período distinto.

La amplitud resultante de la superposición de dos ondas sinusoidales periódicas se obtiene, de acuerdo con el principio de superposición, sumando las funciones que representan ambas ondas.

Así, si:

$$y_A = y_{A0} \sin(k_A x - \omega_A t)$$
$$y_B = y_{B0} \sin(k_B x - \omega_B t)$$

se tiene que:

$$y_C = y_A + y_B = y_{A0} \sin(k_A x - \omega_A t) + y_{B0} \sin(k_B x - \omega_B t) \qquad (4.17)$$

En el caso particular de que $y_{A0} = y_{B0} = y_0$, usando relaciones entre funciones trigonométricas se obtiene, para un punto dado del espacio (por ejemplo, $x = 0$):

$$y_C = 2y_0 \sin\left[\left(\frac{\omega_A + \omega_B}{2}\right) t\right] \cos\left[\left(\frac{\omega_A - \omega_B}{2}\right) t\right] \qquad (4.18)$$

Notemos que si $\omega_A \approx \omega_B$, el desplazamiento oscila con frecuencia $\bar{\omega} = (\omega_A + \omega_B)/2$ y la amplitud, en un punto fijo, oscila en el tiempo, de acuerdo con $\cos[((\omega_A - \omega_B)/2)t]$.

Este fenómeno de modulación se conoce como *batido*. En la Figura 4.21 se muestra un ejemplo, en que dos ondas de igual amplitud, 1 cm, de distinta frecuencia, $\omega_A = 2\pi\nu_A = 4{,}5$ rad/s (0,716 Hz) y $\omega_B = 2\pi\nu_B = 4$ rad/s (0,637 Hz), se superponen, produciendo modulación de la amplitud. Los gráficos superiores muestran la amplitud de ambas ondas como función del tiempo en el punto $x = 0$. La oscilación resultante se muestra en el gráfico siguiente, y ocurre a frecuencia angular $\omega = \frac{\omega_A + \omega_B}{2} = 4{,}75$ rad/s, y la envolvente, línea punteada en el último gráfico, que corresponde a la modulación de amplitud, ocurre a frecuencia angular $\omega = \frac{\omega_A - \omega_B}{2} = 0{,}25 rad/s$.

4.10. Velocidad de propagación de una onda

En general, la velocidad de propagación de una onda depende de las propiedades mecánicas del medio en que se propaga. Consideremos dos casos: ondas en una cuerda (medio $1 - D$) y ondas sonoras (medio $3 - D$).

4.10.1. Ondas mecánicas en una cuerda

Considerando la cuerda como un medio elástico sometido a una cierta tensión, es razonable esperar que la velocidad de propagación de la onda dependa, de alguna forma, de la tensión o fuerza a que está sometida la cuerda. Además, como la propagación de la onda implica desplazamiento de porciones de masa

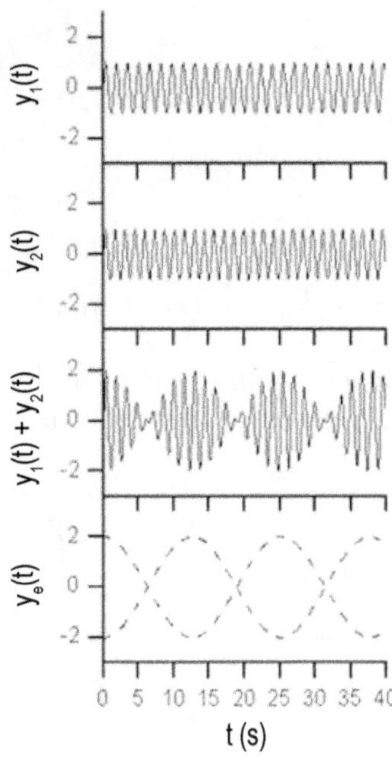

Figura 4.21: Batido de dos ondas sinusoidales de igual amplitud.

de la cuerda respecto de su posición de equilibrio, es también razonable esperar que la velocidad de propagación dependa de alguna manera de μ, la densidad lineal de masa en la cuerda.

Así, esperamos que el producto entre una potencia de la tensión y una potencia de la densidad de masa tenga dimensiones de velocidad. Es decir, con:

$$[\mu] = \frac{M}{L}$$

donde los signos entre corchetes representan dimensión de masa y longitud, esperamos que:

$$[v] = \frac{L}{T} = [\mu]^m [F]^n = \frac{[M]^m [M]^n [L]^n}{[L]^m [T]^{2n}} \tag{4.19}$$

donde m y n son exponentes a determinar y se ha usado que las unidades de fuerza son iguales a unidades de masa por unidades de aceleración. Igualando términos semejantes a ambos lados de la ecuación 4.19, se tiene:

$$m + n = 0 \quad \text{y} \quad n = \frac{1}{2}, \text{ por lo que } m = -\frac{1}{2}$$

De acuerdo con esto, la velocidad de propagación debe estar dada por:

$$v = \sqrt{\frac{F}{\mu}} \tag{4.20}$$

EJEMPLO 5

Se propagan ondas en una cuerda, a frecuencia 430 Hz, al estar sometida a una tensión de 400 N. ¿A qué tensión debe someterse la cuerda para que la frecuencia aumente a 440 Hz, suponiendo que no cambia la longitud de onda?

SOLUCIÓN

Suponiendo que la cuerda mantiene su modo de oscilación, esto es, no cambia la longitud de onda, y que la cuerda no se estira por aumento de la tensión, esto es, no cambia su densidad lineal de masa, usando la ecuación 4.20, se tiene:

$$\frac{v_1}{v_2} = \frac{\lambda \nu_1}{\lambda \nu_2} = \sqrt{\frac{F_1}{\mu}} \sqrt{\frac{\mu}{F_2}}$$

por lo que:

$$F_2 = \left(\frac{\nu_2}{\nu_1}\right)^2 F_1 = \left(\frac{440}{430}\right)^2 \cdot 400 = 418,8 \text{ N}$$

4.10.2. Ondas de sonido

El análogo de la ecuación 4.20 para la velocidad de propagación de sonido está dado por:

$$v = \sqrt{\frac{B}{\rho}} \tag{4.21}$$

donde B es el módulo de volumen y ρ la densidad del medio. La Tabla 4.1 muestra valores característicos para la velocidad de propagación del sonido en distintos medios.

4.11. Ondas estacionarias

Si en un medio se superponen dos ondas de igual amplitud y frecuencia que viajan en sentido contrario, el resultado es lo que llamamos una *onda estacionaria*. Esta se caracteriza por existir puntos del medio, los *nodos*, que están

Tabla 4.1: Velocidades del sonido.

$Material$	$v(\mathrm{m/s})$
Aire (0 °C)	331
Aire (20 °C)	343
Helio	965
Agua (0 °C)	1402
Agua (20 °C)	1482
Aluminio	6420
Acero	5941
Granito	6000
Hueso	4040
Piel	1520

fijos, es decir, que oscilan con amplitud cero. Consideremos dos ondas de igual amplitud y frecuencia viajando en sentido opuesto:

$$y_1 = a \sin(kx - \omega t)$$
$$y_2 = a \sin(kx + \omega t)$$

La superposición da como resultado:

$$y = y_1 + y_2 = 2A \sin(kx) \cos(\omega t) \tag{4.22}$$

Notemos que todos los puntos de coordenada x, tal que $kx = n\pi$, vibran con amplitud cero, es decir son nodos. Como $k = 2\pi/\lambda$, con λ la longitud de onda, los nodos ocurren a posiciones:

$$x_n = \frac{n}{2}\lambda = 0, \frac{\lambda}{2}, \frac{3}{2}\lambda, \frac{5}{2}\lambda, \dots \tag{4.23}$$

De acuerdo con la ecuación 4.23, en una cuerda de largo L, fija en ambos extremos, pueden existir ondas estacionarias de longitud de onda $\lambda_n = 2L/n$, donde n es un número entero. El número n identifica las llamadas *armónicas* de la longitud de onda (o frecuencia) fundamental, que corresponde al valor $n = 1$. Como la frecuencia $\nu = v/\lambda$, las posibles frecuencias de vibración correspondientes a ondas estacionarias están dadas por $\nu_n = v/\lambda_n = nv/2L$.

Así, si la frecuencia fundamental es $\nu_0 = v/2L$, las armónicas superiores serán: $2\nu_0, 3\nu_0, 4\nu_0$, etc.

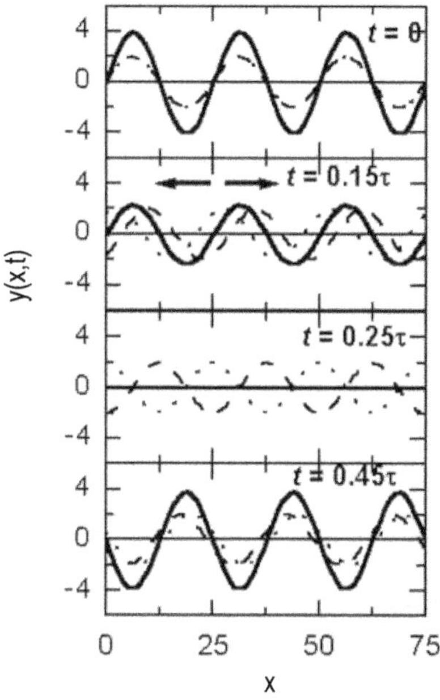

Figura 4.22: Ondas estacionarias en una cuerda.

La Figura 4.22 muestra ondas estacionarias en una cuerda. La amplitud de las ondas que se superponen es 2. Las ondas superpuestas corresponden a las líneas segmentada y punteada, y la onda estacionaria es la línea continua. En $t = 0$, ambas se suman con igual fase, resultando amplitud máxima, 2A. En $\tau = t/4$, existe diferencia de fase entre las ondas y la amplitud máxima es menor que 2A. En $\tau = t/2$, ambas ondas están desfasadas en media longitud de onda, por lo que el resultado de la superposición es amplitud cero en todos los puntos. Existen nodos en $x = 0$, 50, 100, 150, 200, 250 y 300 cm. Como la distancia entre nodos es media longitud de onda, en este caso, $\lambda = 100$ cm.

La existencia de ondas estacionarias no requiere necesariamente de la condición de puntos fijos en los extremos. Pueden perfectamente existir en uno o los dos extremos *antinodos*, esto es, puntos que oscilan con máxima amplitud. Un ejemplo de esto se encuentra en los instrumentos musicales de viento. En estos instrumentos, el sonido se produce por ondas estacionarias en una columna de aire que vibra.

En el caso de un tubo de largo L, abierto en sus dos extremos, la condición de onda estacionaria impone que:

$$L = n\left(\frac{\lambda}{2}\right) \tag{4.24}$$

por lo que pueden existir ondas estacionarias con longitudes de onda $\lambda_n = 2L/n$, con $n = 1,2,3,...$ En el caso de un tubo con un extremo abierto y otro cerrado, la condición de ondas estacionarias impone que:

$$L = (2n + 1)\left(\frac{\lambda}{4}\right) \tag{4.25}$$

por lo que pueden existir en el interior del tubo ondas estacionarias con longitudes de onda $\lambda_n = 4L/(2n + 1)$, con $n = 0,1,2,3,4,...$

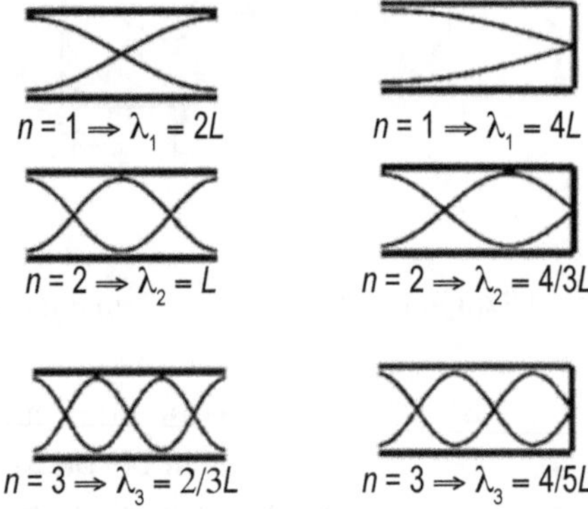

Figura 4.23: Ondas estacionarias correspondientes a una columna de aire vibrando en un tubo.

La Figura 4.23 muestra ondas estacionarias correspondientes a una columna de aire vibrando en un tubo con ambos extremos abiertos y en un tubo con un extremo abierto y otro cerrado. Para cada caso se muestran las tres frecuencias más bajas de oscilación. Para ambos casos, las frecuencias características para modos estacionarios de vibración resultan ser:

$\nu_n = nv/2L$ para el caso del tubo abierto en ambos extremos
$\nu_n = (2n + 1)v/4L$ para el caso de un tubo con un extremo abierto y el otro cerrado

EJEMPLO 6

Una cuerda metálica de 0,8 m de largo y masa total 6 g está fija en ambos extremos. ¿Cuál es la tensión a que está sometida, si vibra con una frecuencia fundamental de 440 Hz?

SOLUCIÓN

La frecuencia fundamental ($n = 1$) de vibración de una cuerda con extremos fijos está dada por:

$$\nu_0 = \frac{1}{2L}\sqrt{\frac{F}{\mu}} = \frac{1}{2}\sqrt{\frac{F}{ML}}$$

donde hemos usado la expresión para la velocidad de propagación de una onda transversal en una cuerda sometida a una tensión F. De esta expresión obtenemos para la tensión F:

$$F = 4ML\nu_0^2 = 4 \cdot 0{,}006 \cdot 0{,}8 \cdot 440^2 = 3717 \text{ N}$$

EJEMPLO 7

¿Cuál es el largo mínimo que puede tener la columna de aire en un tubo cilíndrico parcialmente lleno con agua, para que la columna de aire entre en resonancia con un diapasón que vibra a 440 Hz?

SOLUCIÓN

El tubo parcialmente lleno con agua corresponde al caso de un extremo abierto y otro cerrado. En estas condiciones, las frecuencias resonantes están dadas por:

$$\nu_n = (2n + 1)\frac{v}{4L}$$

La frecuencia más baja posible es $\nu = v/4L$. Tomando $v = 331$ m/s como velocidad del aire, se tiene que:

$$L = \frac{v}{4\nu} = \frac{331}{(4 \cdot 440)} = 18{,}8 \text{ cm}$$

4.12. Energía en una onda

Consideremos el caso de ondas en un cuerda. Para determinar la energía de vibración consideremos una pequeña porción de la cuerda, de largo Δx, vibrando transversamente y moviéndose con velocidad transversal v_y. La energía cinética de esta porción de cuerda es:

$$\Delta K = \frac{1}{2}(\mu \Delta x)v_y^2 \tag{4.26}$$

donde μ es la densidad lineal de masa de la cuerda. Para que cada porción de la cuerda realice una oscilación completa, la onda en la cuerda debe viajar una distancia igual a la longitud de onda λ. En una oscilación completa, la porción de cuerda viaja una distancia total igual a cuatro veces la amplitud ($4A$). De aquí, la velocidad promedio con que se mueve en la dirección transversal es $4A/\tau$, donde τ es el período, es decir, el tiempo correspondiente a una oscilación completa. Así, debemos considerar un trozo de cuerda de largo igual a λ, que se mueve con velocidad promedio $4A/\tau$. Reemplazando en la ecuación 4.26, obtenemos:

$$K = \frac{1}{2}(\mu \lambda)\left(\frac{4A}{\tau}\right)^2 \tag{4.27}$$

Como la velocidad de propagación de la onda es $v = \lambda\nu = \lambda/\tau$, la energía cinética promedio por ciclo de oscilación se puede escribir como:

$$K = 8\mu v \nu A^2 \tag{4.28}$$

La energía mecánica total resulta de la suma de la energía cinética y la energía potencial. Para el caso de la cuerda vibrando, es intuitivo pensar que el promedio de la energía potencial es igual al promedio de la energía cinética, por lo que la energía mecánica total en un segmento de largo igual a la longitud de onda es:

$$E = 2\pi^2 \mu \nu^2 v A^2 \tag{4.29}$$

donde el factor π^2 corresponde al valor exacto del promedio sobre un ciclo de oscilación, suponiendo onda sinusoidal. Para el caso de ondas de sonido, simplemente reemplazamos la densidad lineal por la densidad de volumen, ρ.

La intensidad de la onda la definimos como la energía propagándose por unidad de área de sección perpendicular a la dirección de propagación de la onda. En particular, para ondas de sonido:

$$I = 2\pi^2 \rho v \nu^2 A^2 \tag{4.30}$$

EJEMPLO 8

La máxima intensidad de sonido que puede tolerar el oído humano a 1000 Hz es aproximadamente 1 W/m^2. ¿Cuál es el máximo desplazamiento del aire al propagarse una onda de este tipo?

Tabla 4.2: Propiedades acústicas de distintos materiales biológicos.

$Medio$	$\rho(\text{kg/m}^3)$	$v(\text{m/s})$	$Z(\text{kg/m}^2 \cdot \text{s})$
Aire	1.29	$3{,}31 \cdot 10^2$	430
Agua	$1{,}00 \cdot 10^3$	$14{,}8 \cdot 10^2$	$1{,}48 \cdot 10^6$
Cerebro	$1{,}02 \cdot 10^3$	$15{,}3 \cdot 10^2$	$1{,}56 \cdot 10^6$
Músculo	$1{,}04 \cdot 10^3$	$15{,}8 \cdot 10^2$	$1{,}64 \cdot 10^6$
Grasa	$0{,}92 \cdot 10^3$	$14{,}5 \cdot 10^2$	$1{,}33 \cdot 10^6$
Hueso	$1{,}90 \cdot 10^3$	$40{,}4 \cdot 10^2$	$7{,}68 \cdot 10^6$
Sangre	$1{,}04 \cdot 10^3$	$1{,}57 \cdot 10^2$	$1{,}63 \cdot 10^6$
Piel		$1{,}52 \cdot 10^2$	$1{,}58 \cdot 10^6$

SOLUCIÓN

De la ecuación 4.30:

$$A = \frac{1}{\pi\nu}\sqrt{\frac{I}{2\rho v}} \tag{4.31}$$

La densidad del aire en condiciones normales es $\rho = 1{,}29$ kg/m^3, y la velocidad del sonido en el aire en las mismas condiciones es $v = 331$ m/s. Reemplazando valores, se obtiene $A = 1{,}1 \cdot 10^{-5}$ m, es decir, del orden de 10 μm.

Para caracterizar la reflexión o transmisión de sonido en una interfaz, se usa el concepto de *impedancia acústica* del medio. La impedancia acústica, Z, se define como:

$$Z \equiv \rho v \tag{4.32}$$

donde ρ es la densidad del medio y v la velocidad del sonido en el mismo. La Tabla 4.2 muestra valores de ρ, v y Z, para distintos medios.

4.13. Reflexión y transmisión de ondas acústicas

Si una onda, al propagarse en un medio de determinadas características, se encuentra con una interfaz a otro medio de características distintas, la situación más general posible es que la onda se transmita y refleje parcialmente en la interfaz. En general, la amplitud de las ondas transmitida y reflejada se puede conocer si las propiedades mecánicas de los distintos medios son conocidas.

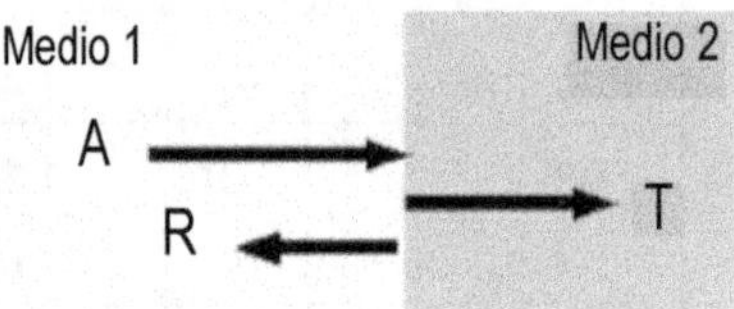

Figura 4.24: Una onda sonora de amplitud A es parcialmente reflejada y transmitida en la interfaz.

La Figura 4.24 muestra la interfaz entre dos medios de propiedades acústicas distintas. Una onda acústica incidente desde el medio 1 es parcialmente reflejada y parcialmente transmitida al enfrentar la interfaz con el medio 2. La amplitud de la onda incidente es A, las amplitudes de las ondas reflejada y transmitida son R y T, respectivamente.

Si Z_1 y Z_2 representan las impedancias acústicas de los dos medios, las diferentes amplitudes satisfacen las relaciones:

$$\frac{R}{A} = \frac{Z_2 - Z_1}{Z_1 + Z_2} \qquad (4.33)$$

$$\frac{T}{A} = \frac{2Z_2}{Z_1 + Z_2} \qquad (4.34)$$

Usando la ecuación 4.30 para la intensidad de una onda, los cuocientes entre las intensidades reflejada, I_R, y transmitida, I_T, y la intensidad incidente I_A, resultan ser:

$$\frac{I_R}{I_A} = \left(\frac{Z_1 - Z_2}{Z_1 + Z_2}\right)^2 \qquad (4.35)$$

$$\frac{I_T}{I_A} = \frac{4Z_1 Z_2}{(Z_1 + Z_2)^2} \qquad (4.36)$$

EJEMPLO 9

Calculemos los cuocientes de amplitudes e intensidades reflejada y transmitida respecto de la incidente, para ondas sonoras que inciden desde aire y agua sobre músculo.

SOLUCIÓN

Usando los valores de impedancia acústica de la Tabla 4.2, se tiene:

a) Desde el aire:

$$R/A = 0,9995 \quad I_R/I_A = 0,9990$$
$$T/A = 1,9995 \quad I_T/I_A = 0,0010$$

b) Desde el agua:

$$R/A = 0,0513 \quad I_R/I_A = 0,0026$$
$$T/A = 1,0513 \quad I_T/I_A = 0,9974$$

La similitud de impedancias acústicas entre el músculo y el agua hace que la transmisión desde agua sea mucho más eficiente, con 99,74 % de la energía transmitida. Esto explica por qué los tratamientos con ultrasonido para destrucción de cálculos renales se realizan en agua.

4.14. El fonendoscopio: una aplicación

El fonendoscopio permite al médico oír los sonidos del interior del cuerpo humano, principalmente pulmones y corazón. El instrumento consiste básicamente de una campana, que puede ser abierta o cerrada en uno de sus extremos por una membrana; un tubo y auriculares.

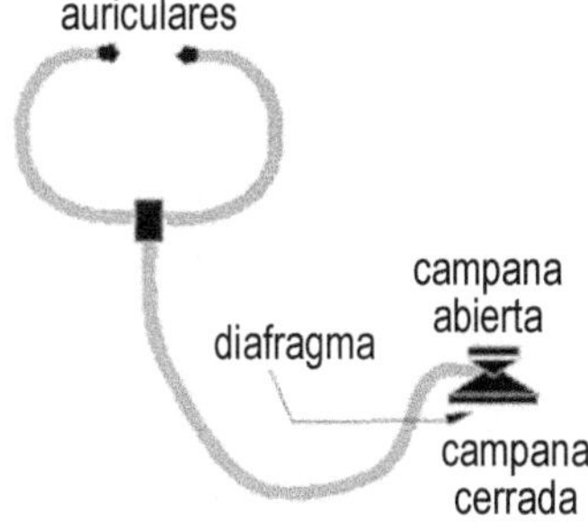

Figura 4.25: Esquema básico de un fonendoscopio.

La campana abierta actúa como un adaptador de impedancia entre la piel y el aire, que además acumula sonidos provenientes del área de contacto. La piel bajo la campana actúa como la membrana de un tambor. La forma de esta "membrana" y la tensión a que está sometida como resultado de la presión aplicada por el fonendoscopio determinan la frecuencia resonante que maximiza su eficiencia para la transmisión de sonidos. Así, a mayor presión, la piel está más tirante, resultando en una frecuencia resonante más alta; a mayor diámetro de la campana, menor resulta ser la frecuencia resonante.

Sonidos típicos debidos al corazón se ubican en un rango de frecuencia de 20 a 200 Hz, en cambio los generados por el pulmón son de frecuencia mayor, en el rango de 200 a 1000 Hz. De este modo, un ruido de baja frecuencia debido al corazón desaparece al aplicar una presión mayor sobre la campana, que tiene como resultado optimizar la captación de sonidos de mayor frecuencia.

4.15. Percepción del sonido

El sistema auditivo no constituye un sistema de detección lineal de intensidad de sonido, esto es, la sensación de intensidad de sonido no crece proporcionalmente con la intensidad del sonido oído. Para expresar el nivel de intensidad de un sonido se acostumbra usar una unidad llamada *decibel*. El nivel de intensidad β de un sonido se expresa en decibeles a través de la expresión:

$$\beta \equiv 10 \log_{10} \left(\frac{I}{I_0} \right) \tag{4.37}$$

donde I es la intensidad del sonido e $I_0 = 10^{-12}$ W/m^2 es una intensidad de referencia, que corresponde al mínimo de intensidad para un sonido audible. La Tabla 4.3 presenta valores típicos de intensidad y nivel de intensidad para distintos sonidos.

EJEMPLO 10
A 20 m de distancia, el sonido emitido por una fuente que irradia uniformemente es 60 *db*. ¿A qué distancia de la fuente el sonido será apenas perceptible, suponiendo que la absorción por el aire es despreciable?

SOLUCIÓN
La intensidad de un sonido se expresa en W/m^2. Para una fuente que irradia uniformemente en todas direcciones, la intensidad del sonido cae con el inverso del cuadrado de la distancia. Así:

$$\frac{I(r_1)}{I(r_2)} = \frac{r_2^2}{r_1^2}$$

Tabla 4.3: Sonidos típicos y sus intensidades.

Nivel (db)	*Intensidad* (W/m^2)	*Sonido*
0	10^{-12}	umbral de audición
20	10^{-10}	murmullo (a 1 m de distancia)
50	10^{-7}	oficina promedio
70	10^{-5}	oficina ruidosa
80	10^{-4}	interior de auto en medio del tráfico
100	10^{-2}	taller mecánico
140	10^{2}	turbina de avión (a 30 m de distancia)

En este caso $r_1 = 20$ m y r_2 es la distancia a determinar. $I(r_1)$ es la intensidad correspondiente a un nivel de 60 *db*, e $I(r_2)$ es la correspondiente al nivel de umbral de audición, esto es, 0 *db* ó 10^{-12} W/m^2. De acuerdo con la ecuación 4.37, 60 *db* corresponde a una intensidad $I(r_1) = 10^{-6}$ W/m^2. Reemplazando los valores correspondientes, se tiene:

$$r_2 = r_1\sqrt{\frac{I(r_1)}{I(r_2)}} = 20\sqrt{\frac{10^{-6}}{10^{-12}}} = 20 \text{ km}$$

4.16. Ejercicios

1. Las típicas frecuencias de vibración de los átomos en un sólido son del orden de 10^{13} Hz. Imagine que los átomos están unidos unos a otros por "resortes". Suponga que un átomo de plata en un sólido vibra con esta frecuencia, mientras los otros átomos están en reposo. Calcule la constante elástica equivalente para este caso (un mol de plata tiene una masa de 108 g y contiene $6{,}02 \cdot 10^{23}$ átomos).

2. Un resorte de masa despreciable y constante elástica 19 N/m cuelga verticalmente. Un cuerpo de masa 0,2 kg es unido al extremo libre del resorte y luego se le suelta. Suponiendo que el resorte no está inicialmente comprimido ni estirado y que el movimiento de la masa unida al resorte es el de un MAS, al soltar el cuerpo desde el reposo:

a) ¿Cuánto más abajo de la posición inicial llega el cuerpo unido al resorte?

b) Encuentre la frecuencia de oscilación.

c) Encuentre la amplitud máxima de oscilación.

3. ¿Cuál es el largo de un péndulo simple que marca segundos completando una oscilación completa en 2 s?

4. ¿Cuál es la velocidad de propagación de ondas transversales en una cuerda de 2 m de largo y masa 60 g, sometida a una tensión de 100 N?

5. El acero soporta un esfuerzo máximo de tensión igual a $7{,}8 \cdot 10^8$ N/m^2. La densidad del acero es 7800 kg/m^3. A partir de esta información, determine la máxima velocidad posible para ondas transversales en un cable de acero.

6. Una cuerda de 125 cm de largo, de masa 2 g, está sometida a una tensión de 7 N. Si la cuerda está fija en ambos extremos:

a) ¿Cuál es la velocidad de propagación de ondas transversales en la cuerda?

b) ¿Cuál es la frecuencia del modo estacionario de más baja frecuencia que puede excitarse en la cuerda en estas condiciones?

7. Se usa ultrasonidos de frecuencia 4.5 MHz para examinar tumores localizados en tejido blando.

a) ¿Cuál es la longitud de onda del ultrasonido en aire?

b) Si la velocidad de propagación del sonido en el tejido blando es 1500 m/s, ¿cuál es la longitud de onda del mismo ultrasonido en este medio?

8. ¿Cuál debe ser la mínima frecuencia posible para una onda sonora, tal que al entrar a un tubo recto de largo 1,2 m, que está cerrado al otro extremo, la onda sonora tiene un mínimo de amplitud en el extremo cerrado del tubo? ¿Cómo cambia el resultado si el otro extremo del tubo está también abierto?

9. Una nota musical de frecuencia 300 Hz tiene una intensidad de 1 mW/m^2. ¿Cuál es la amplitud de las oscilaciones causadas en el aire al propagarse este sonido?

10. El nivel de intensidad de un cierto sonido aumenta en 30 db.

a) ¿En cuánto aumenta la intensidad del sonido?

b) ¿En cuánto aumenta la amplitud de la onda sonora?

11. Un vendedor de sistemas de audio asegura que el equipo que vende tiene una potencia sonora máxima de salida de 120 W. Al hacer una prueba con un conjunto de parlantes que simulan la emisión de una fuente puntual de sonido, un potencial cliente encuentra que, con el equipo a máximo volumen, puede acercarse hasta una distancia de 1,2 m antes de que la intensidad del sonido empiece a producir malestar en sus oídos. ¿Tiene razón el vendedor al publicitar las características de su producto?

12. Si dos ondas sonoras, una en aire y la otra en agua, tienen igual intensidad, ¿cuál es el cuociente entre sus amplitudes de onda? Si ahora las amplitudes son iguales, ¿cuál es el cuociente entre sus intensidades?

13. El sonido de una bocina que produce una señal de 100 Hz es apenas audible a 10 km de distancia. ¿A qué distancia de la bocina el sonido producirá una sensación dolorosa en los oídos?

14. En cierto fluido, una onda sonora es reflejada por una barrera, formándose ondas estacionarias. La distancia entre nodos de la onda es 3,8 cm y su velocidad de propagación es 1500 m/s. ¿Cuál es la frecuencia del sonido?

15. La cuerda correspondiente a la nota La (440 Hz) de un violín está ligeramente desafinada. Al tocarla simultáneamente con un diapasón, cuya frecuencia es exactamente la nota La, se percibe un batido de 4 beats/s. ¿En qué frecuencia vibra la cuerda del violín?

16. Una pieza metálica de acero está en contacto con la rodilla de una persona. Calcule la intensidad y amplitud de ondas sonoras reflejadas en la interfaz y trasmitida hacia el hueso de la rodilla. La impedancia acústica del acero es $4,7 \cdot 10^5$ kg/m^2 s.

CAPÍTULO V

TERMODINÁMICA I

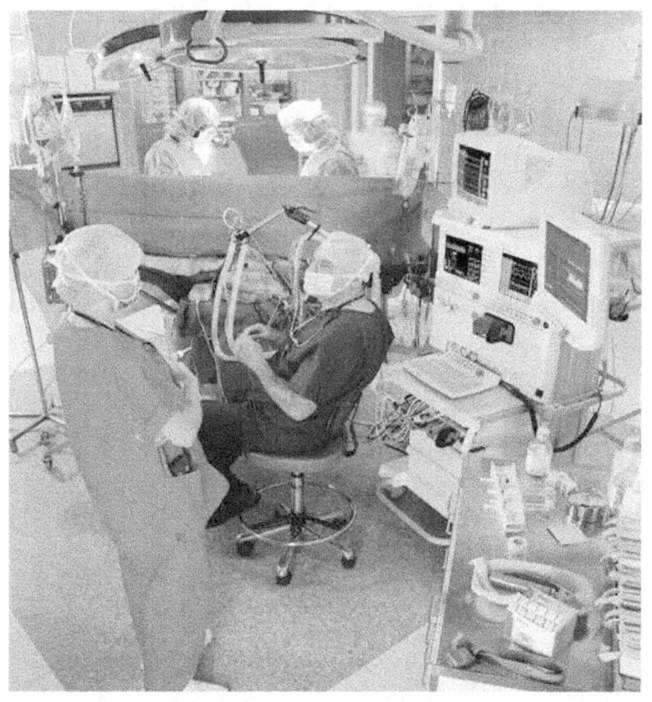

Figura 5.1: Anestesistas, equipo de anestesia y cirujanos. Foto cortesía de Mrs. Jennifer Delapp, Datex-Ohmeda, Inc., Madison, Wisconsin, USA.

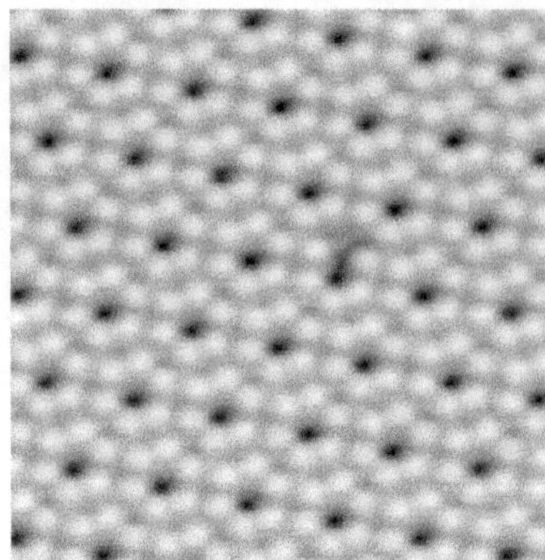

Figura 5.2: Átomos ordenados en la superficie de un cristal de silicio puro.

La Figura 5.1 muestra un moderno equipo de anestesia en un pabellón quirúrgico. A la izquierda está uno de los cirujanos, y al centro el anestesista, quien es responsable de la vigilancia del paciente y del equipo de anestesia. La paciente, al centro y atrás, tiene un tubo endotraqueal conectado al equipo. Este último se encarga de bombear hacia los pulmones de la paciente una mezcla de oxígeno, nitrógeno, vapor de agua y gases anestésicos. La vida de la paciente depende, segundo a segundo, de la exactitud de esta mezcla de gases.

5.1. Temperatura, calor y gases

5.1.1. Concepto de temperatura

La temperatura de un objeto es el indicador de la energía cinética media de sus átomos y moléculas. La temperatura más baja en el universo es cero Kelvin, abreviado 0,0 K (se usa K y no °K). También se le llama "cero absoluto", porque en ese estado los átomos y moléculas están completamente inmóviles. La temperatura más baja que se ha logrado en laboratorio es de $2{,}0 \cdot 10^{-8}$ K. En el otro extremo, en la creación del universo, el Big Bang, se cree que la temperatura fue de unos ¡¡10^{39} K!!

5.1.2. Medición y escalas de la temperatura

Cuando los objetos aumentan su temperatura, aumentan también de volumen (vea "expansión térmica", más adelante en este capítulo). Este es el principio que se usa en el *termómetro de gas*, donde, a mayor temperatura, mayor es el volumen del gas. Pero, ¿cómo calibrar el termómetro de gas? Dentro de una *celda triple punto de agua*, en condiciones muy controladas, coexisten hielo, agua líquida y vapor de agua. Esto ocurre a una temperatura única en la naturaleza: 273,15 K.

No es fácil medir temperaturas con un termómetro (del griego *thermos*, temperatura, *metro*, medir) de gas. En realidad, sólo se usa para medir la temperatura de un grupo bien específico de fenómenos físicos (ver Tabla 5.1). Estas medidas luego se usan para calibrar los termómetros de uso práctico.

En la Tabla 5.1 hemos introducido la escala Celsius, antes llamada escala de grados centígrados. El grado Celsius (°C) tiene el mismo tamaño que un grado en la escala Kelvin (K). En adelante aplicaremos la convención internacional de usar la letra T para representar la temperatura en Kelvin, y el símbolo T_c para referirnos a grados Celsius. La ecuación 5.1 muestra la equivalencia de T y T_c:

$$T_c = T - 273{,}15 \tag{5.1}$$

Tabla 5.1: Algunos puntos primarios en la escala internacional de temperatura.

Substancia	Estado	Temperatura (K)	Temperatura (°C)
Hidrógeno	punto triple	13,81	−259,34
Hidrógeno	punto de ebullición	20,28	−252,87
Oxígeno	punto triple	54,361	−218,789
Argón	punto triple	83,798	−189,352
Agua	punto de ebullición	373,15	100,0
Zinc	punto de fusión	692,664	419,514
Oro	punto de fusión	1337,58	1064,43

Datos basados en Halliday et al. (1993).

5.1.3. Expansión térmica

La espectacular fotografía de la Figura 5.2 muestra átomos de silicio como sólido cristalino. En los sólidos, las fuerzas intermoleculares mantienen las moléculas unas junto a otras. Sin embargo, a medida que agregamos calor a un sólido, las moléculas de éste aumentan su energía cinética y comienzan a vibrar en su sitio. Esto hace aumentar un poco las distancias intermoleculares, y el sólido se expande.

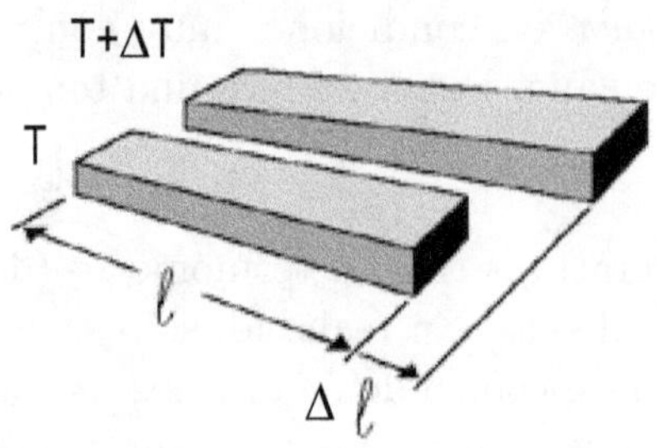

Figura 5.3: Expansión térmica de una barra de material sólido.

$$\Delta L = L\alpha\Delta T \tag{5.2}$$

La ecuación 5.2 y la Figura 5.3 muestran que el cambio de longitud de un sólido ΔL equivale a la longitud original de éste, L, multiplicada por el cambio de temperatura, ΔT, y por una constante, α, que es el *coeficiente de expansión lineal* (en K^{-1}).

EJEMPLO 1

El puente de ferrocarril sobre el río Bío-Bío, en Concepción, fue construido de acero ($\alpha = 11{,}0 \cdot 10^{-6} K^{-1}$) en 1888. Tiene 2000 m de largo a la temperatura de 0,0 °C. ¿Cuánto se expande el puente en un día de verano, cuando la temperatura local llega a 27 °C?

SOLUCIÓN

Aplicamos la ecuación 5.2:

$$\Delta L = L\alpha\Delta T$$

Sustituimos valores:

$$\Delta L = 2000\text{m} \cdot 11{,}0 \cdot 10^{-6} K^{-1} \cdot (T_{\text{inicial}} - T_{\text{final}})$$

Como los grados centígrados y Kelvin tienen el mismo tamaño, no necesitamos transformar °C a K para calcular $\Delta T = 27 - 0 = 27$ K

RESPUESTA

$$\begin{aligned} \Delta L &= 2000\,\text{m} \cdot 11{,}0 \cdot 10^{-6} \cdot 27 \\ \Delta L &= 0{,}594\,\text{m (es decir, ¡59,4 cm!)} \end{aligned}$$

COMENTARIO

La próxima vez que vea un puente, acérquese y observe sus extremos. Verá que los ingenieros dejan una separación de varios centímetros entre el metal de la estructura y el borde de concreto por el lado de la orilla, para acomodar la expansión térmica.

Es importante observar que ΔT no siempre es positiva. Cuando un cuerpo se enfría, es decir, su temperatura final es menor que la temperatura inicial, entonces el valor de ΔT resulta negativo, de modo que al aplicar la ecuación 5.2 se obtiene un ΔL negativo. Esto no es una contradicción, porque así como la materia se expande con el calor, también se contrae cuando se enfría.

La expansión térmica no es un fenómeno exclusivo de los sólidos. Los líquidos y los gases también se expanden. Veremos lo que sucede con los gases más adelante en este capítulo. El volumen de los líquidos también aumenta cuando éstos se calientan. Vea la siguiente ecuación:

$$\Delta V = V\beta\Delta T \tag{5.3}$$

donde ΔV = cambio de volumen del líquido (m^3), V = volumen inicial, β = coeficiente de expansión volumétrica (K^{-1}), y ΔT = cambio de temperatura (temperatura final menos temperatura inicial, K). La expansión térmica de volumen de un líquido es precisamente lo que ocurre cuando tomamos la temperatura de una persona con el clásico termómetro de mercurio.

5.1.4. Concepto de calor

Hasta 1774, las personas ilustradas pensaban que el calor era un fluido llamado *flogisto*, que pasaba de los objetos calientes a los objetos fríos, es decir, de los cuerpos con mucho flogisto hacia aquellos que contenían menos. Ese año, Antoine Laurent Lavoisier puso un poco de mercurio en un envase sellado, y lo calentó durante 12 días. Al cabo de ese tiempo, el mercurio se había transformado en un polvo rojo (que hoy llamamos óxido de mercurio). Con este experimento, Lavoisier no sólo intuyó la existencia del gas que él llamó oxígeno, sino que, al ver que el peso del recipiente y de su contenido no habían cambiado, estableció que el flogisto no existía.

Hoy sabemos que *calor es energía que fluye entre un sistema y el ambiente que lo circunda, gracias a una diferencia (o gradiente) de temperatura que existe*

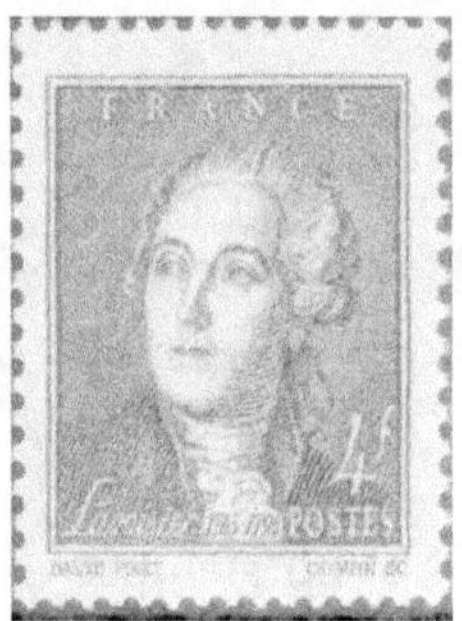

Antoine Lavoisier (1743-1794).

entre ellos. Si usted va ahora al refrigerador y sostiene con la mano una lata de refresco helado, siente frío en la mano porque el calor es transferido rápidamente desde su piel ($35\ ^\circ\text{C} = 308{,}15\ \text{K}$) hacia la lata ($-4\ ^\circ\text{C} = 269{,}15\ \text{K}$). En este simple ejemplo, su mano es el sistema y la lata de refresco es el ambiente.

5.1.5. Midiendo unidades de calor

El calor es, por lo tanto, una forma de energía, y su unidad en el Sistema Internacional es el Joule o julio, que se abrevia J. La Tabla 5.2 muestra la equivalencia del Joule con otras unidades de energía calórica. La abreviatura más usada para denotar calor es la letra Q.

Tabla 5.2: Equivalencias de diversas unidades de energía calórica.

Unidad de calor	Equivale a	Equivale a	Equivale a
1 Joule	1 J	0,239 cal	$9{,}48 \cdot 10^{-4}$ Btu
1 Btu	1055,4 J	252,0 cal	
1 cal	$3{,}97 \cdot 10^{-4}$ Btu	4,19 J	
1 Cal	$1 \cdot 10^{3}$ cal	4190,0 J	3,97 Btu

5.1.6. Transferencia de calor

Cuando la superficie de piel humana se expone al aire ambiente, ocurre una transferencia de calor Q_S [W m^{-2}] desde el cuerpo hacia el aire, ya que el cuerpo generalmente está a mayor temperatura ($36{,}5\ ^\circ\text{C}$) que el aire circundante ($18\ ^\circ\text{C}$). En esta sección nos concentraremos solamente en la transferencia de calor entre un cuerpo humano vivo y el ambiente.[1] En este contexto, el calor se puede transmitir de tres formas: convección, radiación y evaporación (ver Figura 5.4).

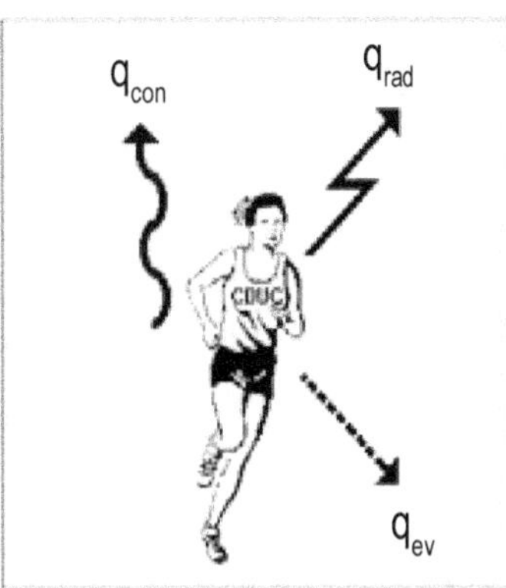

Figura 5.4: El cuerpo humano pierde calor por tres vías: convección, radiación y evaporación.

El *calor transferido por convección* es el resultado del ascenso por pérdida de densidad del aire circundante al cuerpo, que aumenta su temperatura al contacto con éste. El calor transferido por convección (q_{con}, W m^{-2}) es proporcional a la diferencia de temperatura o gradiente entre la piel y el aire, en la siguiente forma:

$$q_{con} = 2{,}44(T_S - T_{AIRE})^{1,25} \qquad (5.4)$$

Donde 2,44 y el exponente 1,25 son constantes adimensionales; T_S y T_{AIRE} son las temperaturas de la piel y del aire, respectivamente en Kelvin [K].

El *calor transferido por radiación* es aquel que migra de la piel al aire y otros cuerpos circundantes en forma de radiación electromagnética, no visible, de gran longitud de onda (ver capítulo 11). También es proporcional a la diferencia de temperatura o gradiente entre la piel y el aire, en la siguiente forma:

$$q_{rad} = \epsilon\sigma(T_S^4 - T_{AIRE}^4) \qquad (5.5)$$

donde ϵ = emisividad de la piel [= 0,98, adimensional]; σ = constante de Stefan-Boltzmann [$5{,}67 \cdot 10^{-8}$W m^{-2}K^{-4}]; T_S y T_{AIRE} son las temperaturas de la piel y del aire, respectivamente [K].

---

[1]Wilson y Spence (1988)

El *calor transferido por evaporación*, sin que haya sudoración visible sobre la piel, no sólo es proporcional a la diferencia de temperatura entre la piel y el aire, sino que decrece con la mayor humedad relativa del aire:

$$q_{ev} = 9{,}66 \cdot 10^{-8}(T_S - T_{AIRE})^{0,25}(10^{0,0265T_S} - RH \cdot 10^{0,0265T_{AIRE}}) \qquad (5.6)$$

donde RH = humedad relativa del aire, un término adimensional cuyos valores están en el rango $0 \le RH \le 1$. Con respecto a T_S y T_{AIRE}, tienen el mismo significado que en las ecuaciones 5.4 y 5.5.

En estas circunstancias, Q_S es igual a la suma de las energías calóricas transferidas por convección (q_{conv}), radiación (q_{rad}) y evaporación (q_{ev}):

$$Q_S = q_{con} + q_{rad} + q_{ev} \qquad (5.7)$$

EJEMPLO 2

Una persona de 1,75 m y 70 kg de masa está parada, sin ropa, en un campo nudista. La temperatura ambiental es de 20 °C, con una humedad relativa de 0,40, y sin viento. Pese a las circunstancias, la piel de esta persona está seca, y tiene una temperatura superficial de 35, 5 °C. Calcule
(a) la tasa de transferencia de calor por unidad de superficie Q_S en $W \times m^{-2}$.
(b) Cuántas calorías pierde una persona en estas circunstancias cada 24 horas.

(a) Calculando Q_S en $W\,m^{-2}$:

[i]

$$q_{con} = 2{,}44(T_S - T_{AIRE})^{1,25}$$

Observe que la ecuación anterior es empírica.[2] No utiliza unidades de medida internas.

$$\begin{aligned}
q_{con} &= 2{,}44(15{,}5)^{1,25} \\
q_{con} &= 75{,}04 \; W \cdot m^{-2}
\end{aligned}$$

---

[2]Una ecuación es empírica cuando es producto exclusivo de investigación experimental, sin teoría.

[ii]

$$\begin{aligned} q_{rad} &= \epsilon\sigma(T_S^4 - T_{AIRE}^4) \\ &= \epsilon\sigma(308{,}65^4 - 293{,}15^4) \\ &= 0{,}98\,[5{,}67 \cdot 10^{-8} \text{ W m}^{-2}\text{K}^{-4}](1{,}69 \cdot 10^9 \text{ K}^4) \\ &= 93{,}91 \text{ W m}^{-2} \end{aligned}$$

[iii]

$$\begin{aligned} q_{ev} &= 9{,}66 \cdot 10^{-8}(T_S - T_{AIRE})^{0{,}25}(10^{0{,}0265 T_S} - RH \cdot 10^{0{,}0265 T_{AIRE}}) \\ &= 9{,}66 \cdot 10^{-8}(15{,}5)^{0{,}25}(10^{0{,}0265 \cdot 308{,}65} - 0{,}4 \cdot 10^{0{,}0265 \cdot 293{,}15}) \\ &= 9{,}66 \cdot 10^{-8}(1{,}98)(1{,}51 \cdot 10^8 - 2{,}34 \cdot 10^7) \\ &= 9{,}66 \cdot 10^{-8} \cdot 1{,}98 \cdot 1{,}28 \cdot 10^8 \\ &= 24{,}4 \text{ W m}^{-2} \end{aligned}$$

[iv] Aplicamos la ecuación 5.7:

$$\begin{aligned} Q_S &= 75{,}04 + 93{,}91 + 24{,}4 \text{ W m}^{-2} \\ &= 193{,}35 \text{ W m}^{-2} \end{aligned}$$

que es la tasa de transferencia de calor por unidad de superficie.

(b) Para calcular cuántas calorías pierde una persona en estas circunstancias cada 24 horas:

[i] Calcular cuántos Joules de energía se pierden por transferencia de calor al ambiente en 24 horas:

$$\begin{aligned} Q_S &= 193{,}35 \text{ W m}^{-2} = 193{,}35 \text{ J s}^{-1}\text{m}^{-2} \\ &= 193{,}35\,J \cdot \text{s}^{-1}\text{m}^{-2} \cdot (60 \text{ s min}^{-1}) \cdot (60 \text{ min hr}^{-1}) \cdot (24 \text{ hr día}^{-1}) \\ Q &= 1{,}67 \cdot 10^7 \text{ J día}^{-1}\text{m}^{-2} \end{aligned}$$

[ii] Transformar Joules a calorías ($1\,Cal = 1000\,cal$):

$$\begin{aligned} Q &= 1{,}67 \cdot 10^7 \text{ J día}^{-1}\text{m}^{-2}/4190 \text{ J } Cal^{-1} \\ &= 3986{,}9\,Cal \cdot \text{día}^{-1}\text{m}^{-2} \end{aligned}$$

[iii] Calcular la pérdida real en 24 horas: la superficie corporal S de un adulto [cm^2] se calcula a partir del peso P [kg] y de la talla T [cm] mediante la ecuación:

$$\begin{aligned}
S &= P^{0,425} \cdot T^{0,725} \cdot 71{,}84 \\
S &= 70^{0,425} \cdot 175^{0,725} \cdot 71{,}84 = 18481{,}4 \text{ cm}^2 \\
S &= 1{,}8481 \text{ m}^2
\end{aligned}$$

$$\begin{aligned}
Q &= 3986{,}9 \; Cal \cdot \text{día}^{-1}\text{m}^{-2} \cdot 1{,}8481 \text{ m}^2 \\
Q &= 7368{,}18 \; Cal \cdot \text{día}^{-1}
\end{aligned}$$

Esto es tres veces el gasto calórico que tendría la persona si estuviera abrigada y en reposo.

5.1.7.   Transferencia de calor entre un cadáver y el ambiente

En los seres humanos, en condiciones normales, el calor generado por el cuerpo humano equilibra el calor transferido al ambiente, de tal modo que la temperatura corporal (rectal) se mantiene constante en 37,0 °C.

Sin embargo, cuando una persona fallece, las funciones metabólicas capaces de general calor (tono muscular, bomba de Na^+K^+) cesan casi de inmediato, y la transferencia de calor del cuerpo al ambiente ocasiona un progresivo descenso de la temperatura del cadáver.

EJEMPLO 3

La madrugada del 2 de septiembre de 1997, un escritor de 58 años es encontrado muerto por su ama de llaves. El cadáver estaba en una silla, reclinado sobre una mesa de escritorio, con un hacha de 18 kg de masa y un filo de 15 cm de largo profundamente incrustada en el cuerpo calloso del encéfalo del desafortunado escritor. Usted acude por petición del juez a estimar la hora del deceso, acción que usted realiza a las 5 de la madrugada de ese día.

[i] La temperatura ambiental (T_A) es constante, de 20 °C. La temperatura rectal del cadáver (T_X) es de 28 °C al momento de examinarlo por primera vez.

[ii] En estos casos, en general se cumple que el enfriamiento de un cadáver depende de una función exponencial de exponente negativo, donde las variables

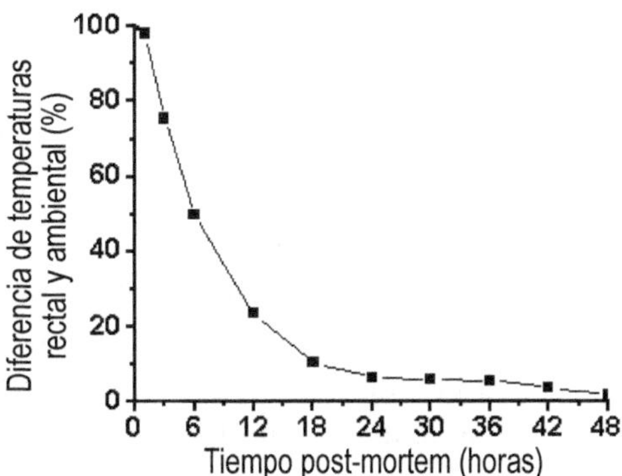

Figura 5.5: Disminución gradual de la diferencia porcentual entre la temperatura rectal de un occiso y la temperatura ambiental. En la primera hora post mortem prácticamente no hay caída de la temperatura rectal. Recalculado de Simpson, 1979.

son: el tiempo transcurrido desde el fallecimiento (t, horas), la temperatura ambiental (T_A, °C) y la constante (k, hr^{-1}). Vea las Figuras 5.5 y 5.6, y la ecuación 5.8.

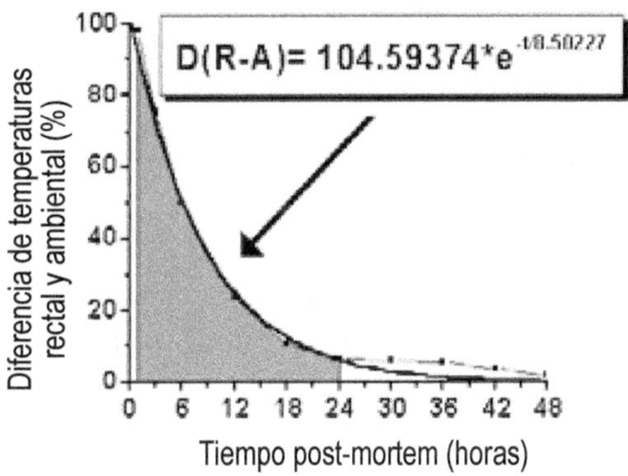

Figura 5.6: Estimación exponencial de los datos de la figura anterior, válida para el lapso de 1 a 24 horas (estadística: r= 0,9967, Chi cuadrado= 11,18).

$$DRA = 104{,}59374e^{-t/8{,}50227} \tag{5.8}$$

donde los números 104,59374 y 1/8,50227 provienen de la regresión estadística exponencial (de exponente negativo) de los datos que originalmente muestran cómo se va enfriando un cadáver humano (Figura 5.5), partiendo con el cien por ciento de la diferencia entre temperaturas rectal y ambiental, hasta que finalmente esta diferencia tiende a cero. Específicamente, el número 104,59374 es el punto en que esta función de enfriamiento cruza el eje "Y" a tiempo cero. El lector observará que este número es algo superior a cien (en vez de ser exactamente igual a cien). Esto se debe a que la regresión estadística no es perfecta. Ahora bien, el otro número presente en la ecuación 5.8, 1/8,50227, es una fracción que representa la constante porcentual de enfriamiento de un cadáver humano (k, hr^{-1}). El término t representa el tiempo transcurrido desde el fallecimiento hasta el momento en que usted toma la temperatura rectal (t, horas).

[iii] Considerando, en el ejemplo actual, que la temperatura ambiental es de 20 °C, y que la temperatura de la persona en el momento del fallecimiento era 37 °C, entonces el cien por ciento de la diferencia rectal-ambiental (DRA) era de 17°C al momento del fallecimiento. Ahora, en el momento en que usted examina al occiso, la DRA es de 8 °C, equivalente al 47,0588 por ciento de la DRA inicial.

$$47{,}0587 = 104{,}5937e^{-t/8{,}50227} \tag{5.9}$$

$$\frac{47{,}0587}{104{,}5937} = e^{-t/8{,}50227} \tag{5.10}$$

$$\ln\left\{\frac{47{,}0587}{104{,}5937}\right\} = \ln\left(e^{-t/8{,}50227}\right) \tag{5.11}$$

[iv] Ahora despejamos (t) de la ecuación para obtener el número de horas previas a las 5 de la madrugada del 2 de septiembre, en que el occiso tuvo una temperatura rectal de 37 °C por última vez.

$$t = 0{,}7986 \cdot 8{,}50227 \text{ hr} \tag{5.12}$$

Ahora calculamos t con decimales:

$$t = 6{,}7899 \text{ hr} \tag{5.13}$$

Y finalmente calculamos t con minutos y segundos:

$$t = 6 \text{ horas con } 47 \text{ minutos} \tag{5.14}$$

RESPUESTA

El escritor falleció 6 horas con 47 minutos antes del momento en que usted tomó la temperatura del occiso (las 5 de la madrugada del 2 de septiembre). Podemos entonces informar al juez que el fallecimiento habría ocurrido aproximadamente a las 22 horas con 13 minutos del 1 de septiembre.

En general, la temperatura de un cadáver sirve para estimar la hora del deceso solo durante las primeras 18 horas desde el momento del fallecimiento. Aunque este ejemplo ayude al lector a entender la física del enfriamiento del cuerpo, se debe tener presente que el cálculo de la hora estimada de fallecimiento es un privilegio exclusivo del médico legista, cuyo criterio y experiencia siempre tendrán más valor que un cálculo matemático.

Hecha esta aclaración, y volviendo a la Figura 5.6, ésta muestra la progresiva disminución de la diferencia entre la temperatura rectal de un occiso y la temperatura ambiental. Precisamente, durante las primeras 18-24 horas, la disminución de la diferencia rectal-ambiental puede ajustarse en forma suficientemente precisa a una ecuación exponencial de exponente negativo.

La función exponencial de exponente negativo utilizada aquí para estudiar el enfriamiento de un cadáver es uno de los miles de ejemplos del uso de este tipo de funciones matemáticas en la naturaleza. Ecuaciones como éstas se usan para caracterizar fenómenos tan disímiles como la descarga de un capacitor (ver capítulos de electrónica, más adelante), la desintegración del carbono-14 (arqueología) y la eliminación de medicamentos desde los fluidos corporales.

5.1.8.   Calor, trabajo y energía interna de un sistema

A estas alturas, el lector se imaginará que el calor (Q) es una forma de energía que puede "guardarse" dentro de la materia. No es así. Lo que sucede es que la materia que forma un sistema tiene una cierta cantidad de *energía interna*, relacionada íntimamente con la energía cinética de sus moléculas. El calor es una de las dos formas como un sistema puede transferir parte de su energía interna al ambiente. También es una manera de que el ambiente transfiera parte de su propia energía interna al sistema.

El otro modo de cambiar la energía interna de un sistema es el *trabajo* (W), es decir, la capacidad de ejercer una fuerza por una distancia determinada. Sin embargo, los sólidos y los líquidos trabajan muy poco.

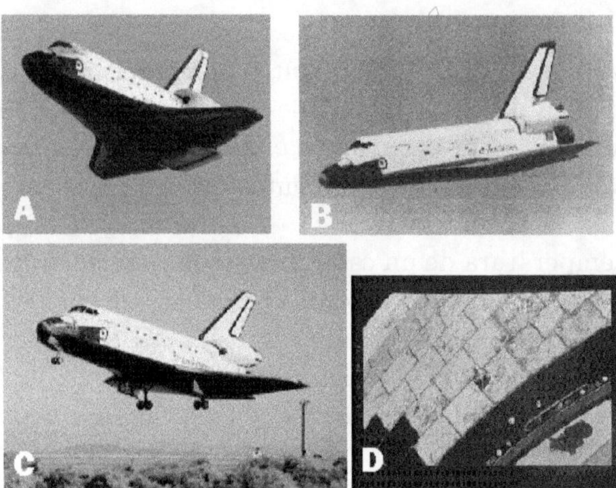

Figura 5.7: El Space Shuttle. A) Reingresando en la atmósfera con su cara inferior al rojo. B) Planeando mientras desciende. (C) Aterrizando, con su cara inferior a temperatura ambiental. (D) En el taller, con los ladrillos aislantes de la cara inferior dañados por el calor.

La Figura 5.7 muestra al Space Shuttle, o transbordador espacial, con su cara inferior a 2.000 °C durante su reingreso en la atmósfera, y a 20 °C al aterrizar. Sin embargo, a ningún ingeniero se le ocurriría aprovechar la fuerza generada por la expansión térmica del transbordador (causada por un cambio de energía interna) a lo largo de algunos milímetros para producir algún trabajo útil. Lo mismo pasa con los líquidos.

La Figura 5.8 muestra un submarino atómico de la clase George Washington. Durante una travesía de dos meses sumergido (tiempo que aguantan los 112 tripulantes sin volverse locos), el submarino puede ir desde Isla de los Osos (temperatura del agua $= -3,0$ °C $= 270.15$ K) hasta Hawai (temperatura del agua $= 25$ °C $= 298.15$ K). Los miles de toneladas de agua de lastre del submarino aumentan su energía interna absorbiendo calor, y sufren expansión térmica, pero el trabajo útil que realizan es despreciable.

El "buzo de saturación" (Figura 5.9) respira una mezcla de oxígeno y helio, ambos contenidos en tanques y en estado líquido. Cuando el O_2 y el He_2 pasan al estado gaseoso, como paso previo a ser respirados por el buzo, el volumen final de la mezcla depende de cuánto calor haya absorbido del ambiente (el agua de mar). Si no se toma en cuenta esto, la expansión de los gases haría estallar los pulmones del buzo. Así entonces, mientras los sólidos y los líquidos tienen un comportamiento fácilmente predecible al variar su energía interna (se dilatan o se contraen poco, y trabajan casi nada), los gases se dilatan

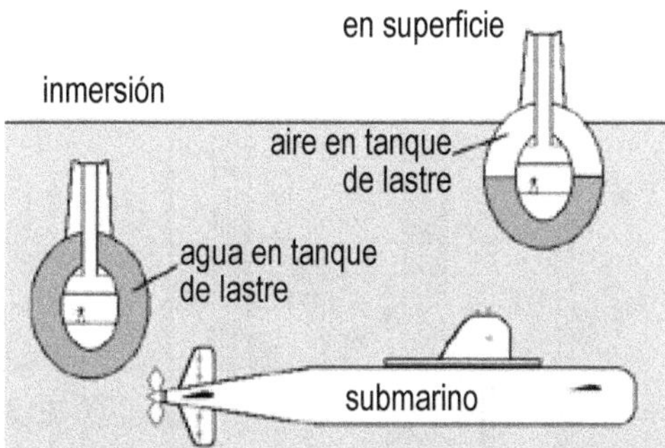

Figura 5.8: El lastre líquido (agua de mar) de un submarino casi no produce trabajo al cambiar su energía interna.

o se contraen mucho (cambian su volumen), y por lo tanto pueden producir enormes cantidades de trabajo útil. Por otro lado, si los gases están encerrados en un depósito que no los deja cambiar de volumen, entonces su presión cambia cuando se varía su energía interna. *Los gases, por lo tanto, necesitan de una ley especial.*

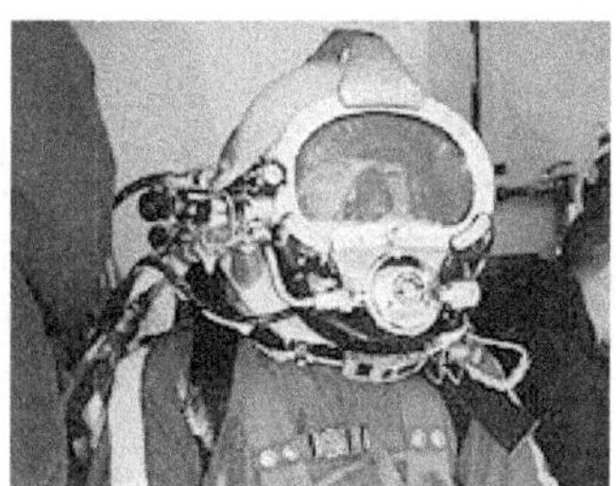

Figura 5.9: Buzo de saturación.

5.2. Teoría cinética de los gases

Si tomamos muestras de 1,407 mol de dos gases, y los confinamos en cajas de volumen idéntico, a la misma temperatura, encontraremos que las presiones de los diferentes gases son casi las mismas.

Múltiples experimentos (como los de las Figuras 5.10 y 5.11) establecieron que los gases diluidos obedecen la *ley del gas ideal*:

$$PV = nRT \tag{5.15}$$

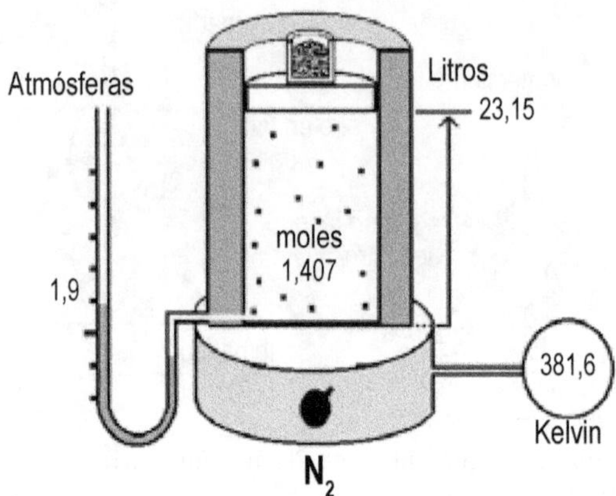

Figura 5.10: Dentro del cilindro hay 1,407 mol de nitrógeno, que ha sido llevado a 23,15 litros de volumen y mantenido a 381,6 K de temperatura. Como resultado, tiene una presión de 1,9 atmósferas.

donde: P = presión absoluta en atmósferas (atm); V = volumen en litros (l); n = número de moles; R = constante de los gases (ver ecuación 5.12); T = temperatura absoluta en Kelvin (K).

$$R = 8{,}31\frac{\text{J}}{n\text{K}} = 8{,}31 \cdot \text{J} \cdot n^{-1} \cdot \text{K}^{-1} \tag{5.16}$$

donde J = Joule. Observe que l atm en la ecuación 5.17, es decir, volumen por presión, representa energía o trabajo. Ya veremos más sobre esto.

$$R = 0{,}08207 \frac{\text{l atm}}{n\text{K}} = 0{,}08207 \cdot \text{l} \cdot \text{atm} \cdot n^{-1} \cdot \text{K}^{-1} \tag{5.17}$$

EJEMPLO 4

El proveedor de gases clínicos del Hospital Clínico entrega a usted un camión con 100 cilindros metálicos, cada uno con capacidad para 80 litros de oxígeno comprimido. El proveedor le asegura que ha colocado 357,143 moles de O_2 en cada uno de los cilindros, a una temperatura de 20 grados centígrados en la fábrica. Antes de ir a inspeccionar los tubos –y de pagar por ellos– usted envía al técnico de mantención a revisar el manómetro (medidor de presión) de cada uno de los tubos. Para estar seguro de que cada uno contiene 357,143 moles de O_2, ¿qué presión debe marcar el manómetro si la temperatura en el hospital es de 24 grados centígrados?

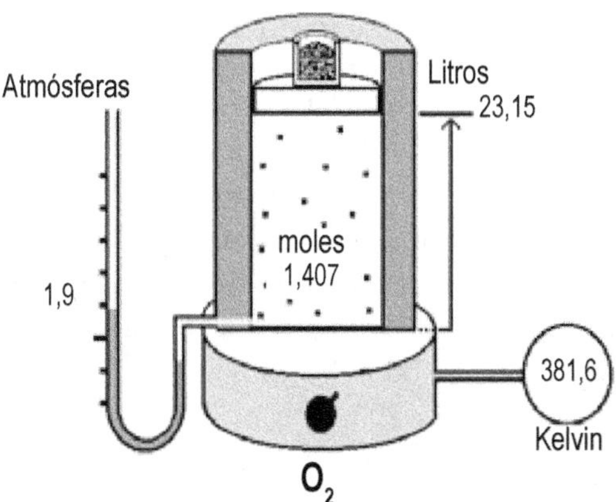

Figura 5.11: Dentro del contenedor hay 1,407 mol de oxígeno, que ha sido llevado a 23,15 litros de volumen y mantenido a 381,6 K de temperatura. Como resultado, tiene una presión de 1,9 atmósferas.

PROCEDIMIENTO

Aplicamos la ecuación 5.15:

$$PV = nRT$$
$$P = nRT/V$$

Sustituimos valores:

$$P = (357{,}143n)(0{,}08207 \text{ l atm } \text{n}^{-1}\text{K}^{-1})(297{,}15\text{K})/(80\text{l})$$

RESPUESTA

$$P = 108{,}87 \cdot \text{atm}$$

Al revisar los manómetros, el técnico del hospital comprueba que todos ellos tienen una presión de 108,87 atmósferas (más menos un 2 %). Con esto, usted puede concluir que, realmente, cada uno de los tubos contiene 357,143 moles de O$_2$.

COMENTARIO

Observe que usamos la temperatura del hospital y no la temperatura al envasar en la fábrica. ¿Por qué?

5.2.1. Gases trabajando en forma isotérmica

Supongamos que usted quiere conectar a un paciente a un respirador automático (Figura 5.12). Esta persona ha sufrido un distrés respiratorio del adulto (SDRA) después de casi ahogarse en una piscina. Usted necesita que el paciente respire oxígeno 100 % durante 2 días (el aire ambiente tiene sólo 20 % de O_2). En cada inspiración, el paciente debe recibir desde el tubo del respirador automático 750 ml (0,75 l) de O_2, a una presión manométrica de 10 cm de agua sobre la atmosférica (0,00968 atm + 1 atm = 1,00968 atm), y a una temperatura ambiente de 20 °C (293,15 K).

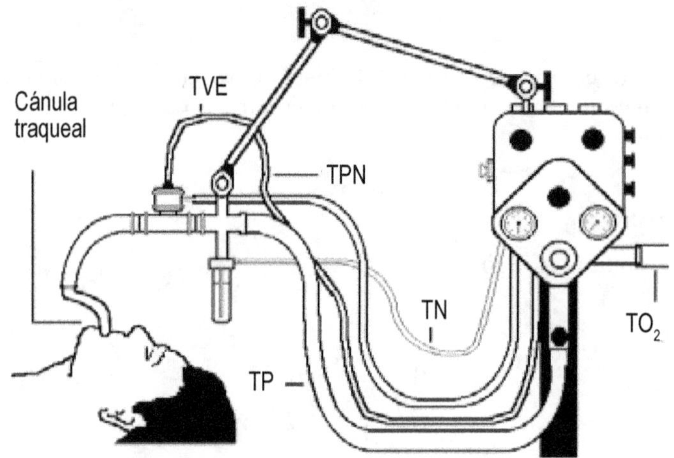

Figura 5.12: Respirador Puritan-Bennet PR2 conectado a un paciente. TO_2 = tubo conectado al oxígeno. TP = Tubo principal.

La primera pregunta es: ¿cuántos moles de O_2 recibe el paciente en cada inspiración?

Partiendo con la ecuación 5.15 del gas ideal:

$$PV = nRT$$
$$n = PV/RT$$

Sustituyendo: $n = (1{,}00968 \text{ atm})(0{,}75 \text{ l})/(0{,}08207 \text{ l atm}/n\text{K})(293{,}15 \text{ K})$

Respuesta: $n = 0{,}03148$ moles

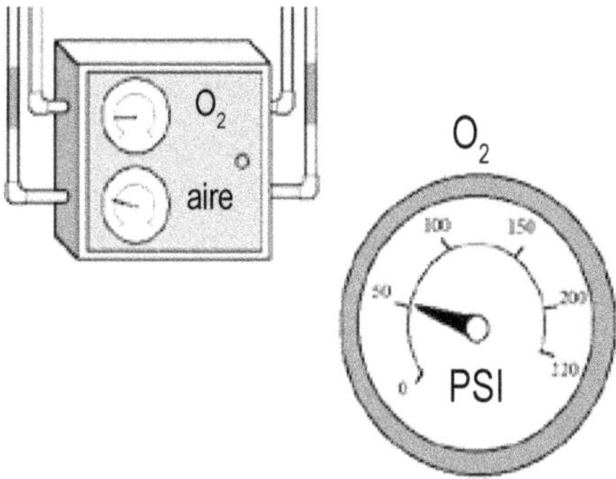

Figura 5.13: El manómetro de oxígeno del Hospital Clínico muestra una presión de 50 psi (= 3,4 atm).

Es decir, en cada inspiración, el tubo del respirador automático envía al paciente 0,03148 moles de oxígeno.

Por supuesto, el respirador automático de la Figura 5.12 extrae el oxígeno desde las tuberías del sistema centralizado de distribución de O_2 del Hospital Clínico. Si usted se acerca a ver los manómetros de esta tubería, colocados en las paredes de salas y pasillos (Figura 5.13), verá que la presión del oxígeno es de 50 psi (= 50 Libras-fuerza por pulgada cuadrada = 3,4 atm). Es decir, este oxígeno está "comprimido" a una presión casi tres y media veces superior a la presión atmosférica ambiente.

La siguiente pregunta es: ¿en cuánto volumen del oxígeno comprimido del sistema centralizado están contenidos los 0,03148 moles de O_2 que el paciente necesita en cada inspiración? Partiendo con la ecuación 5.15 del gas ideal:

$$PV = nRT$$
$$V = nRT/P$$

Sustituyendo $V = (0{,}03148n)(0{,}08207 \text{ l atm}/n\,\text{K})(293{,}15\,\text{K})/(3{,}4\,\text{atm})$

Respuesta: $V = 0{,}223$ L

Es decir, los 0,03148 moles de O_2 que el paciente necesita en cada inspiración están contenidos en apenas 0,223 L (223 mL) del oxígeno comprimido del sistema centralizado.

Esto de comprimir los gases a alta presión es muy práctico para almacenar grandes cantidades en poco volumen. Hay un solo problema. Los gases trabajan cada vez que cambian de volumen. Y trabajan mucho. La ecuación 5.18 muestra cuánto trabajan los gases al cambiar de volumen:

$$W = \int_{V_i}^{V_f} pdV \tag{5.18}$$

Sustituyendo en la presión según la ecuación 5.15, entonces tenemos:

$$W = \int_{V_i}^{V_f} \left\{ \frac{nRT}{V} \right\} dV \tag{5.19}$$

En las ecuaciones 5.18 y 5.19 : W = trabajo (Joules, etc), V_i = volumen inicial, V_f = volumen final, p = presión (atm). Los términos constantes (n y R) pueden sacarse de la integral. Como estamos hablando del trabajo realizado por un gas al cambiar de volumen en forma isotérmica, la temperatura T también puede sacarse fuera de la integral. Veamos:

$$W = nRT \int_{V_i}^{V_f} \left\{ \frac{1}{V} \right\} dV \tag{5.20}$$

Al integrar la ecuación 5.20 en forma habitual, obtenemos la ecuación 5.21, que es la que necesitamos:

$$W = nRT \ln \left\{ \frac{V_f}{V_i} \right\} \tag{5.21}$$

donde: ln = logaritmo natural (con base e). Continuando con el problema del paciente conectado al respirador automático, la siguiente pregunta es obvia: ¿cuánto trabajo realiza el oxígeno al expandirse en forma isotérmica desde $V_i = 0{,}223$ L (en la tubería del sistema centralizado) hasta $V_f = 0{,}750$ L (en el respirador automático conectado al paciente)?

Partiendo de la ecuación 5.21:

$$\begin{aligned} W &= nRT \cdot \ln \left\{ \frac{V_f}{V_i} \right\} \\[2mm] &= (0{,}03148)(0{,}08207 \text{ latm}/n\text{K})(293{,}15 \text{ K}) \cdot \ln \left\{ \frac{0{,}750 \text{ l}}{0{,}223 \text{ l}} \right\} \\[2mm] &= 0{,}918 \cdot \text{l} \cdot \text{atm} \end{aligned}$$

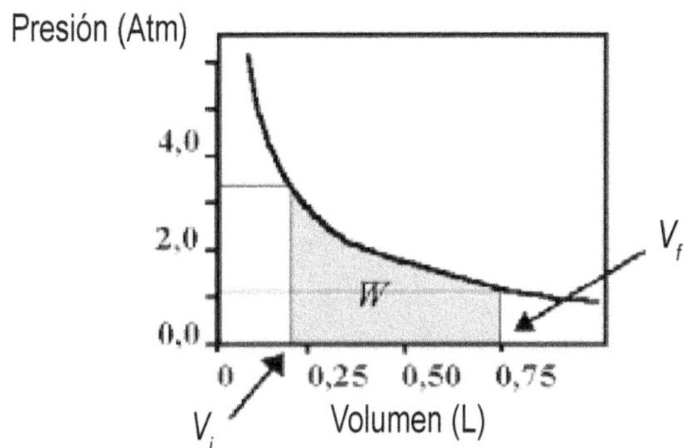

Figura 5.14: El área sombreada es el trabajo (W) realizado por el oxígeno.

Respuesta: $W = 93{,}014$ J (recuerde ahora que "1 atm" es una unidad de trabajo o de energía y 1[1 atm] $= 101{,}55$[J]).

Comentario: Como el oxígeno en este ejemplo se está expandiendo, el volumen final es mayor que el volumen inicial, o sea $V_f > V_i$. Por lo tanto, el cuociente $[\frac{V_f}{V_i}] > 1{,}0$ y el logaritmo natural de la ecuación 5.21 resultan positivos (el logaritmo de un número mayor que 1 es siempre positivo). Como resultado, el trabajo W será siempre positivo (> 0) cuando el gas se expande. Ver la Figura 5.14.

Convenciones sobre trabajo en condiciones isotérmicas y gases: Éstos son dos breves acuerdos, ambos muy importantes:

(a) Cuando, en condiciones isotérmicas, el trabajo W es un número positivo ($W > 0$), entonces el gas está ejerciendo o produciendo un trabajo. En la sección anterior vimos que, de acuerdo a la ecuación 5.21, $W > 0$ solamente cuando el gas está expandiendo su volumen, es decir, cuando $V_f > V_i$. Un ejemplo de ello es la expansión del oxígeno en el respirador automático del problema anterior.

(b) Cuando, en condiciones isotérmicas, el trabajo W es un número negativo ($W < 0$), entonces alguien o algo está ejerciendo un trabajo sobre el gas. De acuerdo a lo que vimos en la ecuación 5.21, $W < 0$ solamente cuando el gas está comprimiendo su volumen, es decir, cuando $V_f < V_i$.

5.3.   Ejercicios y problemas

1. ¿Qué es la temperatura de la materia?

Respuesta: La temperatura de la materia es un índice o indicador de la energía cinética media de sus moléculas.

2. Calcule la temperatura T (en Kelvin) para las siguientes temperaturas T_c en grados centígrados: 37,2 °C; 105,6 °C; 1111,3 °C.

3. Un cirujano traumatólogo inserta un clavo de osteosíntesis, de acero, que mide 20 cm de largo a 22 °C, dentro del fémur de un paciente, que está a 38,20 °C. ¿Cuál será la longitud del clavo una vez colocado? ($\alpha_{acero} = 11{,}0 \cdot 10^{-6} \cdot K^{-1}$).

[i] Aplicamos la ecuación 5.2:

$$\begin{aligned}
\Delta L &= L\alpha\Delta T \\
\Delta L &= L\alpha\Delta T = 20 \cdot cm \cdot 11 \cdot 10^{-6} K^{-1} \cdot (+18K) \\
\Delta L &= 0{,}00396 \cdot cm = 39{,}6 \cdot 10^{-6} \text{ m} = 39{,}6\mu m
\end{aligned}$$

[ii] Respuesta: La longitud del clavo una vez colocado es de 20,00396 cm.

4. Usted está a cargo de un servicio de anestesiología de un hospital. Cada mes se realizan 100 operaciones con anestesia general, en adultos que pesan un promedio de 70 kg, y que tienen un consumo medio de oxígeno de 250 ml por minuto por persona, a 37 °C y a 1 atmósfera de presión. Cada operación dura un promedio de dos horas. Las máquinas de anestesia general extraen el oxígeno desde cilindros de 10 litros de este gas comprimido a 120 *psi* (8,16 atmósferas) a 22 °C. ¿Cuántos moles de oxígeno necesita comprar su servicio al mes?

Respuesta:

[i] Consumo medio mensual (CMO_2) de oxígeno a 37 °C y a 1 atmósfera:

$$\begin{aligned}
CMO_2 &= 250 \text{ ml min}^{-1} \cdot 60 \text{ min} \cdot \text{hora}^{-1} \cdot 2 \text{ horas} \cdot \text{operación}^{-1} \\
&\quad \cdot 100 \text{ operaciones mes}^{-1} \\
CMO_2 &= 3 \cdot 106 \cdot \text{ml} \cdot \text{mes}^{-1} = 3000 \cdot 1 \cdot \text{mes}^{-1}
\end{aligned}$$

[ii] Estos tres mil litros de oxígeno (V_1) a 37 °C $(310,15\ \text{K} = T_1)$ y a 1 atmósfera de presión (P_1) debemos comprarlos comprimidos y más fríos a un volumen desconocido, que debemos calcular (V_2), a una temperatura de 22 °C $(295,15\ \text{K} = T_2)$ y a una presión de 8,18 atmósferas (P_2).

$$PV = nRT$$
$$n = \frac{PV}{RT}$$

Como el número de moles (n) es igual en condiciones "1" y en condiciones "2", entonces se cumple la igualdad:

$$\frac{P_1 V_1}{RT_1} = \frac{P_2 V_2}{RT_2}$$

Eliminamos R de ambos lados de la ecuación:

$$\frac{P_1 V_1}{T_1} = \frac{P_2 V_2}{T_2}$$

Despejamos V_2, que es lo que nos interesa calcular:

$$V_2 = \frac{P_1 V_1 T_2}{T_1 P_2} = \frac{1\,\text{atm} \cdot 3000\ \text{l} \cdot 295,15\ \text{K}}{310,15\ \text{K} \cdot 8,18\,\text{atm}}$$
$$V_2 = 349,01 \cdot \text{l}$$

[iii] Calculamos el número de moles n de los 349 l de oxígeno a 295,15 K y a 8,18 atm de presión:

$$n = \frac{P_2 V_2}{RT_2} = \frac{8,18\ \text{atm} \cdot 349\ \text{l}}{0,082\ [\frac{\text{atm}\cdot\text{l}}{n\cdot\text{K}}] \cdot 295,15\ \text{K}}$$
$$n = 117,95 \cdot moles$$

Respuesta: Debemos comprar 117,95 moles de oxígeno al mes.

5. Un buzo de la ciudad de Tomé, en el sur de Chile, ha estado extrayendo locos (abalones) a 33 metros de profundidad (presión = 4,2 atm) durante una

hora y media. Durante ese período, ha estado respirando el aire que le llega por una manguera, bombeado desde la superficie por su compañero, quien permanece en un bote. Mientras trabaja, en el torrente circulatorio (37,5 °C) del buzo se han formado trillones de burbujas microscópicas de nitrógeno, las que conforman un volumen total de apenas 5,5 ml de N_2.

Súbitamente, su compañero divisa en la superficie del mar las aletas dorsales de 24 orcas (ballenas asesinas). Muy asustado, tira de la cuerda de seguridad, y el buzo sube rápidamente a la superficie.

(a) Calcule el volumen que el nitrógeno ocupa ahora, en la superficie.

(b) A los pocos segundos de estar en la superficie, el buzo se queja de cefalea, y pierde el conocimiento. Lo llaman a usted por radio. ¿Cuál es su diagnóstico, y qué recomienda hacer?

(c) Conteste y explique su respuesta: ¿quién o qué hizo trabajo positivo al ascender a la superficie? ¿El nitrógeno o el buzo?

(a)

$$\begin{aligned} PV &= nRT \\ n &= \frac{PV}{RT} \end{aligned}$$

Como el número de moles (n) es igual en condiciones "1" y en condiciones "2", entonces se cumple la igualdad:

$$\frac{P_1 V_1}{RT_1} = \frac{P_2 V_2}{RT_2}$$

Eliminamos R y T_1 y T_2 de ambos lados de la ecuación:

$$\begin{aligned} T_1 &= T_2 = 37{,}5 \ °C = 310{,}65 \cdot K \\ \frac{P_1 \cdot V_1}{T_1} &= \frac{P_2 \cdot V_2}{T_2} \end{aligned}$$

Despejamos V_2, que es lo que nos interesa calcular:

$$V_2 = \frac{P_1 \cdot V_1}{P_2} = \frac{4{,}2 \cdot \mathrm{atm} \cdot 5{,}5 \cdot 10^{-3} \cdot \mathrm{L}}{1 \cdot \mathrm{atm}}$$

Respuesta: El volumen que ocupan las burbujas de nitrógeno al llegar a la superficie es de $V_2 = 0{,}0231 \cdot 1 = 23{,}1 \cdot$ ml.

(b) Diagnóstico: accidente de descompresión. Tratamiento: enviar al buzo a la cámara de descompresión más cercana (Hospital Naval de Talcahuano), para ser sometido a presión de 4,2 atmósferas de nuevo. Luego se irá lentamente reduciendo la presión a 1 atmósfera, para permitir la eliminación gradual del nitrógeno disuelto en la sangre. Si no hay cámara de descompresión cerca, hay que sumergir de nuevo al buzo, acompañado por otra persona entrenada, y subirlo lentamente, de acuerdo a tablas de descompresión prestablecidas. Por cierto, las burbujas de nitrógeno provocan obstrucción de vasos capilares en todo el cuerpo, pero producen los peores síntomas en el sistema nervioso central. Si un buzo sobrevive a múltiples accidentes de este tipo, aunque sean leves, terminará sus días con paraplejia, o parálisis de las extremidades inferiores.

(c) Respuesta: El nitrógeno hizo el trabajo, porque aumentó su volumen de 5,5 a 23,1 ml en condiciones isotérmicas.

6. Con respecto al escritor fallecido, las investigaciones policiales descubren que a la hora de fallecimiento indicada por nuestros cálculos (22:13 del 1 de septiembre de 1997), el hombre se encontraba acompañado por su esposa. Y había un hacha de 18 kg de masa y con un filo de 15 cm de largo alojada profundamente en el cuerpo calloso del encéfalo de la desafortunada víctima.

Ante esta situación, los policías deciden interrogar a la esposa del escritor. Enterado de ello, el lechero del vecindario contrata a un abogado para defender a la viuda. Éste alega ante el juez del crimen que la viuda creía haber visto a un desconocido (¿un asaltante?) atacar a su marido con un hacha a las 5 de la tarde del 1 de septiembre, es decir, 12 horas antes de la hora del deceso estimada por usted. La viuda, según el abogado, habría sufrido un ataque de pánico que la llevó a ingerir una buena cantidad de pastillas para dormir en vez de llamar a la policía, despertando sólo a la madrugada siguiente, con los gritos del ama de llaves.

El juez le pregunta a usted cómo se compadece la data de muerte provista por la viuda con la entregada por usted. ¿Qué le contestaría?

Respuesta: (Carta al juez)

Santiago, 5 de septiembre de 1997
Sra Zut Hanna A.
Honorable Jueza del XIV Juzgado del Crimen

Estimada Sra Jueza,
Ref: Su memorándum #12 referido a data de muerte del Sr. A.N. Other

Le agradezco su memorándum. De acuerdo a las condiciones ambientales (20 °C) y de temperatura del cadáver el 2/9/97 a las 5:00 AM (28 °C) puedo decir lo siguiente:

$$DRA = 104{,}59374e^{-t/8{,}50227} \tag{5.22}$$

[i] Si observamos la ecuación de arriba (similar a la ecuación 5.9 de este capítulo), veremos que el número 104,59374 representa un poco más del 100 por ciento inicial de la diferencia (rectal-ambiental). En general, las ecuaciones exponenciales de exponente negativo son así. Es decir, la cifra "de partida" que multiplica a la exponencial es el punto de cruce de la línea de la función con el eje "Y" (ordenada). Volviendo al problema del escritor fallecido, ahora que conocemos el tiempo $t_{ABOGADO}$ de 12 horas que alegan la viuda, el lechero y su abogado como el lapso entre la muerte (5 de la tarde de 1 de septiembre) y el examen de la temperatura del occiso (5 de la madrugada del 2 de septiembre), despejemos la diferencia porcentual rectal-ambiental inicial ($DRA_{abogado}$) que tendría que haber existido inicialmente para que esto fuese verdad.

$$47{,}0587 = DRA_{abogado}e^{-t_{ABOGADO}/8{,}50227} \tag{5.23}$$

Despejando:

$$DRA_{abogado} = \frac{47{,}0587}{e^{-t_{ABOGADO}/8{,}50227}} \tag{5.24}$$

Sustituyendo:

$$DRA_{abogado} = \frac{47{,}0587}{e^{-12/8{,}50227}} \tag{5.25}$$

Resolviendo:

$$DRA_{abogado} = \frac{47,0587}{0,2438} \tag{5.26}$$

Determinando el $DRA_{abogado}$ (porcentual):

$$DRA_{abogado} = 193,01 \cdot \text{por ciento} \tag{5.27}$$

Transformando el $DRA_{abogado}$ porcentual a la diferencia de temperaturas (°C) rectal-ambiental que, según la información del abogado, la víctima tendría que haber tenido el 1 septiembre a las 5 de la tarde:

$$\frac{193,01 \cdot \text{por ciento}}{X} = \frac{100 \cdot \text{por ciento}}{17} \tag{5.28}$$

Por lo tanto:

$$X = \text{DRA según el abogado} = 32,81 \; °C \tag{5.29}$$

Finalmente, sumamos esta diferencia rectal-ambiental (según el abogado) a los 37 °C que el escritor debiera haber registrado como temperatura rectal inmediatamente antes de fallecer: 32,81 °C + 37 °C = 69,81 °C.

[ii] Su Señoría, esto significa que, para que fuera verdad lo aseverado por la viuda, el occiso debiera de haber tenido una temperatura rectal de 69,81 °C a las 5 de la tarde del 1/9/1997. Esto me parece algo difícil, de modo que por la presente me atengo a mi anterior estimación: el occiso falleció alrededor de las 22 horas con 13 minutos del 1 de septiembre de 1997.

Es cuanto puedo informar a V.V.S.S. Saluda atentamente a usted,
Dr F. Ulan O.

TERMODINÁMICA II

La foto de la página siguiente muestra al querido atleta chileno Manuel Plaza Reyes. Los músculos de los seres humanos en general, y de este atleta en particular (quien obtuvo medalla de plata en la Maratón Olímpica, Amsterdam, 1928), constituyen máquinas (generadores de trabajo mecánico) de alta eficiencia, que es el cuociente entre el trabajo mecánico útil producido dividido por la energía consumida.

Efectivamente, cuando los músculos se contraen en forma isotónica son capaces de transformar en trabajo mecánico una gran proporción, 50 % en este caso, de la energía que reciben (energía química del ATP). El resto se transforma en energía calórica. Para efectos de comparación, la máquina termodinámica más ineficiente que el ser humano ha construido es el motor de combustión interna (de gasolina), que tiene una eficiencia de apenas 20 %. Por otro lado, si bien la eficiencia mecánica de los motores eléctricos es cercana a 80 %, la generación y particularmente la transmisión de energía eléctrica son extraordinariamente ineficientes.

En este capítulo aprenderemos las leyes I y II de la termodinámica, y comprenderemos el concepto de eficiencia de las máquinas. En medicina, las máquinas termodinámicas que más nos interesan son los sistemas de refrigeración y de aire acondicionado.

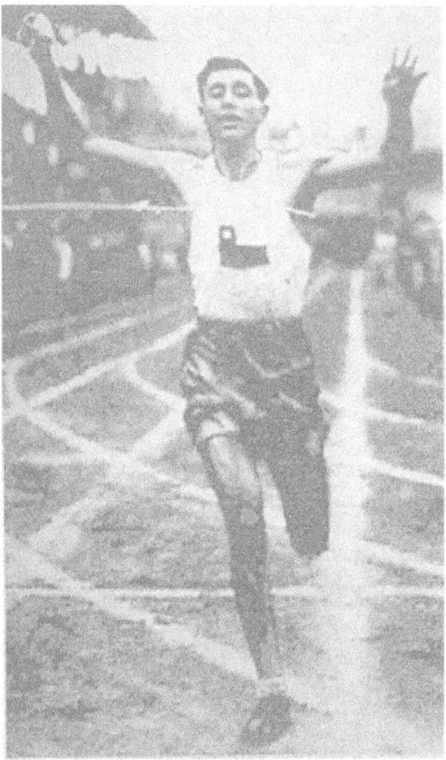

El atleta chileno Manuel Plaza Reyes (1900-1969) llega primero a la meta en el torneo Sudamericano de Atletismo de Buenos Aires (1924).

6.1.   Gases y la primera ley

Al final del capítulo anterior, habíamos visto que un gas que se expande en forma isotérmica genera un trabajo positivo. Este trabajo mecánico se puede calcular como la integral del área bajo la curva de la gráfica presión-volumen. También aprendimos un concepto extraordinariamente importante: para que la expansión de un gas sea realmente isotérmica, es necesario agregar energía calórica al sistema, ya que de lo contrario el gas sufriría una drástica disminución de su temperatura.

Veamos la secuencia de Figuras 6.1 y 6.2, donde el proceso termodinámico consiste en expandir el gas manteniendo constante la presión y aumentando su temperatura. Es decir, el proceso no es isotérmico, y por lo tanto, aunque la ecuación 6.1 y la ecuación 5.18 son aplicables, las ecuaciones 5.20 y 5.21 no lo son.

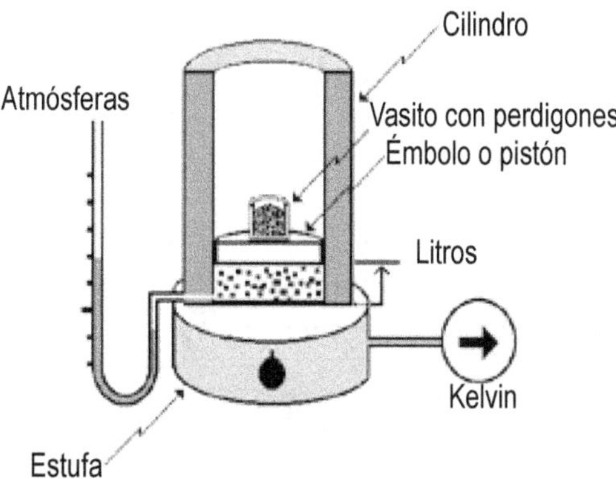

Figura 6.1: Un proceso termodinámico. Estado inicial (i).

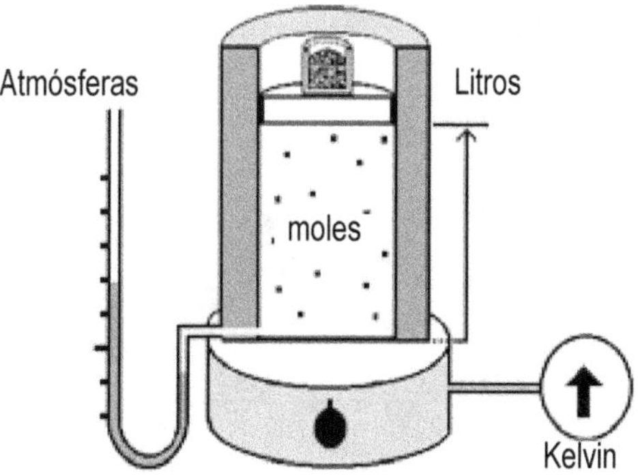

Figura 6.2: Un proceso termodinámico. Estado intermedio (b).

$$W = \int_{V_i}^{V_f} p\,dV \tag{6.1}$$

En el mismo proceso i-b, fue necesario entregar una mayor cantidad de energía calórica al sistema para aumentar la energía cinética de las moléculas del gas y lograr su expansión con aumento de la temperatura.

Más adelante, en el proceso b-f (Figuras 6.2 y 6.3), fue necesario fijar con clavijas el émbolo para evitar cambios de volumen, y entonces extraer calor del sistema para reducir su temperatura, llevándolo a la situación final f.

¿Qué tiene de interesante comparar los procesos isotérmico (Figura 5.14) y no isotérmico (Figuras 6.1, 6.2, y 6.3)? Para encontrar la respuesta, simplemente observe el gráfico de la Figura 6.4, y compárelo con el gráfico 5.14. Usted

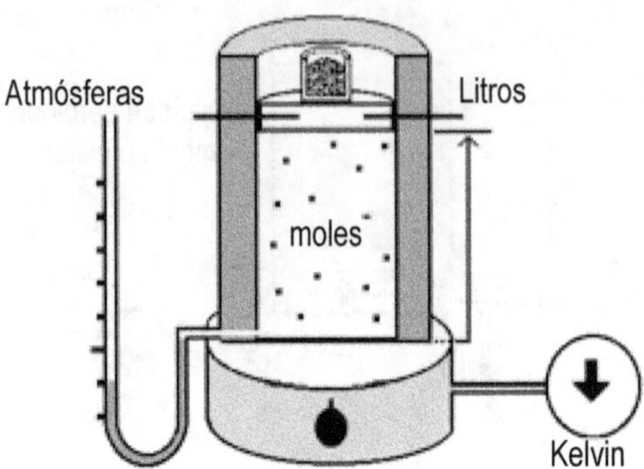

Figura 6.3: Un proceso termodinámico. Estado final (f).

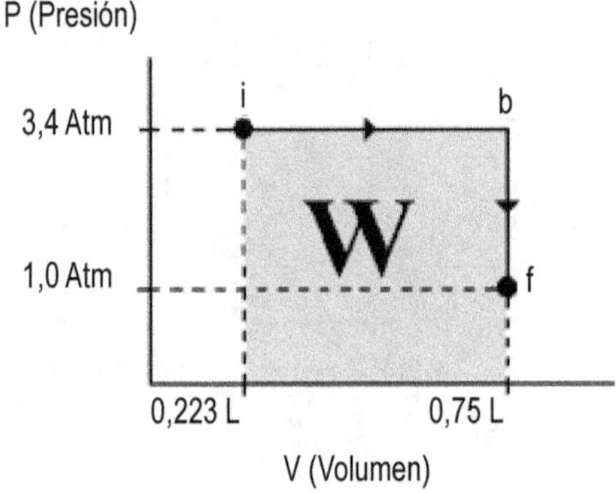

Figura 6.4: Proceso termodinámico. Gráfico del ciclo inicial (i), intermedio (b) y final (f). Observe que el trabajo (W) está representado por el área achurada bajo la curva.

verá que los puntos presión-volumen inicial (i) y final (f) están en lugares idénticos. Es decir, ambos procesos, no isotérmico e isotérmico, comenzaron en una combinación de P_iV_i para terminar en una combinación de P_fV_f de igual valor.

Así, los procesos isotérmico y no isotérmico comenzaron igual, terminaron igual y usaron el mismo número de moles de un gas. ¿Significa esto que ambos procesos produjeron la misma cantidad de trabajo W? No. Basta comparar los gráficos de ambos procesos para que nos demos cuenta de que el área bajo la curva de presión-volumen es mucho mayor en la expansión no isotérmica, y por lo tanto ésta produjo mucho más trabajo útil que el proceso isotérmico del capítulo anterior.

6.2. Trabajo y expansión no isotérmica

En esta sección nos referiremos al trabajo que realiza un gas cuando cambia su volumen sin mantener constante su temperatura. En realidad, ésta es la forma más habitual de trabajo obtenido del cambio de volumen de un gas. Inicialmente nos concentraremos en la expansión (aumento de volumen) no isotérmica de un gas. Para calcular el trabajo producido en esta expansión, partimos de la ecuación 6.1, que siempre es válida como punto de partida:

$$W = \int_{V_i}^{V_f} pdV$$

Como en este caso la presión permanece constante, podemos sacar a "p" de la integral:

$$W = p \int_{V_i}^{V_f} dV \tag{6.2}$$

Resolvemos la integral:

$$W = p\,(V_f - V_i) \qquad \text{(proceso a presión constante)} \tag{6.3}$$

Observe la Figura 6.4 y verá que la ecuación 6.3 no es sino el cálculo del área rectangular que representa el trabajo. Para comprobarlo simplemente vea que es la multiplicación del lado vertical (presión) del rectángulo, por el lado horizontal de éste (cambio de volumen).

Estaremos de acuerdo entonces en que los gases trabajan mucho más que los sólidos y los líquidos. También en que los gases necesitan leyes especiales, porque su comportamiento depende de la temperatura, presión, volumen y número de moles presentes en el sistema.

También hemos visto que los gases ejercen un trabajo $(+W)$ positivo cuando se expanden por sí mismos. Por otro lado, los gases son el objeto de un trabajo externo $(-W,$ "trabajo negativo") cuando reducen su volumen. Sin embargo, la comparación de los procesos isotérmico (a temperatura constante) y no isotérmico (también llamado isobárico, a presión constante) sirve para que el lector se dé cuenta de que un mismo volumen, de un mismo número de moles de un gas, produce mucho más trabajo positivo $(+W)$ cuando su aumento de volumen va acompañado de un aumento de temperatura, que cuando la temperatura se mantiene constante.

Esto es lo que hacemos cuando presionamos el acelerador del automóvil. Al empujar el acelerador, entra más gasolina a los cilindros, y la temperatura del gas al interior de éstos también aumenta (hasta un cierto límite), con lo que como resultado el trabajo obtenido por cada movimiento del pistón también se incrementa. Nosotros percibimos este incremento como una aceleración del automóvil.

La pregunta que viene es muy lógica. Todos conocemos la ley de la conservación de la energía, que rige en los procesos de física newtoniana. ¿De dónde vino la energía para que el proceso no isotérmico (a presión constante) produjese más trabajo que el proceso isotérmico? La respuesta está allí: para el proceso no isotérmico fue necesario agregar mucho más energía calórica (calor, Q [J]) al sistema, comparado con el proceso isotérmico.

6.3. Trabajo y calor dependen del camino

¿Cómo se logra la diferencia de trabajo (W) producido por los mismos moles de un gas en dos procesos diferentes? La respuesta ya la dimos: calor (Q).

Ya hemos visto que la temperatura es un índice de la energía cinética media de las moléculas. Pues bien, el calor o energía calórica entregada (o extraída) es una de las dos formas de transferir (o quitar) energía cinética a las moléculas. Generalmente, pero no siempre, la energía calórica se transfiere desde un sistema a mayor temperatura a un sistema a menor temperatura.

A estas alturas, usted se estará imaginando que hay infinitas maneras de llevar un sistema como el de las Figuras 6.1, 6.2 y 6.3 desde un estado inicial a un estado final. En efecto hay infinitas combinaciones de variaciones de trabajo (W, presión · volumen) y calor transferido (Q) que llevan a un sistema desde una combinación P, V inicial a una P, V final.

Es más, usted tiene toda la razón si piensa que en cada uno de estos infinitos caminos las cantidades de trabajo producido por el gas ($+W$) o sobre el gas ($-W$), y la cantidad de calor entregado al gas ($+Q$) o extraído de éste ($-Q$), serán diferentes. Es decir, W y Q son camino-dependientes.

6.4. Primera ley de la termodinámica

Hemos visto que los gases, al entrar en un proceso termodinámico, pueden hacerlo con infinitas variaciones de trabajo producido (W) y calor entregado (Q), entidades que son camino-dependientes.

$$\Delta U = U_f - U_i$$
$$\Delta U = Q - W$$

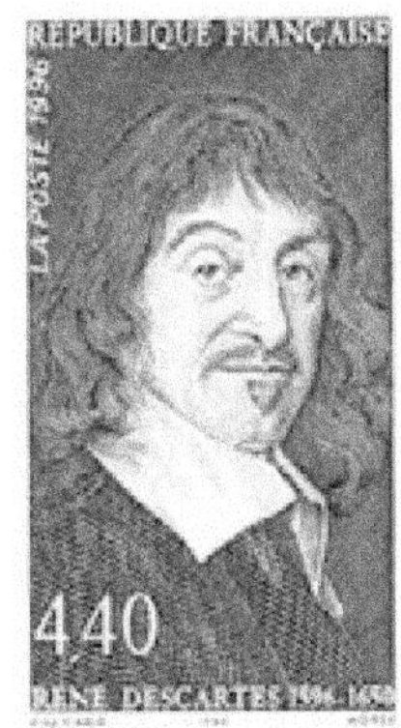

DESCARTES, RENÉ (1596-1650)
Genial filósofo y matemático francés, escribió "Discours de la méthode pour bien conduire sa raison et chercher la vérité dans les sciences" (Leiden, 1637)

Donde ΔU es el cambio de energía interna del sistema. No olvidemos que la energía interna de un gas ideal depende sólo de su temperatura. Es decir, para un gas ideal, si la temperatura se mantiene constante, entonces la energía interna U no cambia ($\Delta U = 0$). U_f es la energía interna "final" del sistema, y U_i es la energía interna "inicial" del sistema. $Q =$ la cantidad de energía calórica entregada al sistema, y $W =$ el trabajo mecánico producido por el sistema.

Por lo tanto, podemos definir la primera ley de la termodinámica como sigue:

$$\Delta U = Q - W \qquad (6.4)$$

Es decir, el cambio de energía interna es igual al calor entregado menos el trabajo hecho por el sistema.

Tenga en cuenta que esta primera ley de la termodinámica se refiere a gases ideales, comportándose en un ambiente "ideal", donde no hay pérdidas de energía. Más adelante, cuando nos refiramos a la segunda ley de la termodinámica, veremos que esta situación ideal no se cumple totalmente en la realidad. La pregunta, entonces, es obvia: ¿para qué estudiar la primera ley de la termodinámica si al fin y al cabo no se cumple? Veamos. El cerebro humano es limitado. Limitada es nuestra capacidad para entender fenómenos complejos, donde interactúan gran número de variables. En esta situación, resulta útil reducir el problema al absurdo. Es decir, llevar las variables de extremos infinitamente pequeños a infinitamente grandes. En este proceso de reducción al absurdo es que muchas veces necesitamos "idealizar" los fenómenos físicos. Así los entendemos en situaciones extremas, ayudados por "leyes ideales". Una vez internalizado el fenómeno de esta manera, entonces podemos pasar a la siguiente etapa, en la que enfocamos el fenómeno en la vida real y nos damos cuenta de las limitaciones de la ley.

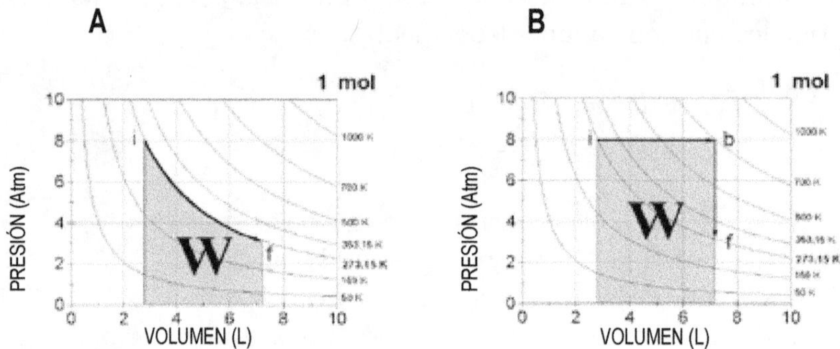

Figura 6.5: A: Expansión isotérmica de un gas ideal monoatómico. B: Expansión isobárica (primero) e isocórica (después) de un gas ideal monoatómico.

La mejor manera entonces de entender la primera ley de la termodinámica es con un ejemplo basado en los procesos de la Figura 6.5.

En la Figura 6.5 A, un mol de un gas ideal monoatómico a una temperatura constante de 273,15 K se expande desde un volumen inicial de 2,82 L a un volumen final de 7,17 L, ejecutando así un trabajo positivo W. Para que este proceso sea isotérmico a $T = 273,15$ K, evitando que el gas se enfríe en el proceso, ha sido necesario agregar calor Q al sistema.

[i] En la expansión isotérmica, se cumple:

$$W = nRT \ln \frac{V_f}{V_i} \quad (5.21)$$

$$W = \ln \cdot 8{,}31 \mathrm{J} n^{-1} \mathrm{K}^{-1} \cdot 273{,}15 \mathrm{K} \cdot \ln \left\{ \frac{7{,}17 \mathrm{l}}{2{,}82 \mathrm{l}} \right\}$$

$$W = 2118{,}17 \mathrm{J}$$

[ii] En la expansión isotérmica la temperatura del gas no cambia. Es decir, en este ejemplo, la temperatura del gas no sólo no disminuye al aumentar de volumen el gas, sino que la cantidad de calor Q que se entrega al sistema es lo justo para que la temperatura tampoco aumente. De este modo, la energía cinética media de las moléculas permanece constante, lo que significa que la totalidad del calor Q entregado se transforma en trabajo ($\Delta U = 0$):

$$Q = W = 20{,}91 \mathrm{atm}\, \mathrm{l} \quad (1 \mathrm{atm}\, \mathrm{l} = 101{,}255 \mathrm{J})$$

$$Q - W = 0 \longrightarrow Q = W \qquad (6.5)$$

Proceso termodinámico ISOTÉRMICO.

$$Q \;=\; W = 2118{,}17\mathrm{J}$$
$$Q \;=\; W = 20{,}91\mathrm{atm}\ \mathrm{l}$$

En cambio, en la Figura 6.5 B, un gas ideal monoatómico se expande en dos etapas:

(a) Proceso isobárico $i\text{-}b$, donde la presión no cambia pero el volumen sí. Por lo tanto el gas produce trabajo mecánico (ver más abajo).

(b) Proceso isocórico $b\text{-}f$, donde la presión cae pero el volumen no se modifica, por lo que el gas no trabaja.

Veamos en más detalle el proceso isobárico $i\text{-}b$, donde el gas aumenta su volumen desde 2,82 L a 7,17 L. Para que esto suceda a presión constante de 8,0 atm, ha sido necesario agregar calor Q al sistema en suficiente cantidad como para aumentar su temperatura desde 273,15 K a 700 K. En estas circunstancias partimos con la ecuación 6.6:

[i]

$$W = p\left(V_f - V_i\right) \quad \text{(Proceso a Presión Constante)} \qquad (6.6)$$

Así entonces,

$$W \;=\; 8\mathrm{atm} \cdot [7{,}17\mathrm{l} - 2{,}82\mathrm{l}]$$
$$W \;=\; 34{,}8\mathrm{atm}\ \mathrm{l} = 3523{,}67\mathrm{J}$$

[ii]
Para calcular $Q_{(P=CTE)}$ (calor entregado a presión constante) debemos recurrir a la ecuación habitual para calcular calor transferido, es decir, la cantidad de calor $Q_{(P=CTE)}$ que se necesita para que un determinado número de moles de un gas (n) cambie su temperatura en ΔT [K], cuando su calor específico a presión constante $C_P[\mathrm{J}n^{-1}\mathrm{K}^{-1}]$ es un valor determinado.

$$Q_{(P=CTE)} = nC_p\Delta T \quad \text{(presión constante)} \qquad (6.7)$$

[iii]

Para calcular el calor específico molar a presión constante (C_P), partimos con la ecuación 6.8, que es la relación entre la constante $R\,[Jn^{-1}\mathrm{K}^{-1}]$ de los gases, $C_V[Jn^{-1}\mathrm{K}^{-1}]$, que es el calor específico molar a volumen constante, y $C_P[Jn^{-1}\mathrm{K}^{-1}]$.

$$C_P = R + C_V \quad \text{(gases diluidos mono/di/poliatómicos)} \tag{6.8}$$

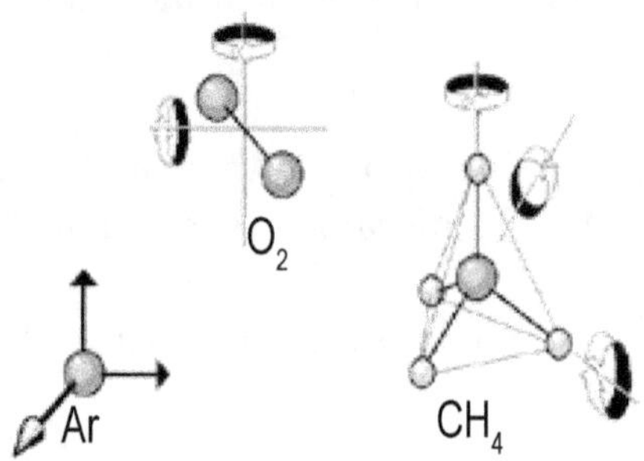

Figura 6.6: Tres gases: Ar = argón (monoatómico), O_2 = oxígeno (diatómico), CH_4 = metano (poliatómico).

[iv]

Calculando el calor específico molar a volumen constante (C_V). Aquí debemos introducir el concepto de *equipartición de energía*. Veamos en qué consiste este concepto observando la Figura 6.6.

Cada tipo de molécula tiene un número f [adimensional] de grados de libertad de movimiento. Todos los gases, ya sean monoatómicos, diatómicos o poliatómicos, tienen tres grados de libertad en el sentido translacional, es decir, en el movimiento a lo largo de los ejes X, Y, Z.

Sin embargo, los tres tipos de gases difieren en sus grados de libertad rotacional, donde los monoatómicos tienen cero, los diatómicos dos y los poliatómicos, tres.

Lo interesante es que, de acuerdo al concepto de equipartición de la energía, cada grado de libertad tiene asociada una energía cinética media molecular: K_{MEDIA}:

$$K_{MEDIA} = \frac{1}{2}kT \quad \text{(Por cada grado de libertad f)} \tag{6.9}$$

Donde T = temperatura [K], k = constante de Boltzmann, que es el cuociente entre la constante R de los gases y el número de Avogadro $N_A[n^{-1}]$. (La constante k de Boltzmann no debe confundirse con la constante de radiación σ de Stefan-Boltzmann que mencionamos en el capítulo anterior, específicamente en la ecuación 5.2). La ecuación 6.9, ¿no le recuerda algo al lector? Efectivamente, es una forma más de expresar la energía cinética $(\frac{1}{2}mv^2)$. Veamos la ecuación 6.10, donde además están los valores de la constante R y del número de Avogadro:

$$k = \frac{R}{N_A} = \frac{8{,}31\,\mathrm{J}n^{-1}\mathrm{K}^{-1}}{6{,}02 \cdot 10^{23}\,n^{-1}} = 1{,}38 \cdot 10^{-23}\ \mathrm{J}\ \mathrm{K}^{-1} = 8{,}62 \cdot 10^{-5}\,eV\mathrm{K}^{-1} \quad (6.10)$$

Donde eV = electrón-voltio, que es una medida infinitesimal de energía o trabajo $(1eV = 16{,}02 \cdot 10^{-17}\ \mathrm{J}\ )$.

En estas circunstancias, el *calor específico molar a volumen constante C_V* consiste en la capacidad media de un gas de almacenar energía en forma de energía cinética molecular, cuando esto sucede a volumen constante. Veamos:

$$C_V = \frac{f}{2}R = 4{,}16 f \mathrm{J}n^{-1}\mathrm{K}^{-1} \quad (6.11)$$

Tabla 6.1: Calores específicos molares teóricos C_V y C_P de gases mono, di o poliatómicos.

Molécula	Ejemplo	Grado de libertad(f)	C_V teórico	$C_P = C_V + R$
Monoatómica	He	$3 + 0 = 3$	$(3/2)R$	$(5/2)R$
Diatómica	H_2, O_2	$3 + 2 = 5$	$(5/2)R$	$(7/2)R$
Poliatómica	CO_2, CH_4	$3 + 3 = 6$	$(3)R$	$(4)R$

[v]

Volvamos al ejemplo de la expansión isobárica de un gas monoatómico, ya que ahora tenemos todas las herramientas necesarias para calcular el calor entregado al sistema a presión constante $Q_{(P=CTE)}$ [J]. Tenemos el número de moles ($n = 1$). También obtenemos de la Tabla 6.1 el calor específico molar a presión constante ($C_P = [5/2]R$). Y, finalmente, tenemos el cambio de temperatura del gas, que va desde 273,15 K hasta los 700 K.

$$Q_{(P=CTE)} \ = \ nC_P\Delta T$$

$$Q_{(P=CTE)} = 1n \cdot \left(\frac{5}{2}\right) R \cdot (700\text{K} - 273{,}15\text{K})$$

$$Q_{(P=CTE)} = 1n \cdot (20{,}775 \text{J}n^{-1}\text{K}^{-1}) \cdot (426{,}85\text{K})$$

$$Q_{(P=CTE)} = 8867{,}8\text{J}$$

$$Q_{(P=CTE)} = 87{,}57\text{atm l}$$

Observando el resultado, y comparándolo con la cantidad de trabajo obtenido en el mismo proceso, podemos concluir que, a diferencia del proceso isotérmico donde W y Q son iguales, en el proceso isobárico la cantidad de energía calórica entregada al sistema $(Q_{(P=CTE)})$ es mucho mayor que la cantidad de trabajo mecánico $(W_{(P=CTE)})$ obtenido. Pero eso no sería todo. Veamos la siguiente sección.

6.5.   Comparando los dos tipos de expansión

Al cabo del largo ejemplo anterior, cabe destacar tres conclusiones de extrema importancia:

Hemos comprobado que la expansión isobárica produjo mucho más trabajo mecánico (3523,67 J) que la expansión isotérmica (2118,17 J). También pudimos observar que, para lograr producir más trabajo, la expansión isobárica consumió mucha más energía calórica (8867,8 J) que la expansión isotérmica (2118,17 J). Recordemos que estamos hablando de la primera ley de la termodinámica, con cambios de volumen de gases ideales en condiciones ideales. Por esta razón, en la expansión isotérmica "ideal" el cien por ciento de la energía calórica entregada (Q) se transforma en trabajo (W).

En estas condiciones, si bien en la expansión isotérmica la totalidad del calor entregado (2118,17 J) se transformó en trabajo mecánico, en la expansión isobárica sólo un 40 % de la energía calórica entregada se transformó en trabajo útil.

La pregunta es obvia. Si no se transformó en trabajo mecánico, entonces, ¿dónde se fue el 60 % restante de la energía calórica entregada al proceso isobárico? En el cambio (aumento) de energía interna (ΔU), como veremos más adelante.

Pero antes veamos un proceso termodinámico más.

6.6. Expansión adiabática

La Figura 6.7 muestra una botella de champaña que contiene $0,1$ moles de CO_2, a 329,15 K, y a 5,93 atmósferas de presión.

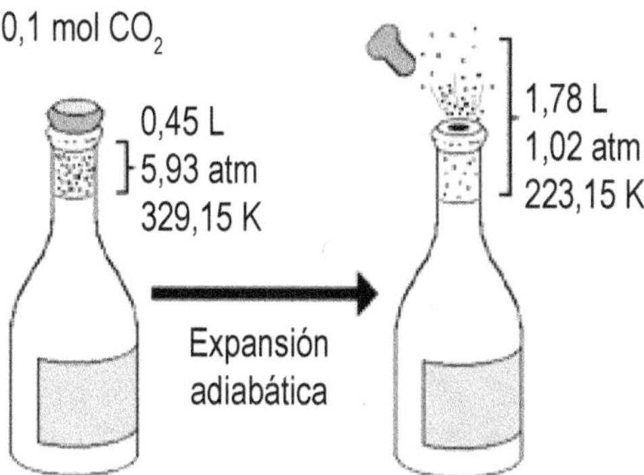

Figura 6.7: Expansión adiabática. En este caso, la expansión del CO_2 al abrir la botella de champaña es tan rápida que no alcanza a tener lugar intercambio de calor. Entonces, $Q = 0$.

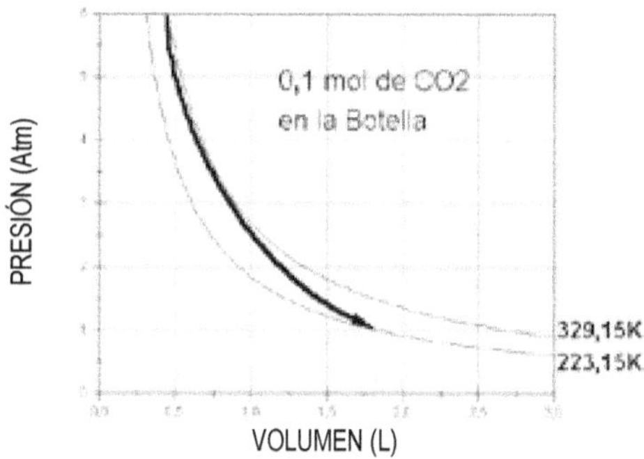

Figura 6.8: Expansión adiabática. Gráfico P_V de la situación descrita en la Figura 6.7. El CO_2 no alcanza a absorber calor, y disminuye su temperatura. $Q = 0$.

Al descorchar la botella, el CO_2 se expande tan rápido que no alcanza a existir intercambio de calor alguno $(Q = 0)$, y la temperatura del gas disminuye en forma casi instantánea, como muestra la Figura 6.8.

En realidad, el cambio de temperatura en las Figuras 6.7 y 6.8 se ha exagerado un poco, con el fin de obtener claridad. Este fenómeno de expansión adiabática se utiliza en los autos de carrera y en los vehículos blindados, para evitar explosiones. Cuando un auto de carrera choca, o cuando un tanque es golpeado por un proyectil antiblindaje, sensores de aceleración distribuidos en diversas partes del vehículo detectan el golpe y, en nanosegundos, un computador ordena abrir una botella de freón comprimido. Este gas, similar al usado en refrigeradores domiciliarios, aumenta violentamente su volumen desde dos a más de dos mil litros. Una vez más, como el proceso es tan rápido, el gas no alcanza a absorber calor desde las paredes del vehículo, y la temperatura del gas al interior del automóvil, o del tanque, cae instantáneamente a cifras cercanas al cero absoluto. A estas temperaturas, se aborta la explosión de combustible o municiones.

En las circunstancias de un cambio de volumen adiabático, se cumplen las ecuaciones 6.12, 6.13, 6.14 y 6.15:

$$PV^\gamma = \text{constante} \tag{6.12}$$

$$\gamma = \frac{C_P}{C_V} = 1 + \frac{2}{f} \tag{6.13}$$

$$TV^{\gamma-1} = \text{constante} \tag{6.14}$$

$$T_i V_i^{\gamma-1} = T_f V_f^{\gamma-1} \tag{6.15}$$

En ellas se cumple que: γ = cuociente de calor específico molar. P_i, P_f = presión inicial, final [atm]. V_i, V_f = volumen inicial, final [l]. T_i, T_f = temperatura inicial, final [K].

La temperatura del gas, entonces, disminuye bruscamente durante la expansión adiabática. En la década de 1960, este fenómeno comenzó a ser aplicado a los vehículos motorizados sometidos a riesgo de incendio (blindados y autos de carrera), pues se había observado que los automóviles de Fórmula Uno, cargados con gasolina de cien o más octanos (altamente volátil y explosiva), detonaban violentamente y estallaban en llamas al chocar. En estas circunstancias, el piloto del automóvil tenía poquísimas probabilidades de sobrevivir al impacto, pues en milisegundos la gasolina del tanque de combustible se dispersaba en el aire del interior y de la vecindad del auto, formando un aerosol (nube), lo que aumenta enormemente la superficie de contacto entre las gotitas de gasolina y el aire. La inflamación de una sola de esas gotitas al contacto con una superficie caliente producía una reacción en cadena, que llamamos "explosión".

En una explosión como la mencionada, aparte de la violenta expansión de gases y sus consecuencias mecánicas, se liberan enormes cantidades de energía calórica, elevando la temperatura del aire a mil o dos mil grados Celsius. Este

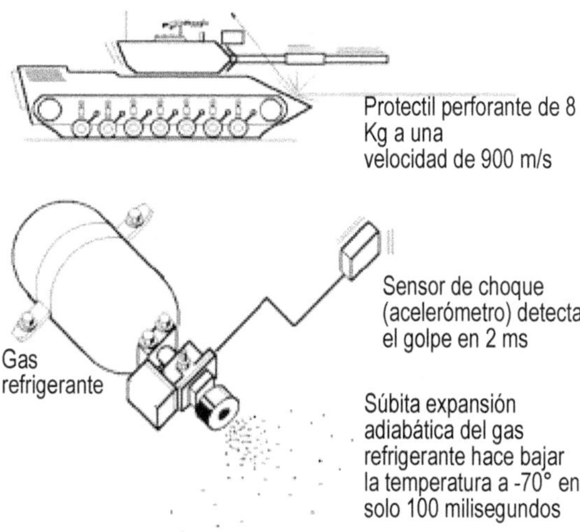

Figura 6.9: Expansión adiabática. Un tanque Leopard-1A4 recibe el impacto de un proyectil de 105 mm, pero no se incendia gracias a que un sensor de impacto ordena de inmediato la apertura de la válvula de un depósito de gas comprimido. Al expandirse éste en forma adiabática, la temperatura del aire dentro del tanque cae bruscamemente, abortándose así la explosión y el incendio. Los autos de carrera tienen un sistema similar.

aire caliente no sólo produce quemaduras gravísimas en las partes expuestas del cuerpo, sino que también inflama la ropa del piloto, la pintura, los neumáticos y otros artículos de plástico y goma. Como se superan los 800 °C de temperatura, hasta el aluminio del automóvil se incendia como papel. Lamentablemente, eso no es todo. El piloto respira este aire supercalentado, el que produce quemaduras de las vías respiratorias, desde la nariz hasta laringe, tráquea, bronquios y bronquíolos. Estas quemaduras producen en pocos minutos una inflamación aguda del aparato respiratorio, capaz de producir la muerte a algún piloto que haya sobrevivido a la explosión inicial. Por eso, cuando un médico sospecha que ha habido quemadura de vías respiratorias, debe enviar al paciente al hospital de inmediato, donde probablemente el paciente terminará con una traqueostomía.

Veamos en la Tabla 6.2 la escasa cantidad de energía que se requiere para producir quemaduras en piel humana expuesta a apenas un quinto de segundo de calor.[1]

---

[1]Ripple et al. (1990)

Tabla 6.2: Densidad superficial de transferencia de energía térmica versus severidad de quemadura en la piel de seres humanos, después de una exposición de 200 milisegundos de piel desnuda.

Densidad de energía ($J \cdot cm^{-2}$)	Severidad de la quemadura
$< 8,4$	No hay
$8,4 - 13,4$	1° grado en 50 por ciento de las personas
$13,4 - 16,0$	1° grado o 2° grado superficial
$16,4 - 19,7$	2° grado
$> 20,2$	3° grado

6.7. El concepto de energía interna U

Habíamos visto que cuando un gas se expande en forma isobárica absorbe gran cantidad de calor Q. Sin embargo, en el ejemplo estudiado (Figura 6.5 B), sólo un 40% del calor Q entregado se transformó en trabajo mecánico W. La pregunta respecto a lo que sucede en la expansión isobárica de un gas es obvia: ¿dónde va el calor que no se transforma en trabajo mecánico? En realidad, ya nos habíamos hecho la pregunta.

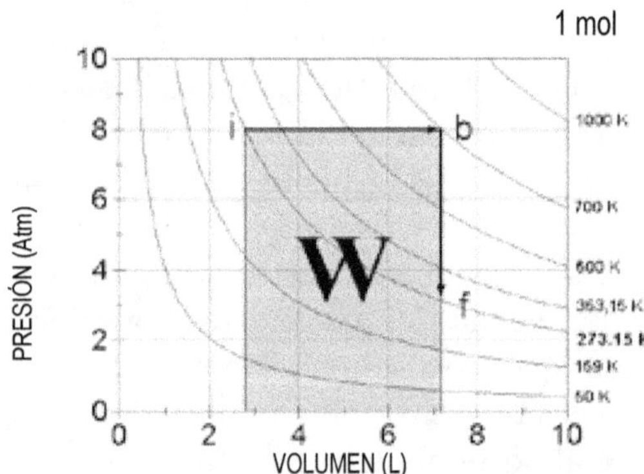

Figura 6.10: Expansión isobárica (i-b) e isocórica (b-f) de un gas ideal monoatómico. En el proceso completo i-b-f, $Q - W = 0$.

¿Qué representa la diferencia $Q - W$? Es decir, si no todo el calor Q que le estamos entregando al sistema se transforma en trabajo, ¿adónde se va? La respuesta es: a aumentar la energía interna (ΔU, Joules) del sistema.

$$\Delta U = Q - W \tag{6.16}$$

El mensaje central de la primera ley de la termodinámica es entonces: "todo sistema termodinámico que esté en equilibrio térmico tiene una propiedad fundamental llamada energía interna U".

Este fenómeno de aumento de la energía interna nosotros, con nuestra limitada inteligencia, lo percibimos macroscópicamente como un aumento de la temperatura. La energía interna del gas está directamente relacionada con la energía cinética media molecular (ver ecuación 6.9), y por lo tanto, con la temperatura. Para entender el concepto, es conveniente partir con un gas ideal monoatómico, cuya $f = 3$, lo que nos daría la ecuación 6.17:

$$\bar{K}_{MEDIA},\text{ gas monoatómico} \ = \ \frac{3}{2}kT \tag{6.17}$$

$$U = (nN_A)\bar{K}_{MEDIA} = (nN_A)\frac{3}{2}kT \ = \ \frac{3}{2}nRT \tag{6.18}$$

Pero a nosotros no sólo nos interesan los gases monoatómicos ($f = 3$), sino también los diatómicos ($f = 5$) y los poliatómicos ($f = 6$). De este modo, las ecuaciones 6.17 y 6.18 nos permiten calcular la energía interna U de un número específico de moles de cualquier gas determinado, simplemente conociendo su temperatura:

$$U \ = \ nC_V T \tag{6.19}$$

$$\Delta U \ = \ nC_V \Delta T \tag{6.20}$$

Tratemos ahora de resumir los procesos termodinámicos y la primera ley en forma de un sistema tabular.

Tabla 6.3: Resumen de los procesos de la primera ley de la termodinámica. Recordemos que $\Delta U = Q - W$ y que $\Delta U = nC_V\Delta T$ para los cuatro procesos termodinámicos descritos en la tabla.

Figuras	Constante	Proceso	Resultados y Ecuaciones
6.1, 6.2	P	Isobárico	$Q = nC_P\Delta T$ (6.7); $W = P\Delta V$
5.14	T	Isotérmico	$Q = W = nRTln[V_f/V_i]$; $\Delta U = 0$
6.7, 6.8, 6.9	PV^γ, $TV^{\gamma-1}$	Adiabático	$Q = 0$; $W = -\Delta U$
6.3	V	Isocórico	$Q = \Delta U = nC_V\Delta T$; $W = 0$

6.8. Ciclo de Carnot y la segunda ley

La Figura 6.11 muestra un ciclo idealizado de un motor termodinámico, donde los fenómenos de expansión isotérmica, expansión adiabática, compresión isotérmica y compresión adiabática ocurren en sucesión. La temperatura oscila entre una alta T_H y una más baja T_C. Durante la expansión isotérmica la máquina absorbe calor Q_H, y durante la compresión isotérmica la máquina entrega calor Q_C.

Hasta mediados del siglo XVIII, nadie se preocupaba de la termodinámica. Desde los albores de la civilización hasta 1781, había un número limitado de fuentes de trabajo mecánico: seres humanos (esclavos, obreros, campesinos), animales (caballos, bueyes, guanacos, camellos, mulas), corrientes de agua (molinos de agua) y de aire (molinos de viento). La cantidad de trabajo mecánico por segundo que se podía obtener de estas fuentes había sido siempre ampliamente conocida. Así por ejemplo, un caballo rendía el equivalente de 2-3 "caballos de fuerza" y un ser humano, en esfuerzo sostenido (es decir, no instantáneo), rendía entre un cuarto y medio "caballo de fuerza". Sin embargo, el año 1781 James Watt (1736-1819) desarrolló el primer motor de vapor de uso práctico, desencadenando sin saberlo la revolución industrial. Pero entonces no existía ninguna manera de calcular a priori (antes de construirla) la potencia mecánica (trabajo por unidad de tiempo) de una máquina de vapor. Y no la habría hasta 1824, cuando un joven ingeniero francés, Nicolás Sadi Carnot (hijo del brillante ingeniero y ministro de Napoleón Lázaro Carnot), publica su *Réflexions sur la puissance motrice du feu et sur les machines propes à développer cette puissance*, donde describe su método, llamado hoy "ciclo ideal de Carnot" o "máquina ideal de Carnot", que permitiría calcular con anticipación la máxima potencia teórica de un motor termodinámico. Con este trabajo, Sadi Carnot -antes de morir muy joven, de cólera- estableció lo que hoy conocemos como principio de Carnot o *segunda ley de la termodinámica*.

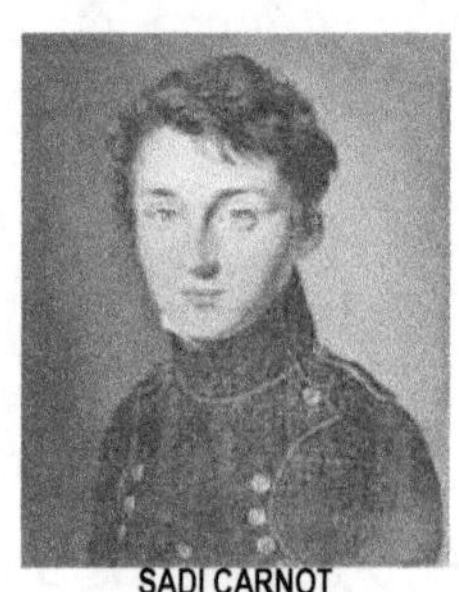

El motor termodinámico, o simplemente motor, es un dispositivo capaz de transformar energía calórica en trabajo mecánico. Los motores de combustión interna (gasolina, petróleo, alcohol, keroseno, aceite de oliva), los motores de vapor y los motores de Stirling son ejemplos de estos dispositivos.

Es común a todos los motores el operar en "ciclos". Un ciclo completo incluye una secuencia de cuatro eventos: compresión isotérmica, compresión adiabática, expansión isotérmica, expansión adiabática. Lo interesante es que, al cabo de un ciclo completo, la energía interna (U) del gas encerrado en el sistema vuelve a su valor original, el que tenía al comienzo del ciclo. Es decir, en un motor termodinámico, por cada ciclo se cumple:

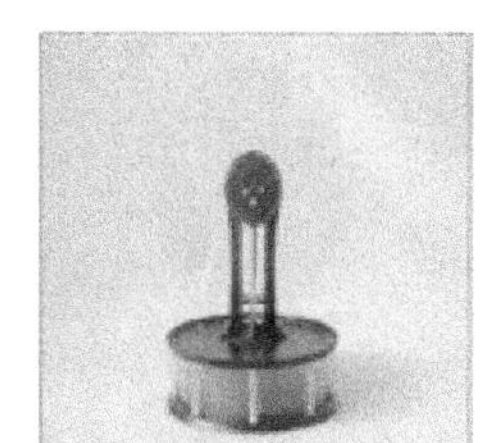

MOTOR DE STIRLING
Con un cilindro de 12 cm de diámetro, hace girar su volante (transparente) a alta velocidad gracias a una diferencia de temperatura de apenas 5 °C entre las caras superior e inferior.

$$\Delta U = 0 \qquad (6.21)$$

Siguiendo con el funcionamiento del motor termodinámico, si recordamos lo que ya vimos de la primera ley de la termodinámica: $\Delta U = Q - W$ (ecuación 6.16), entonces tenemos que el trabajo neto realizado en cada ciclo debe ser equivalente a la transferencia neta de energía calórica por ciclo:

$$\mid W \mid = \mid Q_H \mid - \mid Q_C \mid \qquad (6.22)$$

Donde Q_H, energía calórica entregada al sistema cuando está a alta temperatura durante la expansión isotérmica. Q_C, energía calórica que el sistema elimina al ambiente cuando el gas está a baja temperatura durante la compresión isotérmica.

6.9. Eficiencia de un motor y segunda ley de la termodinámica

Por la ley de conservación de la energía, uno podría creer que $Q_H = Q_C$, pero no es así. En realidad, Q_H es mayor que Q_C, porque una parte importante del calor entregado (Q_H) se transforma en trabajo mecánico W. El área encerrada entre las cuatro curvas de la Figura 6.11 es el trabajo obtenido. Esto es la *segunda ley de la termodinámica*. En el fondo, dice que no hay motores mágicos, sino que en cada motor una parte (pero no toda) de la energía calórica entregada al sistema se transforma en trabajo mecánico.

Por supuesto que todos quisiéramos extraer tanto trabajo mecánico de un motor como fuera posible. En este sentido, la eficiencia termodinámica de un

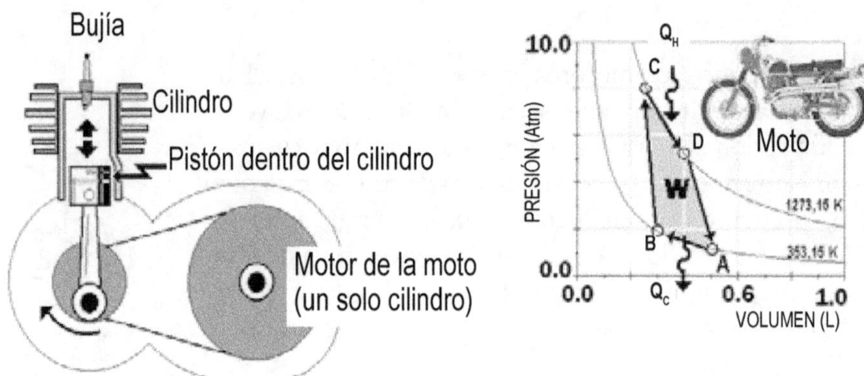

Figura 6.11: Ciclo de Carnot de un motor de un solo cilindro de una moto. AB, compresión isotérmica. BC, compresión adiabática. CD, expansión isotérmica. DA, expansión adiabática. Q_H, energía calórica entregada al sistema cuando está a alta temperatura durante la expansión isotérmica. Q_C, energía calórica que el sistema elimina al ambiente cuando el gas está a baja temperatura durante la compresión isotérmica.

motor (e_{Term}) sería el cuociente entre el trabajo mecánico obtenido, partido por la cantidad de energía calórica entregada *al* sistema, es decir:

$$e_{Term} = \frac{\mid W \mid}{\mid Q_H \mid} = \frac{\mid Q_H \mid - \mid Q_C \mid}{\mid Q_H \mid} \tag{6.23}$$

Las ecuaciones 6.22 y 6.23 constituyen la segunda ley de la termodinámica (en su primera forma), es decir, "no existen motores perfectos". Ningún motor construido por el ser humano es capaz de transformar el cien por ciento de la energía calórica que se le entrega en trabajo mecánico. Dicho de otro modo, no existe motor alguno con e_{Term} de cien por ciento, o sea con Q_C igual a cero.

6.10. Refrigeradores, rendimiento y segunda ley

En el capítulo anterior vimos que, en la naturaleza, la energía calórica se mueve desde lugares a mayor temperatura hacia lugares con menor temperatura. Al fin y al cabo, este proceso también ocurre en los motores termodinámicos que acabamos de ver en la sección anterior. Si usted mira de nuevo la Figura 6.11 verá que la energía calórica se mueve en el motor desde el lugar a mayor temperatura (T_H) hacia el lugar con menor temperatura (T_C).

Una segunda forma de ver la segunda ley de la termodinámica es el estudio de los refrigeradores y equipos de aire acondicionado. Allí, en estos dispositivos, se puede mover energía calórica desde un lugar a menor temperatura (T_C) hacia otro con mayor temperatura (T_H). Sin embargo, esta nueva forma de ver la segunda ley nos dice que para lograr esto es necesario pagar un precio en forma de trabajo mecánico. Vemos la Figura 6.12.

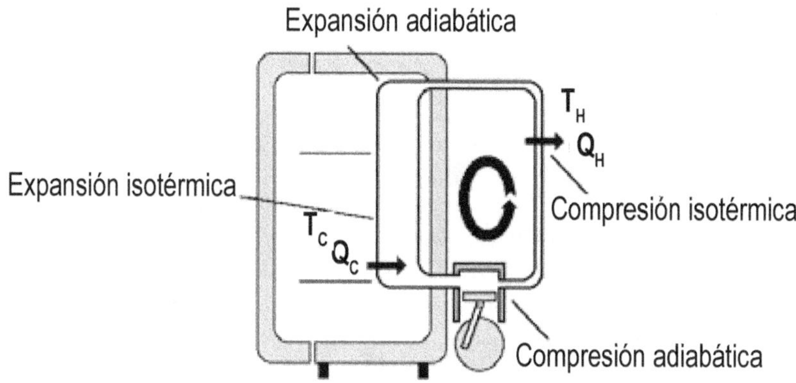

Figura 6.12: Refrigerador ideal de Carnot.

En la Figura 6.12, el proceso cíclico ocurre a la inversa de lo que usted vio en el caso del motor (Figura 6.11). En el caso del refrigerador, el área entre las curvas sigue indicando trabajo mecánico, pero ahora es trabajo que se le *agrega* al sistema para lograr sacar energía calórica (Q_C) desde un lugar a menor temperatura (T_C) y llevarlo hacia un lugar con mayor temperatura (T_H), entregándolo al ambiente en forma de una *mayor cantidad* de energía calórica (Q_H). Vaya el lector a la cocina de su casa y, con cuidado, acerque la mano a la parte posterior de su refrigerador, sin tocarlo. Verá que el aire detrás del refrigerador está a mayor temperatura que el resto de la habitación y, por cierto, que el interior del aparato.

En un refrigerador del mundo real, por lo tanto, el calor que se entrega al ambiente es mayor que el calor que se extrae del interior de aquél. La diferencia está dada exactamente por la cantidad de trabajo mecánico entregada por el motor del compresor del refrigerador.

Por lo tanto, en el refrigerador vale también la ecuación 6.22, que indica que el valor absoluto del trabajo mecánico entregado por el motor del refrigerador equivale a la diferencia de los valores absolutos de (Q_H) menos (Q_C).

Igual como sucede con los motores termodinámicos, nosotros quisiéramos que nuestro refrigerador extrajera un máximo de calor (Q_H) con un mínimo de trabajo mecánico W, ya que, al fin y al cabo, el trabajo mecánico (realizado por el motor eléctrico del refrigerador) lo pagamos cada mes en la cuenta de energía eléctrica.

Así como los motores termodinámicos tienen un coeficiente de eficiencia (e_{Term}), los refrigeradores tienen un coeficiente de rendimiento (K_{Rend}), dado por la ecuación 6.24.

$$K_{Rend} = \frac{|Q_C|}{|W|} = \frac{|Q_C|}{|Q_H| - |Q_C|} \tag{6.24}$$

El coeficiente de rendimiento K_{Rend} usualmente varía entre 5 (refrigeradores caseros) y 2 (aire acondicionado). En general, mientras menor sea la diferencia entre las temperaturas a las que está sometido el refrigerador, entonces mayor será su rendimiento. Por eso en verano se gasta más electricidad en el refrigerador que en invierno. De este modo, el coeficiente de rendimiento del refrigerador también se puede escribir como:

$$K_{Rend} = \frac{|T_C|}{|W|} = \frac{|T_C|}{|T_H| - |T_C|} \tag{6.25}$$

Las ecuaciones 6.24 y 6.25, por lo tanto, constituyen la segunda ley de la termodinámica (segunda forma), cuyo mensaje es, en este caso, "no existen refrigeradores perfectos". Dicho de otro modo, para extraer calor de un sistema contra un gradiente de temperatura, hay que pagar un precio. El precio es el trabajo mecánico.

6.11. Armas de fuego

Las armas de fuego son máquinas termodinámicas, y comprender su mecanismo es de gran ayuda para captar mejor las sutilezas de la termodinámica. Además los médicos deben familiarizarse con el funcionamiento de las armas de fuego, frecuentes causantes de heridas incluso en tiempos de paz. En cualquier momento de su vida, un médico de cualquier especialidad puede recibir la orden de un juez para examinar el cuerpo de una persona que ha sido víctima de un arma de fuego. Pasaremos a explicar el funcionamiento de un arma de fuego tomando como ejemplo un arma muy conocida, de la que se fabricaron centenares de miles de unidades entre 1911 y 1980. La Figura 6.13 muestra la pistola automática Colt modelo 1911. Se trataba de una pistola de más de un kg de masa, que tenía en el interior del mango un cargador removible con siete municiones. Cuando la pistola estaba en reposo, o "sin bala pasada", la totalidad de la munición permanecía en el interior del cargador, mantenidas en su lugar por la presión del "carro" (por arriba) y el resorte (por debajo). Esta pistola sin bala pasada es inútil como arma todavía. Si usted oprime el gatillo del arma no pasa nada, ya que el percutor (o martillo) está en reposo (posición "adelante"), y además no hay una munición dentro de la recámara.

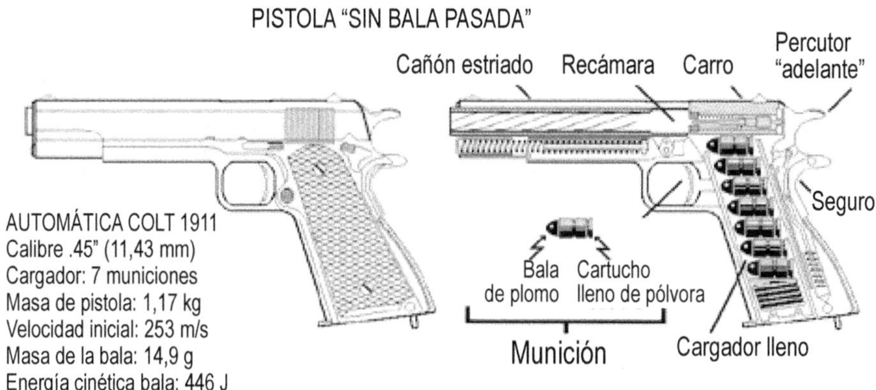

Figura 6.13: Pistola automática Colt modelo 1911. A la izquierda el aspecto externo y sus características principales. A la derecha el interior de la pistola, con un cargador o "peine" que contiene siete municiones.

Veamos qué ocurre ahora si usted, como se ve en la Figura 6.14, "pasa una bala", moviendo el carro hacia atrás y luego dejando que éste regrese a la posición original. En ese momento, la pistola estará lista para disparar en cuanto se ejerza la menor presión sobre el gatillo. Observe que el único signo externo de que la pistola está con bala pasada es la posición "atrás" del percutor. En estas circunstancias, todas las pistolas automáticas del mundo son muy peligrosas o "celosas". La más peligrosa de todas es la Walther $P-38$, todavía en uso en muchos países de Europa. La Walther $P-38$ tiene fama de dispararse al apenas rozar el gatillo con el dedo. Continuando con la Figura 6.14, puede también observarse que una pistola con bala pasada es muy difícil de descargar sin disparo. Solo una persona experta puede hacerlo: debe sacar el cargador, y luego, sin desactivar el seguro, mover el carro hacia atrás, permitiendo que un gancho que éste tiene saque la munición de la recámara, y finalmente, debe regresar hacia adelante (hacia la posición de reposo) con infinito cuidado el percutor. Observe la mitad derecha de la Figura 6.14: bajo el cañón del arma hay un largo resorte. Este "resorte de recuperación" se comprime cada vez que el carro se mueve hacia atrás (ya sea manualmente o a consecuencia del retroceso de un disparo), permitiendo que el carro avance posteriormente a su posición original. El roce causado por los movimientos del carro, del resorte y del percutor, sumado al calor causado por cada disparo (ver más adelante), hacen que una pistola automática aumente su temperatura progresivamente cuando se la dispara una y otra vez, un cargador tras otro.

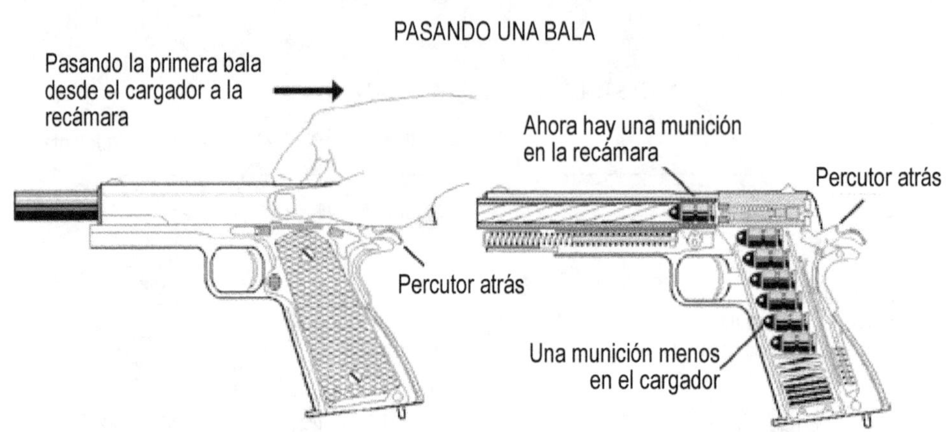

Figura 6.14: Pistola automática Colt modelo 1911. A la izquierda la mano del usuario ha movido hacia atrás el carro, lo que, aparte de empujar el percutor hacia atrás, permite que la primera munición del cargador suba. Al soltar el carro, éste regresará a su posición inicial (impulsado por un resorte), y de paso empujará esa primera munición al interior de la recámara, quedando ésta lista para ser disparada por el percutor. A la derecha, se ve el interior de la pistola cuando el carro ha regresado a su posición original. Observe la munición en la recámara, el percutor atrás y el cargador con una munición menos.

Ahora veamos qué ocurre cuando usted dispara una pistola automática. En la Figura 6.15 vemos dentro del primer microsegundo después de jalar el gatillo que la pólvora del cartucho se inflama hasta elevadísimas temperaturas (miles de $^{\circ}$C), aumentando su presión desde 1 hasta 12000 Libras-fuerza por pulgada cuadrada ($\text{Lb}_f \times \text{in}^{-2}$ psi), ¡equivalentes a $816,54$ atm! Inmediatamente después, los gases a altísima presión comienzan a expandirse en forma adiabática, disminuyendo su temperatura, y de paso empujando la bala a lo largo de los $12,7$ cm de cañón, donde ésta acelera desde cero hasta 253 metros por segundo. En el idioma de las armas, ésta se llama "velocidad inicial". Al combinar la velocidad inicial con la masa de la bala podemos obtener la energía cinética de ésta, que en este caso es de $476,86$ J. Si volvemos a la Figura 6.15, vemos que la bala sale acompañada de hollín, gases incandescentes a centenares de $^{\circ}$C, y gránulos de pólvora quemada. Cuando la víctima recibe un disparo con la boca del arma apoyada sobre la piel desnuda, el hollín de la bala queda en el borde de la herida ("collarete de limpiado"), y los gases del disparo entran por la herida, disecando los planos de tejidos superficiales, lo que deja una zona subcutánea llamada "cámara de gases". Cuando el disparo sobre piel desnuda ya no ha ocurrido con el arma apoyada, sino a varios centímetros de distancia, el collarete de limpiado sigue apareciendo, pero ya no se produce la cámara de gases. En su reemplazo, la piel que circunda la herida aparece con gránulos de pólvora quemada incrustados, en lo que se ha llamado "tatuaje". En el caso de disparos realizados a más de un metro de distancia, el tatuaje desaparece. También, cuando la bala ha atravesado varias capas de ropa, el collarete de limpiado de la piel ya no se produce y la herida de entrada es muy limpia. En realidad, en este último caso la herida no solo es limpia sino que es casi invisible. Efectivamente, la elasticidad de la piel hace que los bordes de la herida se cierren una vez que la bala ha penetrado, y el calor de la bala cauteriza los vasos sanguíneos subcutáneos, de modo que es casi imposible ver sangramiento alguno en la herida de entrada. Otra imagen muy distinta dan las heridas en órganos internos y la "herida de salida" de la bala.

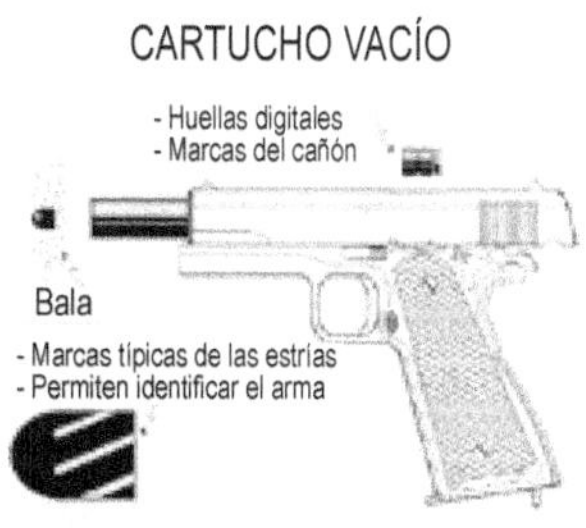

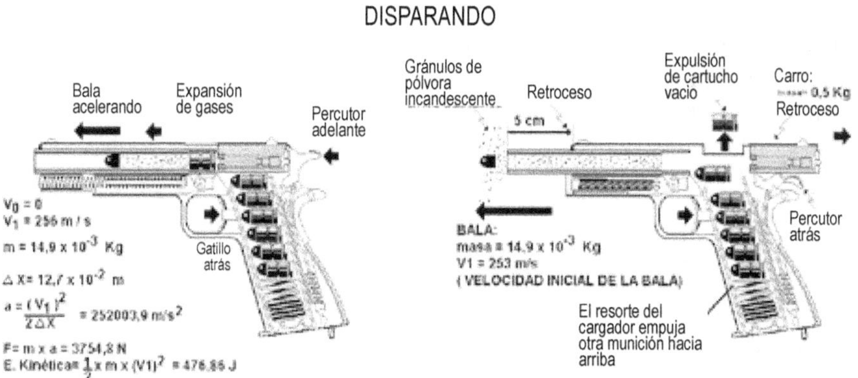

Figura 6.15: Pistola automática Colt modelo 1911. A la izquierda, usted acaba de oprimir el gatillo, lo que ha liberado el percutor, que al moverse hacia adelante ha golpeado la aguja y ésta ha encendido el fulminante del cartucho. La pólvora contenida en el cartucho se ha quemado instantáneamente, haciendo que la presión de los gases al interior de éste haya aumentado hasta 12000 Libras-fuerza por pulgada cuadrada. A la derecha, la bala, impulsada por los gases en expansión adiabática, ya ha salido por la boca del cañón a 253 metros por segundo, y el carro ha retrocedido, empujando una munición nueva a la recámara.

Finalmente, veamos qué ocurre una vez que la pistola ha sido disparada. En la Figura 6.16 vemos que justo después del primer disparo una munición nueva

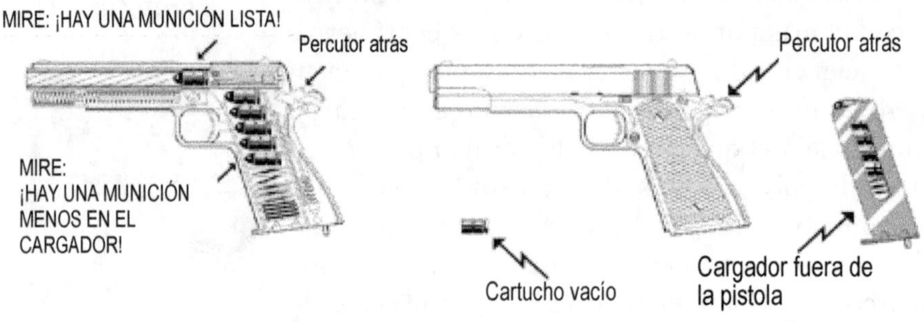

Figura 6.16: Pistola automática Colt modelo 1911. El arma acaba de ser disparada por primera vez. A la izquierda, observe que el percutor quedó atrás, listo para golpear la aguja en cuanto se toque el gatillo. Además, hay una munición lista en la recámara, y el cargador tiene cinco municiones en vez de las siete originales. A la derecha, observe la misma pistola a la que usted ha sacado el cargador. La pistola ¡sigue estando lista para disparar!

está lista en la recámara y el percutor está atrás, listo para abalanzarse sobre la aguja en cuanto alguien vuelva a tocar el gatillo. En algunas pistolas, ni siquiera es necesario tocar el gatillo para que se produzca el disparo. Basta que alguien mueva descuidadamente la pistola. Al lado derecho vemos que, aunque alguien haya retirado cuidadosamente el cargador, la pistola sigue siendo peligrosa, porque sigue teniendo una munición en la recámara, y también porque el percutor está atrás.

6.12. Ejemplos y problemas

EJEMPLO 1

Usted está examinando la posibilidad de comprar la motocicleta que se ve en la esquina superior derecha de la Figura 6.11. La vendedora le dice que el motor tiene un solo cilindro, con un volumen máximo al interior de 500 centímetros cúbicos (medio litro). En el folleto de la moto aparece que la temperatura del aire al interior del cilindro oscila entre $353,15$ K (80 °C) y $1273,15$ K (1000 °C). Mire con atención toda la Figura 6.17 y conteste las siguientes preguntas en orden:

(a) Elija la alternativa correcta respecto a la secuencia total A-B-C-D-A. Es un proceso:

a. Repetitivo

b. **Cíclico**

c. Isotérmico

d. Adiabático

e. Adiabático e isotérmico

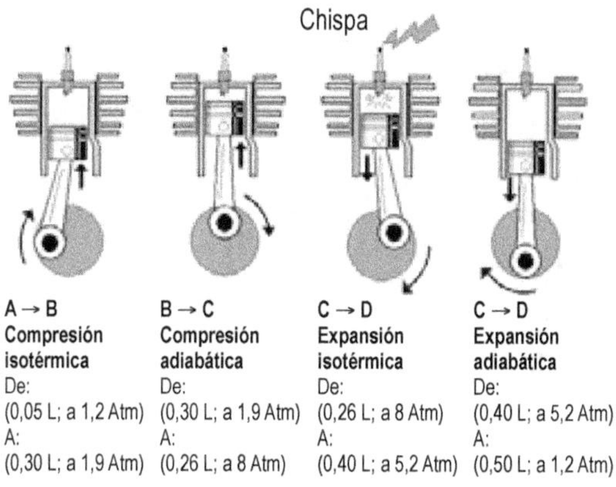

Figura 6.17: Ciclo de Carnot del motor de un solo cilindro de una moto. Volúmenes (litros) y presiones (atmósferas) en cada una de las cuatro partes del ciclo.

(b) Calcule el trabajo W hecho en cada proceso A-B. Exprese el resultado en Litro·Atmósfera y en Joules (1 L·atm = 101,255 J).

Se trata de un proceso *isotérmico*.

$$W_{A-B} = nRT \ln \frac{V_f}{V_i} \quad (5.21)$$

$$W_{A-B} = 0,02n \cdot 0,082\text{atm} \cdot \text{l} \cdot n^{-1} \cdot \text{K}^{-1} \cdot 353,15\text{K} \cdot \ln \frac{0,30 \text{ l}}{0,50 \text{ l}}$$

$$W_{A-B} = -29,87 \text{ J}$$

(c) Calcule el trabajo W hecho en cada proceso B-C. Exprese el resultado en Litro·Atmósfera y en Joules.

Se trata de un proceso *adiabático*.
El aire se considera diatómico:

$$C_V = \frac{f}{2} \cdot R, \ y \ R = 8{,}31 \ Jn^{-1}K^{-1}$$

Considerando que para un gas diatómico, f=3, de acuerdo a la Tabla 6.1

$$C_V = \frac{5}{2}[8{,}31Jn^{-1}K^{-1}]$$
$$C_V = 20{,}77Jn^{-1}K^{-1}$$
$$W = -\Delta U \quad \text{(Tabla 6.3)}$$
$$\Delta U = nC_V\Delta T \quad \text{(Ecuación 6.20)}$$
$$W = -nC_V\Delta T$$
$$W_{B-C} = -nC_V\Delta T = -0{,}02 \ n20{,}77 \ Jn^{-1}K^{-1}(1273{,}15K - 353{,}15K)$$
$$W_{B-C} = -382{,}16J$$
$$W_{B-C} = \frac{-382{,}16J}{\frac{101{,}255J}{1atm}} = -3{,}77 \text{ atm l}$$

(d) Calcule el trabajo W hecho en cada proceso C-D. Exprese el resultado en Litro·Atmósfera y en Joules.

Se trata de un proceso *isotérmico*.

$$W_{C-D} = nRT\ln\frac{V_f}{V_i} \quad (5.21)$$
$$W_{C-D} = 0{,}02n0{,}082\text{atm } \ln^{-1}K^{-1} \ 1273{,}15K \ \ln\frac{0{,}40 \ l}{0{,}26 \ l}$$
$$W_{C-D} = 0{,}899 \text{ atm l} = 91{,}07 \text{ J}$$

(e) Calcule el trabajo W hecho en cada proceso D-A. Exprese el resultado en Litro·Atmósfera y en Joules.

Se trata de un proceso *adiabático*.
El aire se considera diatómico: $C_V = 20{,}77 \ Jn^{-1}K^{-1}$

$$W_{D-A} = -\Delta U \quad \text{(Tabla 6.3)}$$
$$\Delta U = nC_V\Delta T \quad \text{(Ecuación 6.20)}$$
$$W = -nC_V\Delta T$$

$$W_{D-A} = -nC_V \Delta T = -0{,}02n20{,}77 \text{ J } n^{-1}\text{K}^{-1}(353{,}15 \text{ K} - 1273{,}15 \text{ K})$$
$$W_{B-C} = 382{,}16 \text{ J} = 3{,}77 \text{ atm l}$$

(f) Para cada uno de los 4 procesos, y de acuerdo al signo ($+$ ó $-$) del trabajo resultante, diga en palabras si el trabajo es realizado por el gas al interior del cilindro, o por el motor sobre el gas. Veamos la Tabla 6.4.

Tabla 6.4: ¿Quién trabaja en el ciclo A-B-C-D?

Proceso:	A-B	B-C	C-D	D-A
Motor sobre el gas:	Sí	Sí	No	No
Gas sobre el motor:	No	No	Sí	Sí

(g) Sume algebraicamente (tomando en cuenta los signos, ya sea "+" o "−") los 4 trabajos W (en Joules) de un proceso completo ABCDA. Exprese el resultado en Joules por ciclo completo ABCDA:

$$W_{(1 \text{ ciclo ABCDA})} = -29{,}87 - 382{,}16 + 91{,}07 + 382{,}16 = 61{,}2 \text{ J}$$

(h) Si el motor gira a 3000 revoluciones por minuto, es decir a tres mil ciclos ABCDA por minuto, entonces habrían 50 ciclos ABCDA por segundo. Calcule el trabajo hecho por el motor en Joules por segundo (Watts):

$$W_{(50 \text{ ciclos}= 1 \text{ segundo})} = 61{,}2 \text{ J} \cdot 50 \text{ s}^{-1} = 3060 \text{ Js}^{-1} = 3060 \text{ W}$$

(i) Si un caballo de potencia (hp) equivale a 745,7 Watts (W), exprese el resultado anterior en caballos de potencia (hp):

$$P_{\text{a 3000 rpm}} = 3060 \text{ W}/(745{,}7 \text{ W hp}^{-1}) = 4{,}1 \text{ hp}$$

Respuesta: El motor de la moto tiene una potencia máxima teórica de 4,1 caballos (hp) a 3000 revoluciones por minuto (rpm).

Comentario: Basta conocer la cilindrada de un motor de combustión interna para calcular la potencia máxima teórica, que siempre se hace a 3000 rpm.

EJEMPLO 2

Vea la Figura 6.18. Se trata de un equipo de aire acondicionado "de ventana" que está refrescando su habitación. Considerando que usted quiere mantener la habitación a 22 °C en un día de verano con una temperatura exterior de 39 °C, calcule el coeficiente de rendimiento K_{Rend} del equipo de aire acondicionado, y luego el trabajo mecánico mínimo que realiza el motor del equipo en cada segundo.

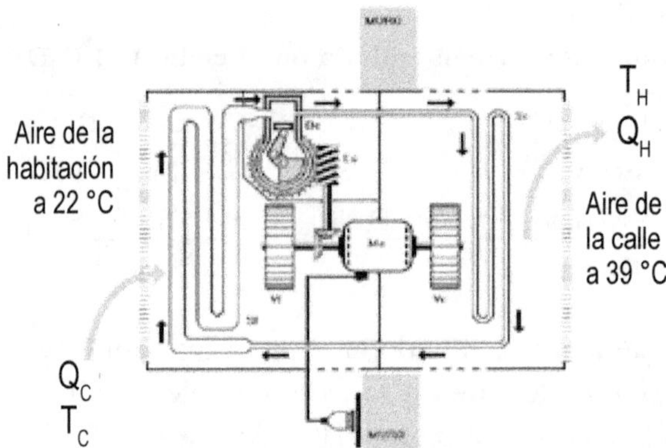

Figura 6.18: Equipo de aire acondicionado instalado en una ventana. La habitación debe mantenerse a 22 °C cuando la temperatura exterior es de 39 °C. Bc es la bomba del compresor; SC es el serpentín del compresor; Vc es el ventilador del compresor; Mc es el motor del compresor; Es es el engranaje en espiral y cremallera; Sf es el serpentín del enfriador.

(a) Veamos primero la K_{Rend}:

$$K_{Rend} = \frac{|T_C|}{|T_H| - |T_C|}$$

$$K_{Rend} = \frac{295{,}15\text{K}}{312{,}15\text{ K} - 295{,}15\text{ K}} = 17{,}12$$

(b) Ahora que conocemos el valor de K_{Rend}, procedamos a calcular la cantidad de trabajo mecánico W (J) que tiene que efectuar el motor del aire acondicionado en cada segundo (W). Para eso lo primero que debemos recordar es que al mediodía de un día de verano cada metro cuadrado de superficie terrestre recibe aproximadamente 2000 W de energía calórica. Como la habitación tiene una superficie (el techo) de 10 m^2, entonces está recibiendo 20000 W de energía calórica. Por lo tanto, debemos extraer de la habitación por lo menos 20000 W de calor. Es decir, $Q_C = 20000$ J s^{-1}.

$$K_{Rend} = \frac{|Q_C|}{W}$$

$$W = \frac{|Q_C|}{K_{Rend}}$$

$$W = \frac{20000 \text{ W}}{17,12} = 1168,2 \text{ W}$$

ELECTROSTÁTICA I

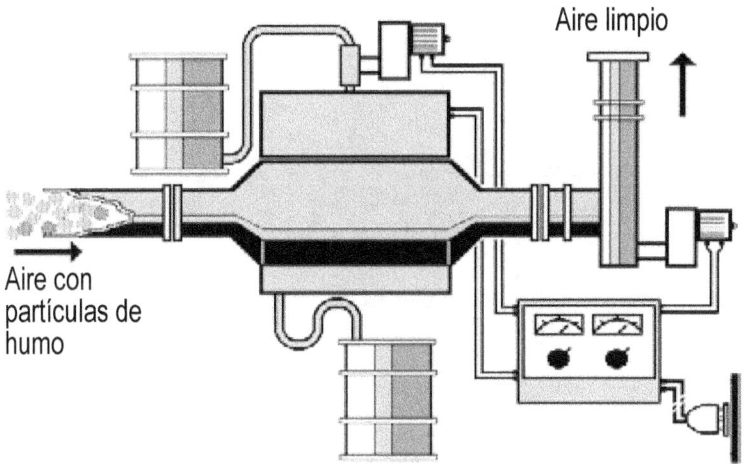

Como sabemos, la contaminación de Santiago de Chile es fundamentalmente una polución de partículas. Cada día toneladas de partículas de humo son arrojadas a la atmósfera de la capital de Chile por los autobuses y también por las fábricas, en especial una fundición de cobre cercana a la ciudad.

En este capítulo aprenderemos cómo es posible eliminar casi la totalidad de las partículas de humo de los escapes de fábricas utilizando sistemas de precipitación electrostática. Aprenderemos cómo estos sistemas son capaces de procesar flujos de aire de entre 14 y 790 metros cúbicos por minuto, capturando más del 99 % de las partículas contaminantes (hollín, aceites quemados, partículas y microgotas aromáticas), tan pequeñas como 0,01 micrón de diámetro, logrando escapes de aire sin opacidad y sin olores. Es más, aprenderemos que los sistemas de precipitación electrostática tienen costos de operación bajísimos, cuando se les compara con los costos de detención de labores y multas por emisión excesiva de contaminantes.

Eso no es todo. En este capítulo aprenderemos cómo los principios de la electrostática explican el modo en que tiburones y otros peces encuentran su presa oculta bajo la arena. Veremos cómo la impresora láser usada para confeccionar esta página, y la fotocopiadora utilizada para reproducirla, funcionan en base a los principios de la electrostática.

7.1.　Carga eléctrica y ley de Coulomb

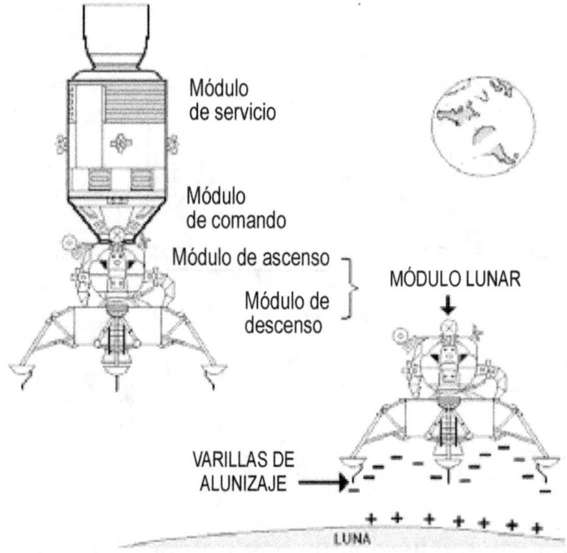

Figura 7.1: Las partículas de polvo lunar, de carga positiva, son atraídas por el metal del módulo lunar, de carga negativa. ¿Qué hacer para evitar que el módulo se cubra de polvo?

Todos los elementos están compuestos por átomos. Dentro de cada átomo, los protones tienen carga eléctrica definida como positiva, y los electrones tienen carga eléctrica definida como negativa.

En una moneda de cobre de cincuenta pesos, por ejemplo, suele haber neutralidad eléctrica, porque en cada uno de sus átomos de cobre hay un número idéntico de protones y de neutrones.

En 1913, el físico Robert A. Millikan, Premio Nobel de Física 1923, en el clásico experimento de la gota de aceite, midió la carga eléctrica del electrón.

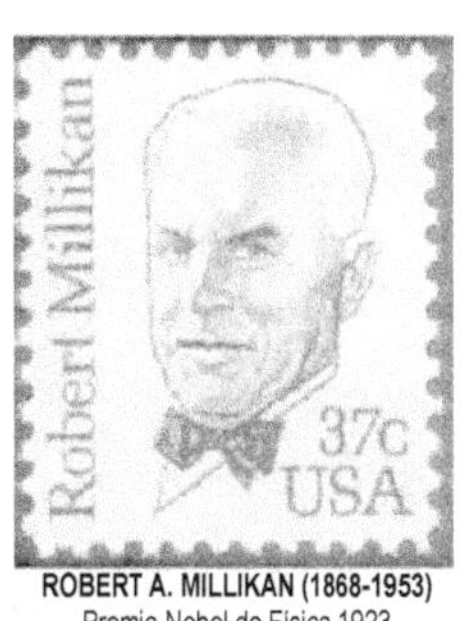

ROBERT A. MILLIKAN (1868-1953)
Premio Nobel de Física 1923

$$e = 1{,}60 \cdot 10^{-19} \text{ C} \qquad (7.1)$$

En la ecuacion 7.1, la letra e representa la carga elemental. Un protón tiene una carga de $+e$, y un electrón tiene una carga eléctrica de $-e$. La unidad *Coulomb* (abreviado C) representa cantidad de carga eléctrica en el sistema internacional, y ha sido definida en términos de otro concepto que veremos en detalle más adelante, que es el *Ampere* (abreviado A), unidad SI de corriente eléctrica. Así, un *Coulomb* es la cantidad de carga eléctrica que pasa a través de un área transversal de un alambre en un segundo cuando por ese alambre fluye una corriente eléctrica de un *Ampere*.

Pero no nos adelantemos tanto. Por ahora, volvamos a la carga eléctrica. Habíamos introducido el concepto de carga elemental, e. Se dice que la carga elemental e es cuantizada, porque no puede ser subdividida. Es decir, si volvemos al ejemplo de la moneda de cobre de cincuenta pesos, veremos que si esta moneda tiene entre sus trillones de átomos, digamos, un exceso de carga negativa, ésta puede ser de $-1\,e$, $-2\,e$, $-3{,}0 \cdot 10^8\,e$. Lo que no puede ocurrir es que la moneda tenga una cantidad de carga eléctrica de, digamos, $-5{,}23\,e$.

Lo mismo sucede con la carga positiva. La moneda de cobre de cincuenta pesos puede tener, entre sus trillones de átomos, un déficit de carga negativa (déficit de electrones), que puede ser de $+1\,e$, $+2\,e$, $+3{,}0 \cdot 10^8\,e$. ¿Cómo se descubrió la magnitud de la unidad de carga elemental e?

Desde 1906, Millikan había querido determinar la carga del electrón. El brillante experimento que llevó a cabo utilizó dos placas de bronce separadas por 15 milímetros. Con un atomizador (o *spray*), Millikan hacía llover miles de gotitas microscópicas de aceite sobre la placa superior. Esta placa tenía un agujero pequeño, que dejaba pasar una gotita de aceite de vez en cuando, la cual era observada con el microscopio despojado de su platina, como se ve en la Figura 7.2. Usando un sistema que discutiremos en los siguientes capítulos, Millikan daba una carga eléctrica positiva (+) a la placa superior, y una carga

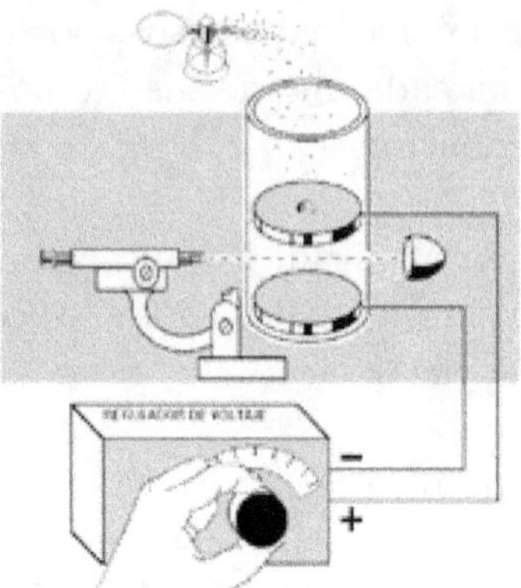

Figura 7.2: Experimento de la gota de aceite de Millikan. Permitió calcular la unidad de carga elemental.

negativa (-) a la placa inferior. Cada vez que una gotita de aceite, por pura casualidad, tenía una carga negativa, se producía una fuerza vertical hacia arriba sobre ella. Como se ve en la Figura 7.2, variando suavemente el *voltaje* (diferencia de potencial eléctrico, ver más adelante), la fuerza era ajustada lo justo y necesario para mantener la gotita inmóvil frente al microscopio. En ese preciso instante, el valor de la *fuerza electrostática* (Newtons) hacia arriba era idéntico a la magnitud de la *fuerza gravitacional* $(m \cdot g)$ ejercida hacia abajo sobre la gotita. Lo genial fue que la magnitud de la carga eléctrica no era jamás menor que un valor determinado, y que era siempre un múltiplo de ella.

La materia tiene carga negativa cuando tiene exceso de electrones (más electrones que protones), y tiene carga positiva cuando tiene un déficit de electrones (menos electrones que protones). Los átomos tienden a ser electroneutrales, con igual número de protones que de electrones. Cuando dos trozos de materia vecinos tienen carga eléctrica de signo opuesto, se atraen con una *fuerza electrostática, F*. Así, en el caso de la Figura 7.1, se puede calcular la fuerza electrostática con que el módulo lunar y un número conocido de partículas de polvo lunar se atraen. La ecuación 7.2 es la llamada ley de Coulomb, que permite calcular esta fuerza:

$$F = \frac{1}{4\pi\epsilon_0} \frac{q_1 q_2}{r^2} \tag{7.2}$$

donde F = fuerza electrostática [N]; π = 3,1415; ε_0 = constante de permisividad = $8,85 \cdot 10^{-12} C^2 N^{-1} m^{-2}$. q_1 y q_2 = cargas eléctricas que interactúan [C]; r = distancia entre las cargas [m].

En la ecuación 7.2, la constante del primer denominador ($\frac{1}{4\pi\varepsilon_0}$) se llama también constante electrostática, y su definición es:

$$\frac{1}{4\pi\varepsilon_0} = 8{,}99 \cdot 10^9 \text{N m}^2\text{C}^{-2} \tag{7.3}$$

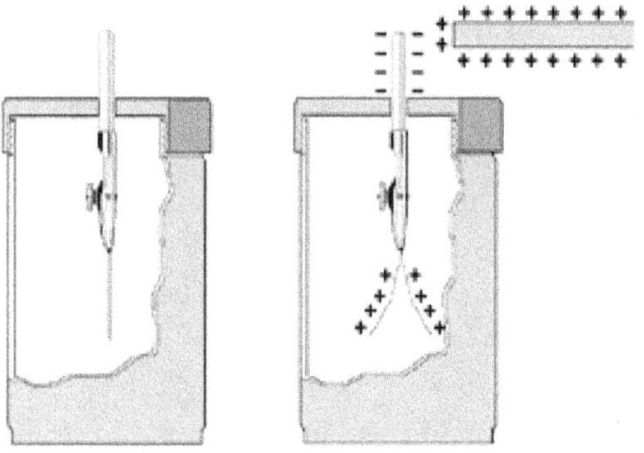

Figura 7.3: Electroscopio: al acercar la barra cargada (+) a la pinza, las cargas (-) de ésta son atraídas hacia arriba (cargas opuestas se atraen), dejando ambas láminas cargadas (+). Resultado: ambas láminas se separan (cargas iguales se rechazan).

La pregunta obvia es: ¿hacia dónde se dirige esta fuerza electrostática calculada en la ecuación 7.2? Como es habitual, preferimos contestar con un ejemplo. La Figura 7.3 muestra un electroscopio. En este simple aparato, dos láminas muy delgadas de metal cuelgan de una pinza, en el interior de un frasco. Al acercar una barra cargada electrostáticamente con signo (+), se produce una fuerza electrostática de atraccción entre ésta y las cargas negativas (electrones, $e-$) de la pinza. Como los electrones de la pinza se desplazan hacia el extremo superior de ésta, dejan un mismo número de déficit de electrones en las láminas de metal, llamados hoyos, o cargas positivas. Como las dos láminas de metal quedan con una carga eléctrica del mismo signo (+), entonces la fuerza electrostática entre ellas es de repulsión. La fuerza es en la dirección de las cargas y puede ser repulsiva o atractiva.

7.2. Conservación de carga eléctrica

Cuando usted se saca una prenda de lana en un día seco y frío de primavera, sus cabellos se cargan positivamente en, digamos, $+13{,}45$ C al rozar con la lana. Si usted midiera la carga eléctrica del tejido inmediatamente después, observaría que éste tiene una carga eléctrica de exactamente $-13,45$ C. Éste es un ejemplo de conservación de la carga a nivel macroscópico.

Otro ejemplo de la conservación de la carga es el decaimiento radiactivo, algo que veremos más en detalle en los capítulos finales. Éste es un ejemplo de conservación de la carga a nivel nuclear atómico:

$$^{238}U \to\, ^{234}Th +\, ^4He \quad \text{(decaimiento radiactivo)}$$

En este ejemplo de decaimiento radiactivo, el número atómico Z del núcleo atómico padre ^{238}U es 92 ($Z = 92$), lo que nos dice que ese núcleo contiene 92 protones. El ^{238}U decae espontáneamente, emitiendo en el proceso una partícula alfa, ^4He ($Z = 2$), y dejando un núcleo-hijo, ^{234}Th ($Z = 90$). Así, la cantidad de carga antes del decaimiento, $92\,e$, es igual a la presente después del decaimiento, $2\,e + 90\,e = 92\,e$.

Otro ejemplo de la conservación de la carga es la aniquilación. Por alguna casualidad, un electrón (carga $-e$) se encuentra suavemente con un positrón (carga $+e$):

$$e^- + e^+ = \gamma + \gamma \quad \text{(aniquilación)}$$

Al aplicar el principio de la conservación de la carga, éstas deben sumarse algebraicamente. Así, en la aniquilación, la carga neta del electrón más el positrón es cero, dando origen a dos rayos gamma (γ) producto de la aniquilación de sus masas ($2mc^2$). La carga se conserva.

El último ejemplo de conservación de carga es la *producción de par*. En este caso, un rayo electromagnético gamma (γ) de alta energía, al pasar junto a un núcleo pesado que actúa como catalizador, convierte su energía radiante en un electrón (e^-) más un positrón (e^+):

$$\gamma \to e^- + e^+ \quad \text{(producción de par)}$$

7.3. Fuerza electrostática: aplicaciones

La Figura 7.4 muestra el proceso de fotocopiado. La tinta de la fotocopiadora es en realidad un polvo de color negro, de carga eléctrica positiva. Durante el fotocopiado, cada partícula de este polvo negro tiene su punto de fusión a 70 °C. Dentro de la fotocopiadora hay tres rodillos principales: el rodillo

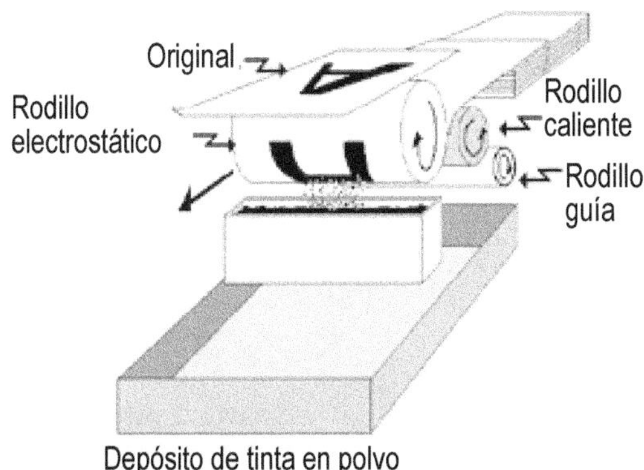

Figura 7.4: Fotocopiando. El rodillo electrostático atrae la tinta en polvo desde el depósito. El rodillo caliente funde la tinta y hace que ésta se pegue al papel. El carro con rodillos y cartucho de tinta retrocede, y la fotocopia está lista.

electrostático, el rodillo caliente y el rodillo-guía. Los tres rodillos, más una lámpara y la caja de tinta en polvo, forman un conjunto que se mueve en bloque, recorriendo el papel original por debajo. El rodillo electrostático tiene una superficie muy lisa, que refleja la imagen del papel, y que se carga electrostáticamente con carga negativa $(-)$ en los sitios donde el papel es negro. Cuando el rodillo electrostático gira, literalmente "recoge" del depósito las partículas de tinta en polvo de carga positiva, que quedan depositadas en la superficie, formando una imagen idéntica a la del original. Posteriormente esta imagen es depositada en el papel de copiado, y el rodillo caliente se encarga de fundirla para que se pegue definitivamente a éste.

7.4. El campo eléctrico

La llama de un fósforo tiene una temperatura de 300 °C a una distancia de 1 mm, pero la temperatura decrece rápidamente a medida que alejamos el dedo de ella. Éste es un ejemplo de campo escalar. La gravedad es un ejemplo de campo vectorial. Es cierto que la fuerza de gravedad es más intensa en la superficie de la Tierra que a mil kilómetros de altura, y que ésta decrece con el cuadrado de la distancia al centro de la Tierra. Sin embargo, el campo vectorial de gravedad tiene una importante diferencia con el campo escalar alrededor del fuego. La fuerza de gravedad es un vector, con magnitud y dirección. En cambio el "campo" de temperatura alrededor del fuego tiene magnitud, pero no dirección. La Figura 7.5 muestra el campo eléctrico alrededor, en este caso, de una gran carga negativa. El campo eléctrico se define como el conjunto de vectores de fuerza electrostática alrededor de una carga determinada, cuya

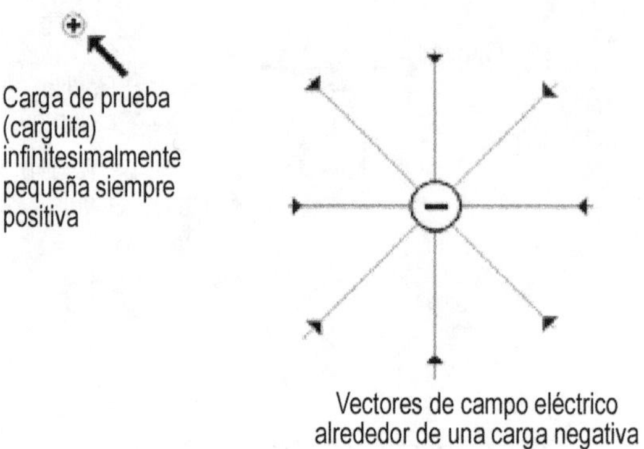

Figura 7.5: Campo eléctrico.

magnitud está dada por la carga y su distancia a una *carga de prueba* que es siempre positiva, e infinitesimalmente pequeña.

$$E = \frac{F}{q} \tag{7.4}$$

La ecuación 7.4 muestra cómo se calcula la magnitud del campo eléctrico, que se abrevia E. F es la fuerza electrostática y q es la magnitud de la carga de prueba. Con esto, la ecuación 7.4 se transforma en:

$$E = \frac{F}{q_0} = \frac{1}{4\pi\varepsilon_0}\frac{q}{r^2} \tag{7.5}$$

Donde q_0 es la magnitud de la carga de prueba. Así, la intensidad del campo eléctrico depende de la magnitud de la carga q que lo genera, y de la distancia entre ésta y la carga de prueba q_0.

7.4.1. Una aplicación del campo eléctrico

El precipitador electrostático de partículas de humo se basa en un panal de abejas metálico, cargado negativamente, capaz de atrapar las partículas de humo positivas que pasan a través de él, todo esto con una eficacia de más del 99 %, a un bajísimo costo operacional. Con este sistema de precipitación electrostática, pues, es posible eliminar prácticamente toda la contaminación por partículas de humo en la atmósfera.

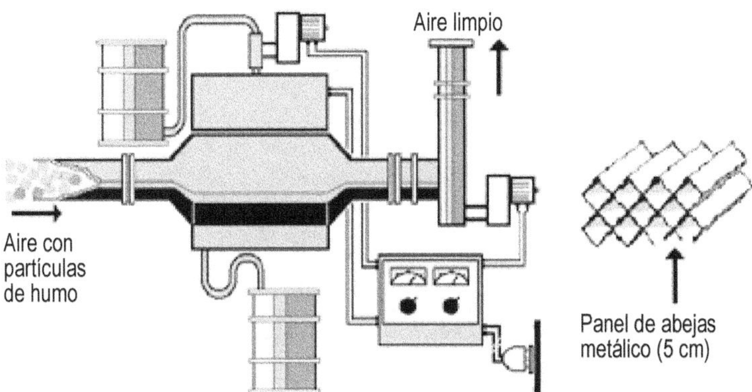

Figura 7.6: Panal de abejas metálico, dentro de un precipitador electrostático de humos.

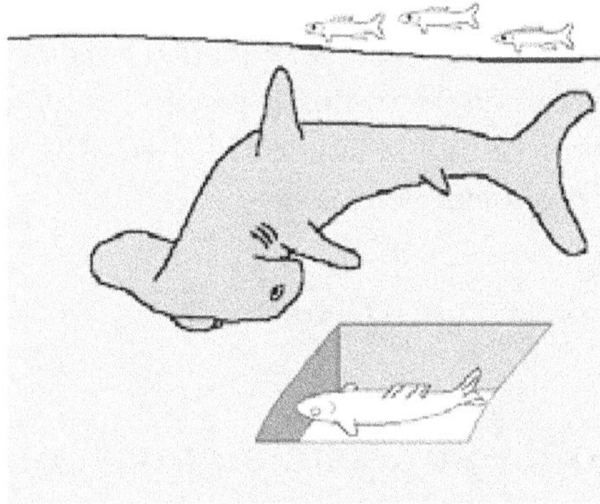

Figura 7.7: En el mar de Hawai, un pez martillo localiza a su presa, el pez plano rojo, oculto bajo la arena.

7.5. El pez martillo y el flujo

En el cálido mar de Hawai, un pez martillo localiza a su presa, el pez plano rojo, oculto bajo la arena, al detectar el campo eléctrico que rodea al pez con sus órganos electrosensoriales pareados en su amplia cabeza. Estos órganos son capaces de detectar el flujo de campo eléctrico que "pasa" a través de una superficie, llamada "superficie gaussiana".

Si sumergimos (Figura 7.8) dentro de un campo eléctrico un área infinitésimal A, entonces el flujo de campo eléctrico [Φ] que pasa a través de su superficie dependerá de la inclinación de esta área A respecto de los vectores de campo eléctrico. En la Figura 7.8, el área de intersección que tiene la superficie A en el campo eléctrico depende del ángulo de inclinación del vector $\vec{A}$, que es normal

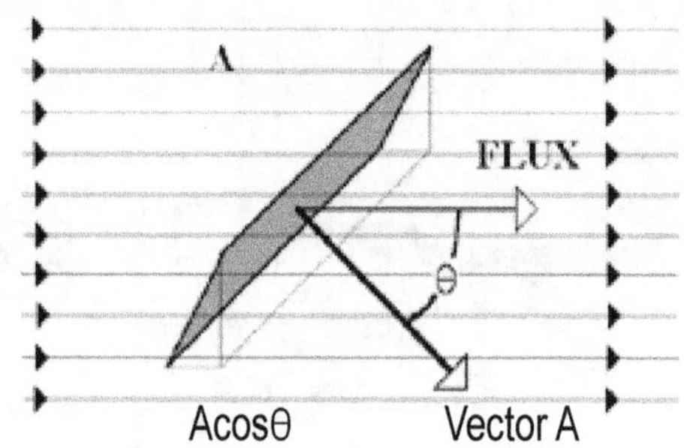

Figura 7.8: Flujo de campo eléctrico.

(perpendicular) al área A. Observe que, cuando el vector $\vec{A}$ es perpendicular a $\vec{E}$, entonces el ángulo Θ es de 90 grados, y como el coseno de 90 grados es cero, entonces el flujo es cero, ya que la superficie A será paralela a los vectores E. Esto se conoce como producto punto.

$$\Phi = AE \cos \Theta = \vec{A} \cdot \vec{E} \tag{7.6}$$

7.6. Concepto de superficie gaussiana

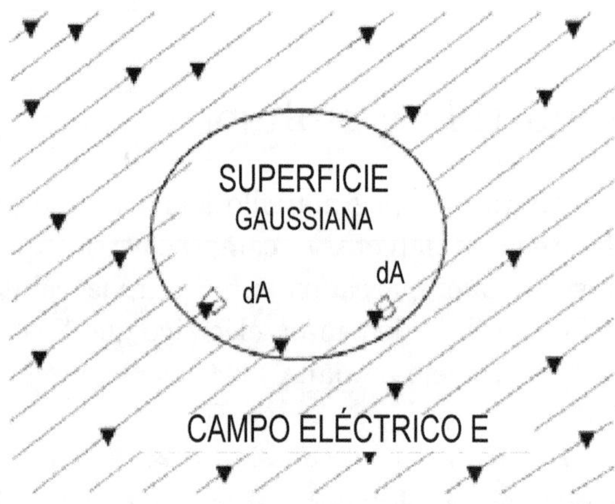

Figura 7.9: Una superficie gaussiana.

La Figura 7.9 muestra una superficie gaussiana que se constituye en un receptor de flujo en la cabeza del pez martillo. Lo único de particular que tiene una superficie gaussiana es que es una superficie cerrada, de cualquier forma, a través de la cual pasan vectores de campo eléctrico E. Por ahora, debemos entender que esta superficie gaussiana puede dividirse, en forma teórica, en millones y millones de áreas infinitesimales A, cada una de las cuales tendrá un vector $\vec{A}$ con su propio ángulo Θ respecto del vector $\vec{E}$ (Figura 7.9). Nuevamente, esto se entiende mucho mejor mediante un ejemplo de la naturaleza.

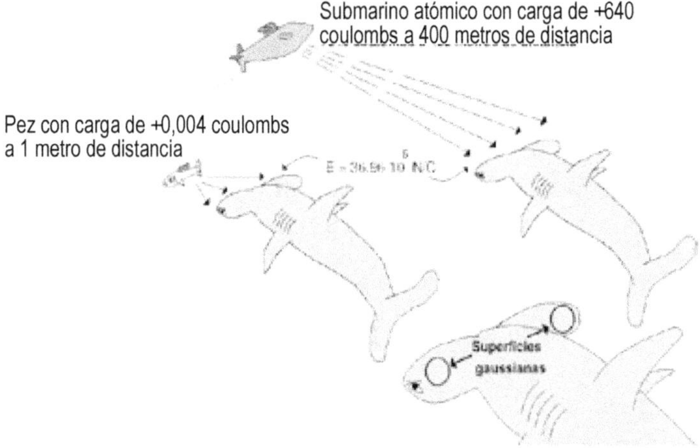

Figura 7.10: La intensidad E del campo eléctrico producido por el pez (cerca) y el submarino (lejos) es la misma.

EJEMPLO 1

La Figura 7.10 muestra con más detalle la situación de un pez martillo que trata de ubicar su presa. Por un lado se encuentra cerca de un pez rojo de Hawai, su plato favorito, que tiene una carga eléctrica de $+0,004$ C. El pez martillo lo encuentra, lo saca de la arena y lo devora.

Poco rato más tarde, el mismo pez martillo se encuentra con un submarino atómico que pasa silenciosamente a 400 metros de distancia. La carga eléctrica del submarino, mucho mayor, es de digamos $+640$ C.

[i] Calculemos la intensidad E de campo eléctrico que el pez rojo de Hawai produce a 1 metro de distancia, en la cabeza del pez martillo.

$$E = \frac{F}{q_0} = \frac{1}{4\pi\varepsilon_0}\frac{q}{r^2}$$

$$E_{\text{pez}} \;=\; 8{,}99 \cdot 10^9 \text{ N m}^2\text{C}^{-2} \cdot 0{,}004 \text{ C m}^{-2} = 35{,}96 \cdot 10^6 \text{ N C}^{-1}$$

[ii] Calculemos la intensidad E del campo eléctrico que el submarino produce a 400 metros de distancia, en la cabeza del pez martillo:

$$E = \frac{F}{q_0} = \frac{1}{4\pi\varepsilon_0}\frac{q}{r^2}$$

$$E_{\text{submarino}} \;=\; 35{,}96 \cdot 10^6 \text{N C}^{-1}$$

[iii] El problema es que el pez, con $+0{,}004$ C a 1 m, y el submarino, con $+640$ C a 400 m de distancia, producen ambos una intensidad E de campo eléctrico de $35{,}96 \cdot 10^6$ NC^{-1}.

¿Cómo sabe el pez martillo cuál es el pez y cuál es el submarino?

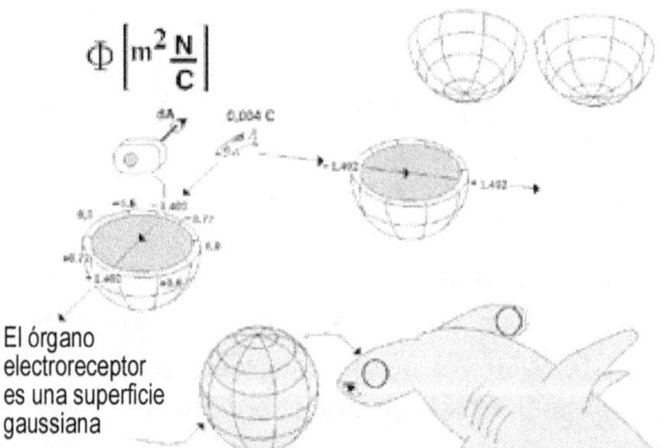

Figura 7.11: El cerebro del pez martillo recibe información exacta sobre el flujo Φ $[m^2 NC^{-1}]$ que recibe cada célula de los dos órganos electrorreceptores.

SOLUCIÓN

Cada órgano electrorreceptor es una esfera de, digamos, 5 centímetros de radio, con un área total de $0{,}007$ m^2. Mirando la Figura 7.11, se puede decir que aproximadamente la mitad de la esfera "mira" a la fuente del campo eléctrico, que es el pez en este caso.

Cada mitad de esfera está recubierta por 200.000 células. Si suponemos que estas células están colocadas en una superficie plana que mira al pez, entonces la media esfera recibirá un flujo total de $-35,96 \cdot 10^6$ NC$^{-1} \cdot [0,007/2]$ m$^2 = 25,172 \cdot 10^6$ m^{2}NC^{-1}.

$$\Phi_{\text{hacia el pez}} = AE \cos \Theta = \vec{A} \cdot \vec{E}$$

$$
\begin{aligned}
F_{\text{hacia el pez}} &= 0,0039 \text{ m}^2 \cdot 35,96 \cdot 10^6 \text{ NC}^{-1} \cdot \cos 10^\circ \\
F_{\text{hacia el pez}} &= -140244,0 \text{ m}^2\text{NC}^{-1}
\end{aligned}
$$

Al dividir este flujo total por el número de células de la media esfera (doscientas mil), cada una tendrá, como promedio, un flujo de $-0,701$ m^{2}NC^{-1}. Sin embargo, como se ve en la Figura 7.11, esta cifra (flujo de $-0,701$ m^{2}NC^{-1}) no es sino un promedio, ya que las células del órgano electrorreceptor no están en una superfice plana sino una esférica, de modo que el flujo verdadero que cada una recibe en la media esfera que mira al pez varía entre $-1,402$ m^{2}NC^{-1} y cero. ¿De dónde viene esta cifra? Simplemente es el doble de $-0,701$ m^{2}NC^{-1}, ya que al sacar un promedio entre flujo cero y flujo de $-0,701$ m^{2}NC^{-1}, se obtiene $-1,402$ m^{2}NC^{-1}.

Del mismo modo, en la media esfera opuesta al pez:

$$
\begin{aligned}
F_{\text{opuesta al pez}} &= 0,0039 \text{ m}^2 \cdot 35,96 \cdot 10^6 \text{ NC}^{-1} \cdot \cos 0^\circ \\
F_{\text{opuesta al pez}} &= +140244,0 \text{ m}^2\text{NC}^{-1}
\end{aligned}
$$

El flujo verdadero que cada célula de la media esfera opuesta recibe varía entre $+1,402$ m^{2}NC^{-1} y cero. Así entonces, con esta información el cerebro del pez martillo hace dos cosas.

(a) Traza una línea imaginaria entre los puntos en que el valor absoluto de flujo alcanza un máximo, es decir, entre $-1,402$ m^{2}NC^{-1} en la cara que mira al pez, y $+1,402$ m^{2}NC^{-1} en la cara opuesta. Eso le indica en qué dirección está la fuente de campo eléctrico. Pero el pez martillo todavía no sabe a qué distancia está.

(b) Para saber la distancia a la cual se encuentra la fuente de campo eléctrico, el pez martillo hace el mismo procedimiento anterior en el órgano electrosensorial del lado opuesto de la cabeza. La distancia estará dada por el punto de cruce de las dos líneas imaginarias.

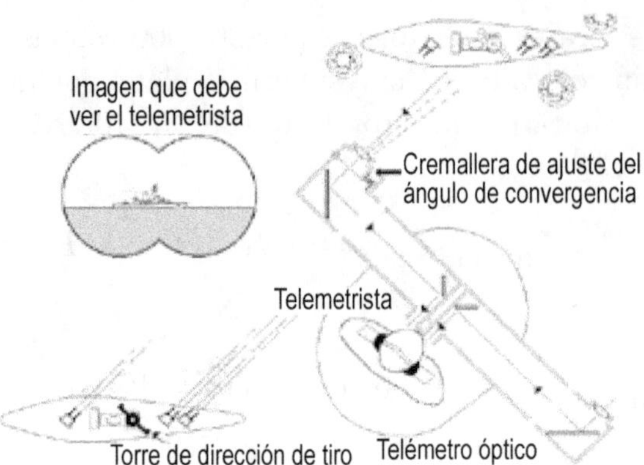

Figura 7.12: El telémetro óptico estereoscópico permitía en 1941 que un barco de guerra calculara la distancia al blanco con precisión de centímetros.

El mismo principio del órgano electrorreceptor del pez martillo y otros tiburones y peces —que fuera descrito ya en 1678 por el anatomista Stefano Lorenzini— se usa en la actualidad en otros ámbitos. En 1940, el telémetro óptico estereoscópico (Figura 7.12) permitió al oficial director de tiro del acorazado alemán *Bismarck*, que navegaba a 59 km/hora, hallar la distancia (28 km), el curso (SSW) y la velocidad (61 km/hora) del crucero pesado inglés *Hood*. El telemetrista enfocaba dos imágenes idénticas del barco enemigo, una en cada ojo. Luego movía uno de los dos lentes del telémetro (separados por varios metros) hasta que las dos imágenes coincidían. En ese momento, un computador analógico (con tubos, no con transistores) calculaba trigonométricamente la distancia al blanco. Esta distancia, más el ángulo relativo, más la velocidad propia, la del viento y la temperatura del aire, conformaban una ecuación diferencial, que al resolverse en forma electrónica enviaba continuamente información de tiro a los cañones principales, en forma de dos datos: elevación y azimut. Esta información, traducida a los 8 cañones de 381 mm del *Bismarck*, hizo que éstos dispararan con tal precisión que el *Hood* fue hundido tras apenas 5 minutos de combate. Sólo 3 tripulantes del *Hood* sobrevivieron. Volviendo a la situación descrita en la Figura 7.11, cuando el submarino se encuentra a 400 metros, aun cuando la intensidad E del campo eléctrico es la misma que la producida por el pez plano de Hawai a un metro, el pez martillo logra calcular la distancia y el cerebro de este predador se da cuenta de que, cualquiera que sea la fuente del campo eléctrico, está demasiado lejana, y es demasiado grande

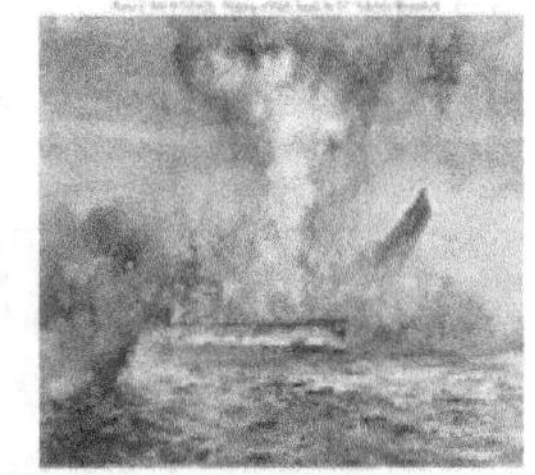

Hundimiento del HMS Hood el 24 de mayo de 1941 en el Estrecho de Dinamarca. La pintura de J.C. Schmitz-Westerholtz muestra el momento en que estalla el Hood. A su lado, el HMS Prince of Wales se retira de la batalla a toda velocidad.

para ser un pez. En todo caso, nunca se han visto marcas de mordeduras de pez martillo en el casco de un submarino.

7.7. El potencial eléctrico

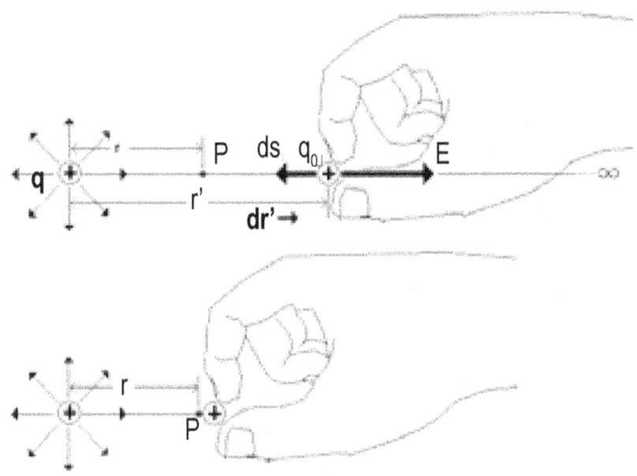

Figura 7.13: Mover una carga de prueba $+q_0$ desde el infinito hacia una carga $+q$, que genera un campo eléctrico E, con un vector de movimiento infinitesimal ds, cuesta un trabajo negativo $-W_\infty$ que es ejercido por la mano, porque el campo eléctrico E se opone al movimiento de acercamiento.

En la Figura 7.13 aparece un campo eléctrico E generado por una carga positiva $+q$. Si colocamos una carga de prueba positiva $+q_0$ a una distancia infinita del centro de este campo E, y comenzamos a acercarla, es decir, a empujarla contra E, llegaremos finalmente a un punto P cercano a la carga que genera campo eléctrico. En este proceso, la energía potencial U [J] asociada a la carga de prueba será equivalente al valor negativo del trabajo que el campo eléctrico ha ejercido sobre la carga de prueba. Esto porque el movimiento infinitesimal ds de la carga ha sido en sentido opuesto al vector E, de modo que la mano ha realizado el trabajo oponiéndose externamente al campo E:

$$U = -W_\infty \tag{7.7}$$

Sin embargo, el concepto de U [J] todavía no nos es útil, porque no siempre estaremos trabajando con cargas infinitesimalmente pequeñas como $+q_0$, y también porque hemos visto que el potencial de una carga en el campo eléctrico depende no solamente de la intensidad de E, sino también de la magnitud de la carga [C].

Es por esto que introducimos ahora el concepto de potencial eléctrico V [J C^{-1}, o $Voltio = V$]:

$$V = \frac{-W_\infty}{q_0} \tag{7.8}$$

$$1V = 1 \text{ J C}^{-1} \tag{7.9}$$

Volviendo a la Figura 7.13, podemos ver que el potencial eléctrico V está dado por la integral lineal, desde infinito hasta el punto P, del trabajo necesario para mover la carga. Como el trabajo es el producto vectorial (producto punto) entre vectores de campo eléctrico E y desplazamiento ds, tenemos:

$$V = -\int_\infty^r E \cdot ds = -\int_\infty^r E dr' \tag{7.10}$$

Observe que en el lado derecho de la ecuación 7.10 ocurrieron dos cosas que se cancelan mutuamente: (a) el producto punto fue reemplazado por $-1 = \cos 180°$. (b) El vector de cambio de radio $-dr'$ reemplazó al vector de desplazamiento ds. Esto quiere decir $ds = -dr'$, porque ambos vectores son de igual magnitud y signo opuesto.

$$V = -\frac{q}{4\pi\varepsilon_0} \int_\infty^r \frac{1}{(r')^2} dr' \tag{7.11}$$

La integral definida de la ecuación 7.11 puede ser resuelta fácilmente, obteniéndose

$$V = \frac{1}{4\pi\varepsilon_0} \frac{q}{r} \tag{7.12}$$

La ecuación 7.12 de *potencial eléctrico* tiene varias características importantísimas:

(a) La magnitud del potencial V [V] es directamente proporcional a la magnitud de la carga [C] que genera el campo, no de la carga de prueba.

(b) La magnitud del potencial V [V] es inversamente proporcional a la distancia radial r entre la carga que genera el campo y el punto donde se mide el potencial.

(c) ¡Desapareció el signo negativo! Así, las cargas positivas $+q$ generan potenciales positivos, y las cargas negativas $-q$ generan potenciales negativos. Esto último es una de las convenciones básicas más importantes en toda la electricidad y la electrónica. En el próximo capítulo veremos algo más sobre eso.

Siempre será útil un ejemplo. Veamos la Figura 7.14, donde un electrón se desprende desde la grilla (red de alambre) del cátodo que ha sido calentado con un filamento. Entre el cátodo y el ánodo acelerador hay un potencial V de 100 V. ¿Cuál es la aceleración del electrón en el tubo de rayos catódicos?

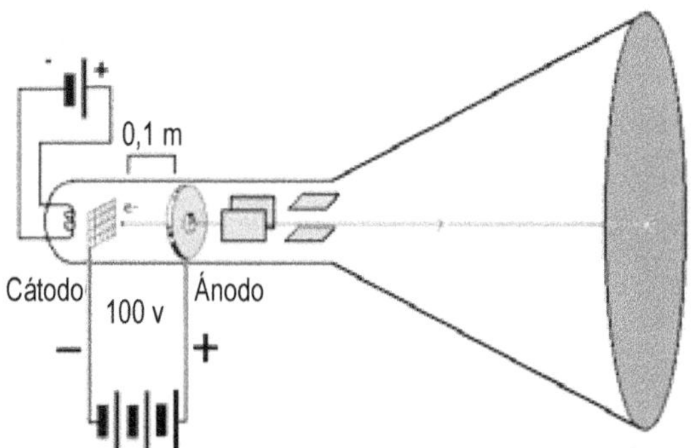

Figura 7.14: Aceleración de un electrón en el tubo de rayos catódicos dentro de un osciloscopio.

[i] Calculemos la energía entregada al electrón [en Joules]:

$$V = \frac{1}{4\pi\varepsilon_0}\frac{-e}{r} \tag{7.13}$$

$$Joules = 8,99 \cdot 10^9 \ C^2N^{-1}m^{-2} \cdot 1,6 \cdot 10^{-19} \ C/0,1 \ m = 1,43 \cdot 10^{-8} \ N \ m$$

[ii] Calculemos la aceleración del electrón:

$$E = F \cdot d = m \cdot a \cdot d$$

$$a = E/(md) = 1,56 \cdot 10^{22} \ ms^{-2}$$

Así entonces, la aceleración del electrón en el tubo de rayos catódicos es elevadísima: $1{,}56 \cdot 10^{22} \ ms^{-2}$.

7.8. El capacitor

El tubo de rayos catódicos tiene relación con el funcionamiento del capacitor o condensador, un dispositivo constituido por dos placas o conductores de metal

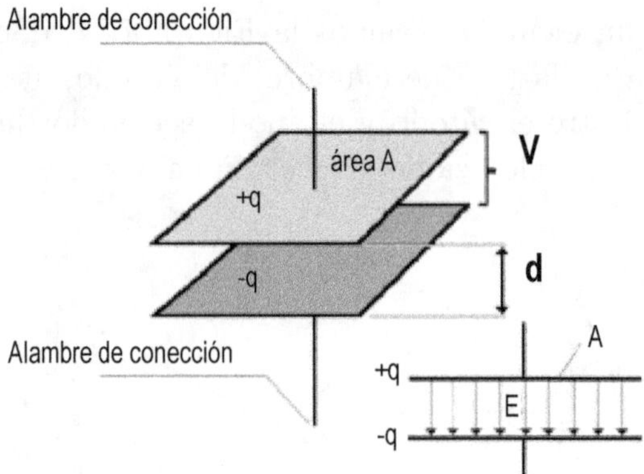

Figura 7.15: El capacitor de placas paralelas y el campo eléctrico encerrado entre ellas.

muy delgado, separados por una distancia infinitesimal con la ayuda de una lámina aislante, llamada dieléctrico. El tipo más usado de capacitor es el de placas paralelas (Figura 7.15). Las placas tienen carga de igual magnitud q, pero de signo opuesto. De este modo, si envolviéramos el capacitor en una superficie gaussiana cerrada, la carga neta del dispositivo sería cero.

El tipo más usado de capacitor es el de placas paralelas, como se ve en las Figuras 7.15 y 7.16. Ambas placas son de metal muy delgado, y están separadas por una distancia infinitesimal con la ayuda de una lámina aislante, llamada dieléctrico.

Las dos placas tienen una carga de igual magnitud q, pero de signo opuesto ($+q$ y $-q$), de modo que, si envolvemos al capacitor en una superficie gaussiana cerrada imaginaria, la carga neta del capacitor es cero.

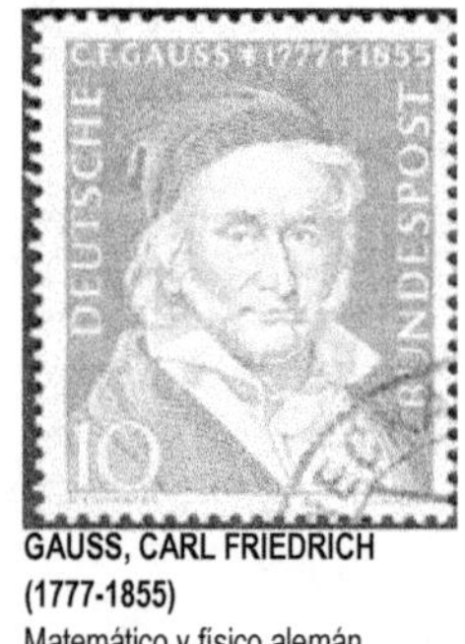

GAUSS, CARL FRIEDRICH (1777-1855)
Matemático y físico alemán.

En el próximo capítulo volveremos a tocar el tema de los capacitores fijos y variables, pero antes debemos profundizar en la ley de Gauss.

7.9.   Algo más sobre el pez martillo

Los anatomistas del siglo XVII, como Niels Stensen (Steno, Stenonis) y Lorenzini, quienes estudiaron la anatomía macroscópica de los peces, encontraron

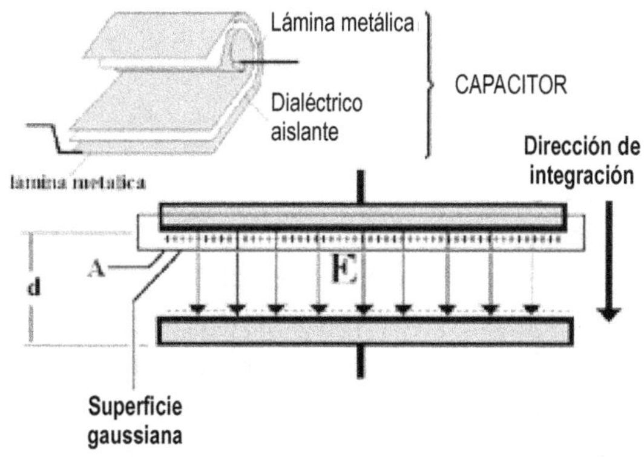

Figura 7.16: Un capacitor de placas paralelas, cargado.

pequeños conductos y vesículas alrededor de la nariz de éstos.[1] Estos órganos recibieron el nombre de "ampolla de Lorenzini". Hasta mediados del siglo veinte, su función fue completamente desconocida. Finalmente, entre 1960 y 1971, se descubrió que eran órganos electrorreceptores, capaces de detectar la magnitud del flujo de campo eléctrico producido por la actividad celular de otros peces localizados en el agua a distancias de hasta un metro y medio.

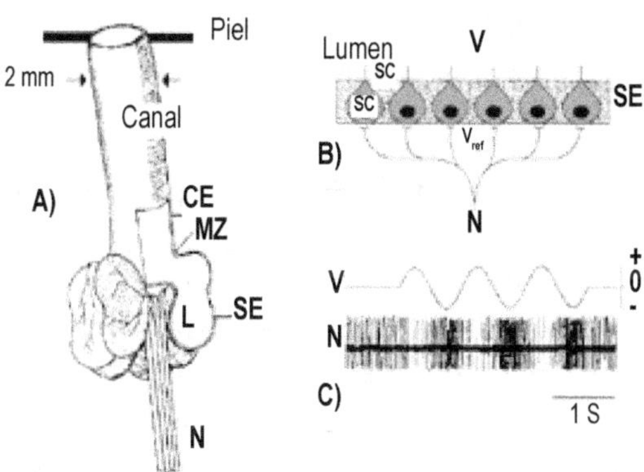

Figura 7.17: Ampolla de Lorenzini similar a la del pez martillo. Modificado de Tricas, 2001.

En la parte A de la Figura 7.17, el canal relleno de mucopolisacárido se conecta con el lumen (L) de la ampolla, que está revestida de un epitelio de alta resistividad eléctrica (SE), el cual se une al epitelio del canal (CE) en la zona marginal (MZ). Este sistema forma un conductor de tubo aislado (el mucopolisacárido tiene baja resistencia eléctrica), donde el potencial (voltios) eléctrico

---

[1] Tricas (1991)

dentro de la ampolla es idéntico al potencial en el poro que conecta al canal con la superficie de la piel del pez martillo.

En la parte B de la figura se ve que las células del epitelio SE están inervadas por axones de neuronas aferentes (N), que conducen información electrosensorial hacia el cerebro del pez. Este epitelio sensorial (SE) consiste en una capa de células receptoras (RC), sostenidas por células de sostén (SC). Las uniones apretadas entre estas células forman una barrera de alta resistencia eléctrica entre el lumen de la ampolla (donde el voltaje es V) y la membrana basal (donde el voltaje es un potencial de referencia, V_{REF}). La diferencia entre el voltaje del lumen (V) y el voltaje de referencia (V_{REF}) estimula la delgada proyección apical de las células receptoras, modulando de ese modo la liberación de un neurotransmisor hacia las finas terminaciones nerviosas de N.

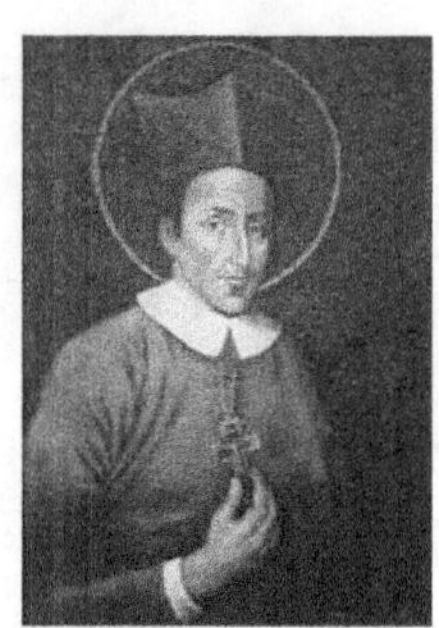

STENSEN, NIELS (STENONIS)
Fundador de la Paleontología y anatomista (1638-1686). Beatificado por el Papa Juan Pablo II en 1988.

En la parte C de la Figura 7.17 se observa que un voltaje V sinusoidal, aplicado experimentalmente al lumen de la ampolla, causa un patrón de descarga de potenciales hacia el axón N cuya frecuencia está modulada por el estímulo. Las porciones negativas del voltaje de estímulo aumentan las frecuencia de descarga de N, y las porciones positivas disminuyen esta frecuencia.[2]

La Figura 7.18 muestra con algo más de detalle un ejemplo del modo como el pez martillo localiza a su presa. En la parte B de la figura aparece la cabeza del pez martillo vista en forma esquemática desde arriba, mostrando la orientación de los canales de las ampollas de Lorenzini. En la parte C de la figura, vemos la presa, en este caso un pequeño pez (que incluso puede estar oculto bajo la arena). Observe cómo las cargas eléctricas producidas por la actividad celular del pez hacen que el cuerpo de éste se comporte como un dipolo, es decir, una fuente de campo eléctrico donde las líneas de fuerza "salen" desde la porción rica en cargas positivas, dan una vuelta, y "regresan" al dipolo "entrando" por la parte del pez rica en cargas negativas. En la parte D de la figura se ve un gráfico que muestra cómo los canales orientados alrededor de los 240° registran voltajes negativos, y aquellos orientados alrededor de los 300° registran voltajes positivos.

---

[2] Brown (2000)

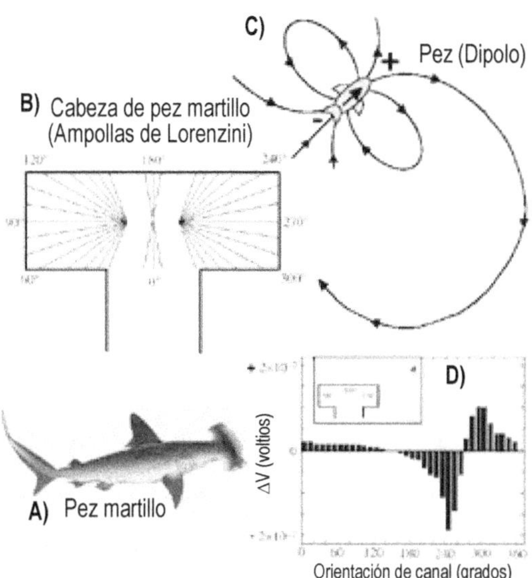

Figura 7.18: Función de la ampolla de Lorenzini del pez martillo cuando una presa (pez comportándose como dipolo) está adelante y a la derecha de la cabeza del predador. Modificado de Brandon R. Brown, 2000.

7.10. Ejercicios y problemas

1. La Figura 7.19 muestra un espanta tiburones eléctrico, en uso desde 1997. Explique cómo funcionaría.

2. Veamos en la Figura 7.20 una esfera imaginaria de radio R, alrededor de una carga puntual positiva colocada al centro. El vector $\vec{E}$ de campo eléctrico emerge radialmente, alejándose de la carga puntual. Se define un área diferencial (un cuadrado muy pequeño) asociada a un vector, llamados en conjunto $d\vec{A}$, o "vector de área infinitesimal". Ahora, partiendo de la ecuación 7.5 ya conocida de magnitud de campo eléctrico, podemos definir la siguiente ecuación, ahora de *magnitud y dirección* de campo eléctrico:

$$\vec{E} = \frac{F}{q_0} = \frac{1}{4\pi\varepsilon_0}\frac{q}{r^2}\hat{r} \tag{7.14}$$

donde $\hat{r}$ es el vector en la dirección radial, alejándose del origen. Ahora bien, el "vector de área infinitesimal" $d\vec{A}$ puede definirse como la multiplicación entre el vector de radio $\hat{r}$ y el área infinitesimal dA, como se ve en la siguiente ecuación 7.15:

$$d\vec{A} = \hat{r}dA \tag{7.15}$$

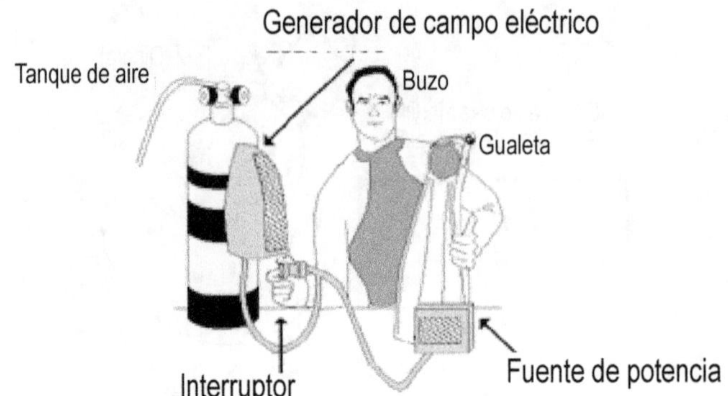

Figura 7.19: Un espanta-tiburones eléctrico.

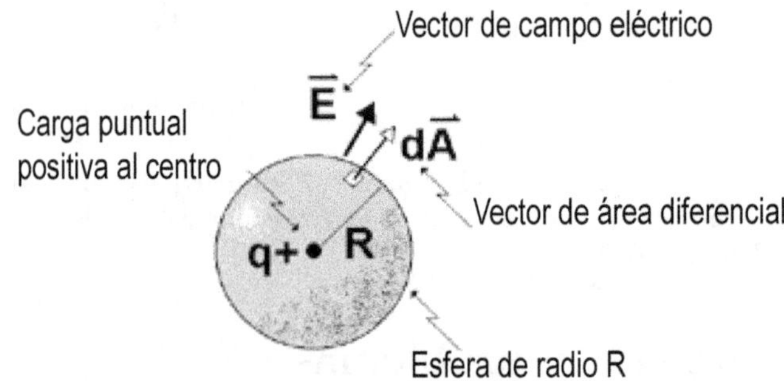

Figura 7.20: Esfera imaginaria (superficie gaussiana) alrededor de una carga eléctrica puntual positiva.

Partiendo entonces de la Figura 7.20, y de las ecuaciones 7.14 y 7.15, demuestre que la ley de Gauss puede también expresarse de la siguiente forma:

$$\phi = \int \vec{E} \cdot d\vec{A} = \frac{q}{\varepsilon_0} \tag{7.16}$$

3. Una pelotita de $1{,}0 \cdot 10^{-5}$ kg masa tiene una carga eléctrica de $+0{,}40$ μC. La pelotita está dentro de un campo eléctrico, colgando de un hilo muy delgado de 25 cm de largo. Este campo eléctrico es horizontal, y está empujando a la pelotita un centímetro y medio de distancia de una vertical que pasa por el punto de suspensión. ¿Cuál es la magnitud de la fuerza ejercida por el campo eléctrico sobre la pelotita?

4. Una carga de 60 μC se mueve desde un punto del espacio donde el potencial es de $-10{,}0$ V hasta un punto donde éste es de $+30{,}0$ V. ¿Cuánto trabajo, en Joules, fue necesario para que esto ocurriese?

5. Dos cargas eléctricas positivas de $6{,}0 \cdot 10^{-6}$ C están separadas por medio metro. ¿Cuál es la magnitud y la dirección de la fuerza que existe entre las dos cargas?

6. ¿Cuál es la fuerza electrostática mutua entre una carga positiva de 0,0008 C y una negativa de 0,0003 C, cuando éstas están separadas por 70 cm?

ELECTROSTÁTICA II

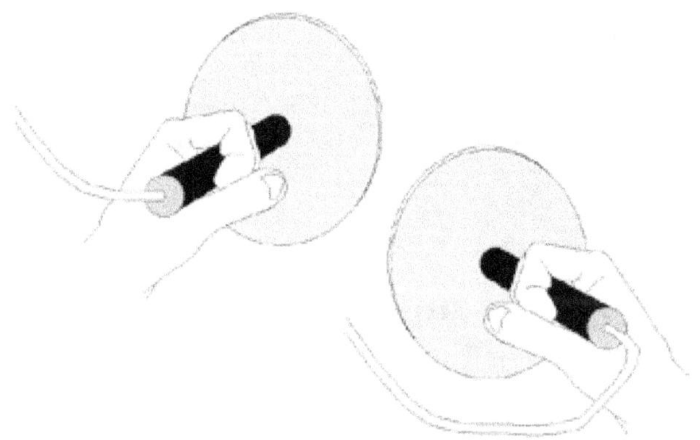

Esta figura muestra cómo se verán sus manos cuando tenga que hacer su primera cardioversión eléctrica. Observe los dos grandes electrodos redondos, que se apoyan sobre la piel del tórax de su paciente. Observe que las manos sujetan los electrodos mediante mangos aislantes, que se ven de color negro en el dibujo. Note el gran tamaño de los electrodos que se aplican sobre la piel. En este capítulo algo adelantaremos sobre la intensidad de la corriente eléctrica.

Un sistema que todavía no aparece en el dibujo es la fuente de poder del desfibrilador eléctrico. Mientras usted sostiene el desfibrilador, es una enfermera quien maneja esta fuente de poder. Lo único que le interesa a usted en este momento es que su paciente está en fibrilación ventricular, y que es necesario hacer pasar una corriente eléctrica continua a través del corazón para que éste vuelva a contraerse normalmente. ¿De dónde se saca un pulso breve e intenso de corriente eléctrica continua? De un capacitor. Precisamente, en este momento, la enfermera le dice: "Doctor, el capacitor de la fuente de poder está cargado, puede proceder...". En este capítulo aprenderemos algo más sobre la ley de Gauss y sobre cómo esta ley nos permite entender el funcionamiento de los capacitores, verdaderos "depósitos" de cargas eléctricas.

Figura 8.1: A la izquierda, Johann Carl Friedrich Gauss (Brunswick, 1777 - Göttingen, 1855). A la derecha, arriba, el asteroide Ceres, descubierto en 1801 por el astrónomo italiano Giuseppe Pazzi.

8.1. Flujo por una superficie gaussiana

El matemático Johann Carl Friedrich Gauss (1777 - 1855) fue reconocido como genio ya a la edad de siete años. Su fama se inició en 1801, cuando basado sólo en los siete grados de arco de observación del asteroide Ceres (descubierto ese año por Giuseppe Pazzi), predijo con increíble precisión su órbita. De este modo, cuando Ceres fue nuevamente avistado varios meses después, al cabo de un tránsito detrás del sol, el asteroide se encontraba exactamente en el lugar donde Gauss había predicho. Hoy sabemos que usó el método de los *mínimos cuadrados*, basado en derivadas. El método de los mínimos cuadrados se usa todavía en regresión y correlación estadísticas.

Como hemos visto cada órgano electrosensorial localizado en la cabeza del pez martillo constituye una superficie gaussiana cerrada (ver Figura 7.11). En segundo lugar, la suma algebraica del flujo en la cara que mira a la fuente del campo eléctrico, y en la cara opuesta, es cero. Hecho este comentario, podemos dar una definición más detallada de Φ, que es el flujo en la totalidad de una superficie gaussiana cerrada. Veamos:

$$\Phi = \oint \vec{E} \cdot d\vec{A} \tag{8.1}$$

Donde Φ = flujo en toda la superficie gaussiana cerrada y $\vec{E}$ = vector de campo eléctrico. La integral se está haciendo respecto del vector $d\vec{A}$, que es el vector normal (perpendicular) a la superficie infinitesimal dA. El símbolo de integración con el círculo al medio indica que la integración se está haciendo a lo largo de toda el área de la superficie gaussiana.

EJEMPLO 1

Veamos la Figura 8.2. Una superficie gaussiana cerrada, en forma de cubo, está sumergida en un campo eléctrico E. Si dividimos la superficie del cubo en infinito número de áreas infinitesimales A, entonces se pueden distinguir tres situaciones:

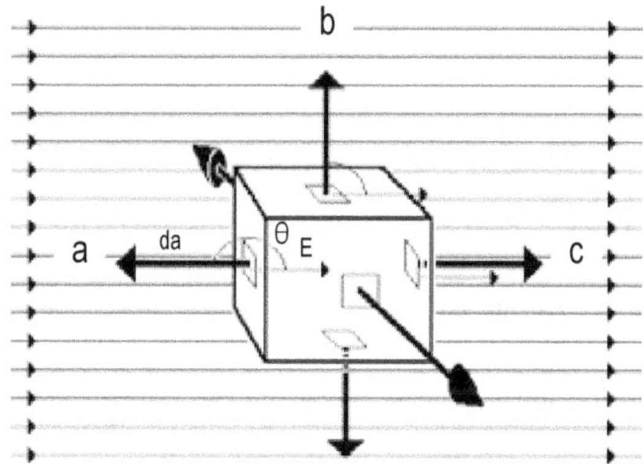

Figura 8.2: Una superficie gaussiana cerrada, en forma de cubo, sumergida en un campo eléctrico E.

(a) El vector de campo eléctrico $\vec{E}$ y el vector normal $d\vec{A}$ tienen dirección exactamente opuesta: $\Theta = 180°$ y $\cos\Theta = \cos 180° = -1$.

(b) El vector de campo eléctrico $\vec{E}$ y el vector normal $d\vec{A}$ son exactamente perpendiculares. En este caso $\Theta = 90°$ y $\cos\Theta = \cos 90° = 0$. Esta situación ocurre en las cuatro caras del cubo que son paralelas al vector E.

(c) El vector de campo eléctrico $\vec{E}$ y el vector normal $d\vec{A}$ tienen la misma dirección: $q = 0°$, y $\cos\Theta = \cos 0° = +1$.

Siguiendo con el cubo de la Figura 8.2, ahora nos interesaría calcular el flujo a lo largo de toda la superficie de éste. Volvamos a la ecuación 8.1:

$$\Phi = \oint \vec{E} \cdot d\vec{A}$$

La integral de la ecuación 8.1 puede subdividirse en la suma de las integrales correspondientes a las 6 caras del cubo: una en situación (a), cuatro en situación (b) y una en situación (c):

$$\Phi = \int_a \vec{E} \cdot d\vec{A} + 4 \int_b \vec{E} \cdot d\vec{A} + \int_c \vec{E} \cdot d\vec{A} \tag{8.2}$$

La suma de varias integrales comunes. Sustituyamos ahora el producto punto por el coseno del ángulo Θ entre E y dA $(\cos \Theta)$:

$$\Phi = \int_a E(\cos 180^\circ)dA + 4 \int_b E(\cos 90^\circ)dA + \int_c E(\cos 0^\circ)dA \tag{8.3}$$

Ahora podemos comenzar a resolver las integrales de la ecuación 8.3, evaluando los cosenos y sacando a la ahora magnitud E fuera de la integral porque es una constante:

$$\Phi = -E \int_a dA + 4E \int_b (0)dA + E \int_c dA \tag{8.4}$$

Mire ahora lo que ocurre al resolver las tres integrales de la ecuación 8.4:

$$\Phi = -EA + 0 + EA = 0 \tag{8.5}$$

La ecuación 8.5 nos muestra que el flujo neto es cero. Esto que hemos aprendido es válido respecto del flujo en una superficie gaussiana cerrada, que no tiene cargas eléctricas en su interior, y que está sumergida en un campo eléctrico. Esto es además independiente de la forma de la superficie de Gauss cerrada.

COROLARIO: El flujo neto en una superficie gaussiana que no tiene cargas eléctricas en su interior es cero. No importa cuán poderoso sea el campo eléctrico E en el que esté sumergida la superficie gaussiana cerrada. Si usted recuerda el capítulo anterior, eso es exactamente lo que sucede en la superficie del órgano electrorreceptor del pez martillo.

8.2. Profundizando la ley de Gauss

La ley de Gauss relaciona el flujo neto o total de un campo eléctrico a través de una superficie cerrada con la carga eléctrica neta *encerrada* por esa superficie:

$$\varepsilon_0 \Phi = q \quad \text{Ley de Gauss} \tag{8.6}$$

Donde: $\varepsilon_0 = $ *constante de permisividad* $ = 8,85 \cdot 10^{-12} \ C^2 \ \text{Nm}^{-2}$. $\Phi = flujo$ y $q = $ carga eléctrica neta encerrada en el interior de la superficie gaussiana.

Si incorporamos la ecuación 8.6 en la ecuación 8.1, entonces tendremos una nueva forma de definir la ley de Gauss:

$$q = \varepsilon_0 \oint \vec{E} \cdot d\vec{A} \quad \text{Ley de Gauss} \tag{8.7}$$

Nunca se enfatizará lo suficiente el concepto básico de esta ley, sea en la forma que adopta en la ecuación 8.6 o en la 8.7. En éstas, la letra minúscula q no es una carga eléctrica cualquiera. Es una carga eléctrica que tiene dos requisitos: (a) Se refiere a la carga eléctrica neta, es decir, a la suma algebraica de todas las cargas eléctricas contenidas en el interior de la superficie gaussiana. (b) Se refiere a la carga eléctrica neta en el interior de la superficie gaussiana.

COROLARIO: Según la ley de Gauss (ecuación 8.7), para que el flujo a través de una superficie gaussiana cerrada sea diferente que cero, debe haber carga eléctrica neta en su interior.

EJEMPLO 2
La Figura 8.3 muestra un cable coaxial. Muy probablemente usted tiene varios de estos cables en su casa. Entre muchas otras cosas, sirven para conectar un aparato de televisión a un reproductor de video.

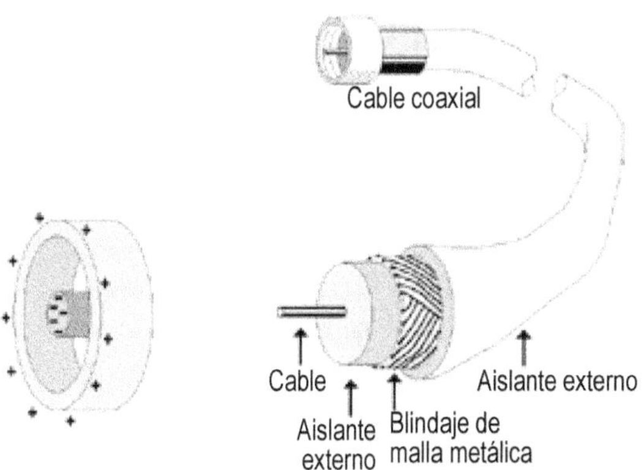

Figura 8.3: Cable coaxial de un televisor, un ejemplo de carga neta encerrada en una superficie gaussiana = 0.

¿Qué tiene de particular el cable coaxial? Muy simple. El cable de cobre que sirve de conductor eléctrico está envuelto no solamente por un aislante de material plástico sino también por una camisa de malla metálica.

¿Por qué se usan cables coaxiales en vez de cables de cobre comunes y corrientes? Simplemente porque en las vecindades del cable coaxial hay otros instrumentos electrónicos que podrían ser afectados por el campo eléctrico generado por las cargas que están en el cable. Veamos lo que sucede en el cable coaxial:

[i] Se asume que el cable de cobre tiene cargas negativas, con densidad longitudinal $-\lambda[\mathrm{Cm^{-1}}]$, y que la camisa de tejido metálico, cilíndrica y de radio R, tiene cargas positivas, con densidad $+\lambda$.

[ii] En segundo lugar, nos imaginamos una superficie gaussiana de forma cilíndrica y de radio r justo por fuera de la camisa de tejido metálico, de modo que $r > R$.

La longitud de la superficie gaussiana es la misma longitud L del cable coaxial. Veamos la Figura 8.4.

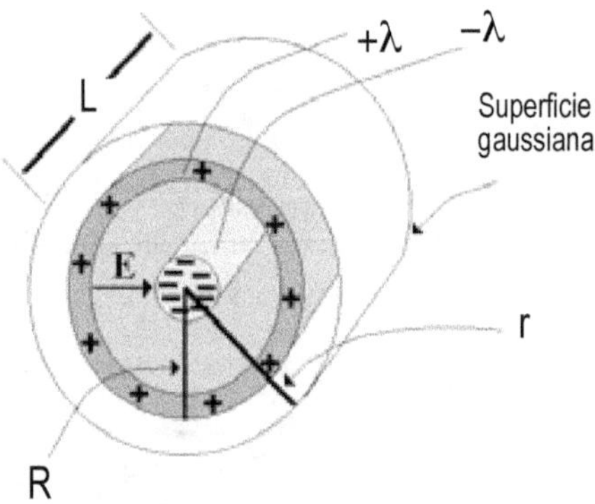

Figura 8.4: Superficie gaussiana cilíndrica imaginaria, de radio r, que envuelve un cable coaxial de radio externo R.

Entonces, para $r > R$, tenemos el siguiente flujo:

$$\Phi = \oint \vec{E} \cdot d\vec{A} = \frac{q}{\varepsilon_0}$$

$$\Phi_{r>R} \;=\; (-\lambda L) + (+\lambda L)/\varepsilon_0 = 0/\varepsilon_0$$

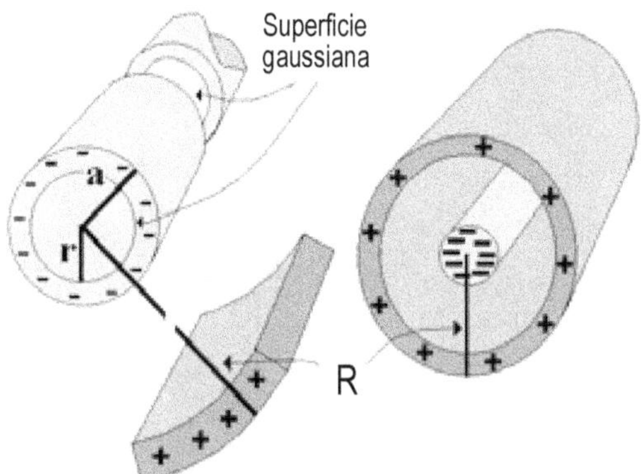

Figura 8.5: Superficie gaussiana colocada justo por debajo de la cara externa del cable de cobre. En un sistema coaxial como éste, las cargas se disponen en la superficie del cable conductor de cobre.

$$\Phi_{r>R} \;=\; 0$$

Así, el flujo neto por fuera de la camisa metálica es cero.

[iii] En el cable coaxial, nos interesa conocer también el flujo de campo eléctrico en una superficie gaussiana imaginaria situada inmediatamente bajo la superficie del cable de cobre central.

En la Figura 8.5, resulta de capital importancia observar que, en un sistema coaxial, las cargas eléctricas del conductor central se disponen en la superficie de éste (el cable de cobre en este caso), porque son atraídas por las cargas opuestas de la camisa metálica.

$$\Phi = \oint \vec{E} \cdot d\vec{A} = \frac{q}{\varepsilon_0}$$

Como en un sistema coaxial no hay cargas eléctricas netas al interior de una superficie gaussiana colocada justo debajo de la cara externa, entonces, en la región $R < a$ de la Figura 8.5:

$$\Phi_{r<a} \;=\; 0/\varepsilon_0$$
$$\Phi_{r<a} \;=\; 0$$

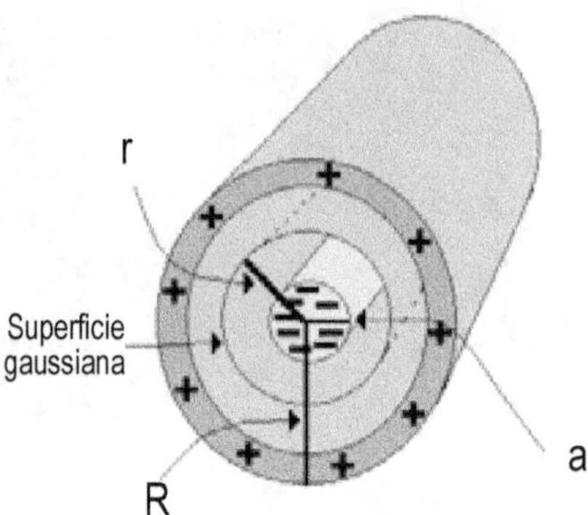

Figura 8.6: Superficie gaussiana de radio r en el medio de un cable coaxial.

[iv] En [i]-[iii] hemos visto que, en un sistema coaxial, el flujo neto es cero tanto por fuera de la camisa metálica como por dentro del cable central de cobre. La pregunta es obvia: ¿dónde está el campo eléctrico entonces?

Veamos en la Figura 8.6 qué sucede en el espacio entre la camisa metálica externa, y la superficie del cable central de cobre, es decir: $a < r < R$:

$$\Phi = \oint \vec{E} \cdot d\vec{A} = \frac{q}{\varepsilon_0}$$

Como la carga neta q dentro de la superficie gaussiana de la Figura 8.6 es la densidad longitudinal de carga $(-\lambda$, en este caso) multiplicada por la longitud L, tenemos:

$$\oint \vec{E} \cdot d\vec{A} = \frac{q}{\varepsilon_0} = \frac{-\lambda L}{\varepsilon_0} \tag{8.8}$$

Como el campo eléctrico $\vec{E}$ es siempre radial y perpendicular a $d\vec{A}$, entonces el ángulo Φ es siempre cero, de modo que la integral puede hacerse simple. Se puede sacar E fuera de ella, porque es una constante. Al resolver la integral queda A, y como A es el área de un cilindro de radio r y longitud L, entonces tenemos que:

$$E \int dA = EA = E2\pi r L \tag{8.9}$$

Si ahora combinamos las ecuaciones:

$$E2\pi r L = \frac{-\lambda L}{\varepsilon_0} \tag{8.10}$$

eliminando L, que está presente a ambos lados de la ecuación, podremos obtener el campo eléctrico E en el espacio entre la camisa metálica externa, y la superficie del cable central de cobre, es decir: $a < r < R$:

$$E = \frac{-\lambda}{2\pi r \varepsilon_0} \tag{8.11}$$

En conclusión, en un cable coaxial, el campo eléctrico E queda confinado al espacio entre el cable de cobre central y la camisa metálica externa. Este campo eléctrico E tiene signo negativo, en este caso, porque su vector apunta hacia el centro, desde $(+)$ a $(-)$. Además el campo eléctrico E es directamente proporcional a la densidad longitudinal de carga, e inversamente proporcional al radio de la superficie gaussiana que puede encontrarse en cualquier punto del espacio $a < r < R$. La utilidad del ejemplo del cable coaxial es triple. Por un lado, permite comprender mejor la utilidad del concepto de superficie gaussiana para aplicar la ley de Gauss. Por otro lado, permite comprender el funcionamiento de un cable coaxial. Sin embargo, la tercera utilidad es en realidad la más importante. Estamos comenzando a comprender que, cuando dos superficies cargadas eléctricamente con carga opuesta están cerca una de otra, el campo eléctrico queda "encerrado" entre ambas. Esto nos está llevando a entender el funcionamiento de los capacitores, que almacenan cargas eléctricas dentro de un campo eléctrico *aprisionado* entre dos láminas metálicas.

8.3. Lámina única no conductora

En el ejemplo del cable coaxial, adelantábamos que el campo eléctrico (y el flujo) pueden "encerrarse" entre un alambre central y una camisa metálica. Por esta razón, resulta interesante saber con más detalle cómo se comportan el campo eléctrico y el flujo en una lámina única no conductora, cargada eléctricamente, como puede verse en la Figura 8.7.

Observe cómo las cargas eléctricas se ubican en una sola de las caras de la lámina no conductora. En este caso, los vectores de campo eléctrico son perpendiculares a la superficie de la lámina, por ambos lados. También, en la lámina existe una densidad superficial de carga eléctrica $\sigma[\mathrm{C\ m^{-2}}]$.

Si en una situación como la descrita ponemos una superficie gaussiana cilíndrica, atravesando de lado a lado la lámina metálica cargada, digamos, positivamente, tendremos lo siguiente:

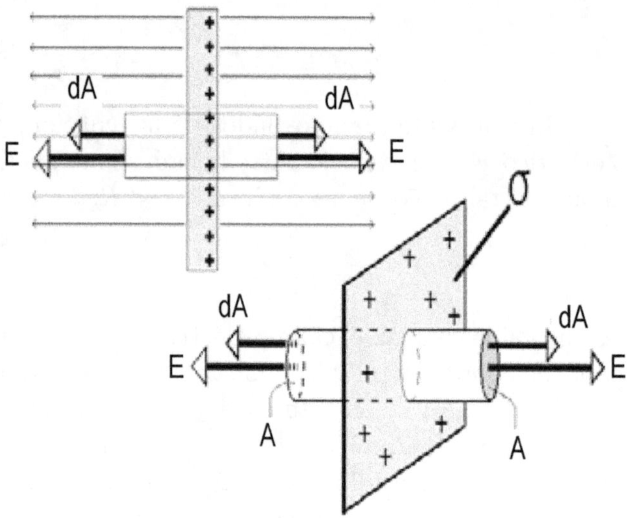

Figura 8.7: Superficie gaussiana cilíndrica atravesando un área A de una lámina única cargada eléctricamente con carga positiva.

$$\Phi = \oint \vec{E} \cdot d\vec{A} = \frac{q}{\varepsilon_0}$$

Como los vectores E no perforan las paredes de la superficie gaussiana cilíndrica, entonces la integral se hace simple, y el producto punto $\vec{E}\cdot d\vec{A}$, se transforma en EdA, entonces:

$$\varepsilon_0 E \int dA = \varepsilon_0 2EA = \sigma A \tag{8.12}$$

Cancelamos las dos áreas A, y tenemos la ecuación de campo eléctrico para una lámina no conductora cargada eléctricamente:

$$E = \frac{\sigma}{2\varepsilon_0} \tag{8.13}$$

Esta ecuación 8.13 es muy importante, porque indica que la intensidad del campo eléctrico generado por una lámina no conductora cargada es proporcional a la densidad de la carga eléctrica por unidad de superficie. Del mismo modo, indica que la densidad de carga es proporcional a la intensidad del campo eléctrico. Este concepto es fundamental para entender el funcionamiento del capacitor.

8.4. La válvula termoiónica

Ya hemos recordado los principios de la electrostática, de la ley de Gauss y de la capacitancia. Ahora que ya sabemos que las cargas eléctricas (electrones o agujeros) pueden acumularse estáticamente en sólidos, o pueden encerrarse en campos eléctricos de superficias concéntricas (cable coaxial) o paralelas (capacitor), veremos que los electrones también pueden viajar en el vacío, y en ese proceso amplificar corrientes y voltajes. Recuerde lo dicho acerca del comportamiento del cátodo en el vacío. Cuando se pone bajo un cátodo (alambre o placa de metal delgado) un alambre calefactor (conectado a una pila), el cátodo emite electrones, que viajan en el vacío, atraídos por una placa de metal cargada positivamente (el ánodo).

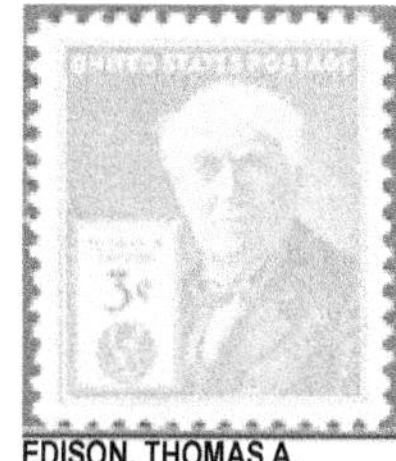

EDISON, THOMAS A.
(1847-1931)
Genial ingeniero autodidacta nacido en Ohio, EE. UU. Inventó el fonógrafo y la ampolleta eléctrica.

Es decir, en estas circunstancias, puede haber conducción de electrones en el vacío. Un fenómeno similar ya había observado durante el siglo XIX Thomas A. Edison. El mismo Edison había inventado la ampolleta eléctrica en 1879, en la que un filamento de carbón (fibras de bambú carbonizado, en realidad) se calentaba eléctricamente hasta la incandescencia dentro de una ampolleta al vacío, emitiendo luz visible. Pues bien, en el período 1880-1911, varias personas observaron que si se agregaba un cátodo y un ánodo a una ampolleta eléctrica, ésta conducía electrones en un sentido (cátodo a ánodo) pero no en sentido opuesto. De este modo, entre 1880 y 1911, a esta combinación de ampolleta eléctrica más cátodo y ánodo se le denominó "válvula termoiónica", porque permitía el paso de los electrones en un solo sentido, del mismo modo que una válvula cardíaca permite el paso de la sangre en un sentido pero no en otro.

No fue sino hasta 1911 que al Dr. Lee DeForest se le ocurrió interponer una fina red metálica (la "grilla") entre el cátodo y el ánodo de una válvula termoiónica. A esta combinación, que hoy denominamos "triodo", y que permitía amplificar una onda eléctrica aplicada a la grilla, DeForest la llamó Audion, ya que la onda eléctrica aplicada a la grilla provenía de un micrófono (donde la amplitud de la onda estaba dada por el sonido de la voz o la música) o de un receptor de radio (donde la amplitud de onda estaba dada por la "'señal" captada por la antena).

La Figura 8.8 muestra una válvula termoiónica típica. Observe que todo el contenido de la válvula está encerrada en una ampolletita de vidrio que no tiene aire en su interior. La válvula termoiónica que se muestra en la figura tiene un tamaño bastante típico, como un chorizo pequeño, y no se conecta al

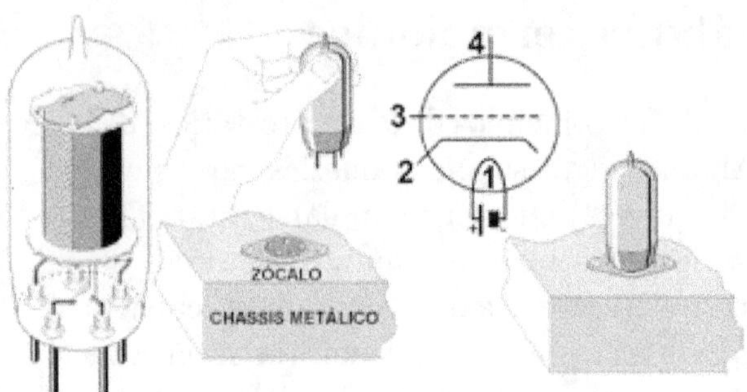

Figura 8.8: Válvula termoiónica. También llamada "tubo al vacío", inventada por Lee De-Forest en 1911 y perfeccionada por Edwin Armstrong, todavía se usa en equipos de amplificación de sonido de alta fidelidad y en transmisión inalámbrica de alta potencia. Al centro, el símbolo de una válvula termoiónica "triodo", donde 1 = calefactor, 2 = cátodo, 3 = grilla y 4 = placa.

circuito mediante soldadura sino que a través de pequeños enchufes "banana". Esto permite remover la válvula cada vez que es necesario, porque su duración se limita a algunos semestres, después de lo cual hay que reemplazarlas.

Entre 1911 y 1922, el doctor Edwin Armstrong (1890 - 1953) perfeccionó la válvula termoiónica, y además fue el primero en modelar matemáticamente su funcionamiento. Gracias a esos trabajos, fue posible predecir con exactitud la magnitud de la amplificación que podía dar una válvula, y también la utilización de éstas para construir circuitos "osciladores", es decir, capaces de generar una onda eléctrica útil para transmitir sonido además de los tradicionales puntos y rayas del telégrafo Morse.

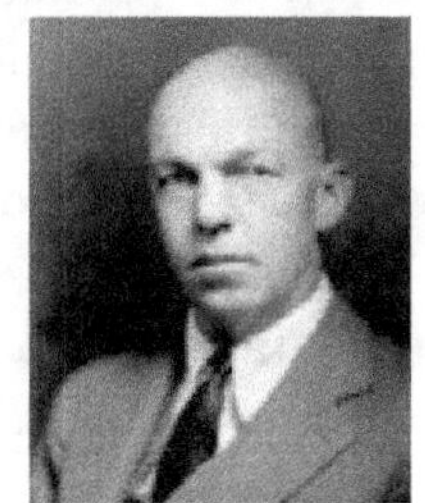

Tal como podemos ver en la Figura 8.9, la porción más interna de la válvula es el calefactor, un simple alambrito trenzado, que se calienta hasta la incandescencia al ser recorrido por una corriente eléctrica continua. Justo por sobre el calefactor, pero sin tocarlo, está el cátodo, que es una delgada lámina de metal, enrollada como un cilindro. Al ser estimulada por el calor irradiado (en forma de luz infrarroja) desde el calefactor, este cátodo emite electrones que viajan en forma centrífuga, por el vacío. Es más, esta emisión de electrones es continua, mientras dure el calor emitido por el calefactor. Del mismo modo, podemos entender por qué los receptores de radio a tubos de nuestros abuelos no comenzaban a funcionar de inmediato al pulsar el interruptor de encendido. En realidad, estos receptores tenían que

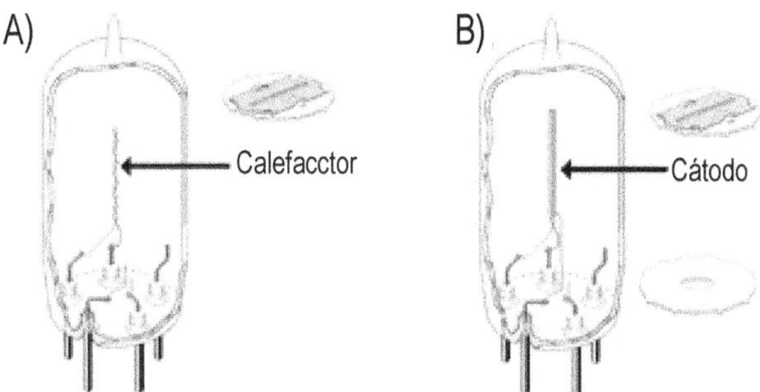

Figura 8.9: Válvula termoiónica. (A): La porción más interna de la válvula es el calefactor. (B): Justo por sobre el calefactor, pero sin tocarlo, está el cátodo.

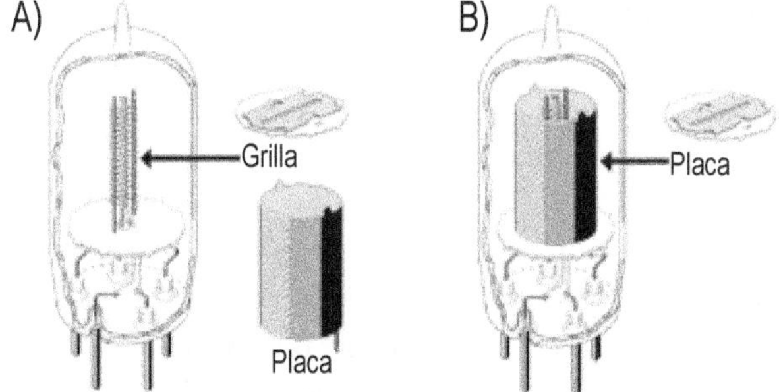

Figura 8.10: Válvula termoiónica. (A): La grilla está por encima del cátodo, sin tocarlo. (B): Finalmente, en torno de la grilla, y a bastante distancia de ésta, se ha puesto una lámina metálica doblada como cilindro, la placa.

calentarse durante un minuto aproximadamente para que los calefactores de sus válvulas estuviesen lo suficientemente incandescentes para que el cátodo comenzara a emitir electrones.

Repasemos ahora lo que hemos aprendido sobre la válvula termoiónica. Al hacer que una corriente eléctrica continua recorra el calefactor, éste emite energía calórica en forma de radiación infrarroja. Esta energía calórica aumenta el estado de agitación de los átomos del cátodo, de modo que estos últimos emiten electrones, los que son liberados en forma centrífuga hacia el vacío de la válvula. Estos electrones, de carga negativa, son atraídos por la "placa" de carga positiva. Sin embargo, antes que los electrones puedan llegar a la placa deben atravesar la "grilla". Ahí está la parte importante del asunto. Si no existiese la grilla, la placa recibiría una "lluvia" continua y estable de electrones. Sin embargo, al interponer la grilla en el camino de los electrones, adquirimos la capacidad de modular a nuestro gusto esta lluvia. Por ejemplo, si introducimos en la grilla una carga positiva, los electrones quedan atrapados en esta rejilla de metal, y pocos o ninguno alcanzan la placa. Por otro lado, si cargamos la grilla negativamente, ésta permite pasar a la mayoría de los electrones y luego los rechaza violentamente, aumentando la velocidad, la energía cinética y el número de éstos que alcanzan la placa.

Preguntémonos ahora: ¿qué pasaría si introducimos en la grilla un potencial eléctrico oscilante de una frecuencia dada por ejemplo, 560 KHz? Pues bien, veamos primero la Figura 8.11, en cuyo lado izquierdo puede observarse claramente cómo una válvula termoiónica "amplifica" una onda eléctrica introducida en la grilla, es decir, aumenta la amplitud o voltaje de ésta, de modo que la onda que se recoge en la placa tiene la misma frecuencia pero una amplitud

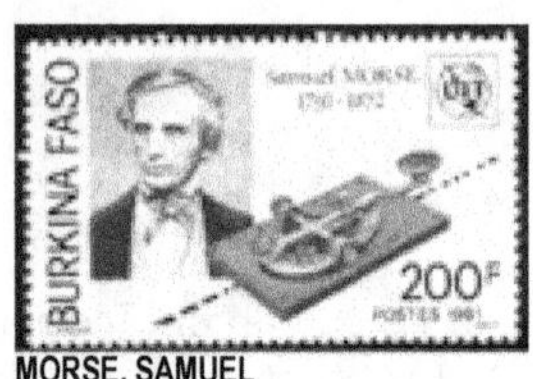

MORSE, SAMUEL
(1791-1872)
Dibujante e ingeniero estadounidense, se graduó en Yale en 1810. Inventó el telégrafo por cable en 1835.

mucho mayor. Al lado derecho de la misma figura podemos ver que si la onda eléctrica que introducimos a la grilla tiene su amplitud modificada según una "forma" dada, en este caso, por la melodía musical recogida por un micrófono, entonces la onda recogida por la placa tendrá la misma forma "impresa" sobre una onda de frecuencia (540 KHz) que no ha cambiado, pero cuya amplitud reproducirá fielmente la forma de la onda de entrada. Este fenómeno se llama *amplitud modulada*. Todavía hoy las radios de amplitud modulada (AM) reciben ondas electromagnéticas transmitidas por estaciones que usan válvulas termoiónicas que aplican este principio.

Volvamos ahora a Edwin Armstrong. Lo habíamos dejado en el año 1911, cuando comenzó a perfeccionarse la válvula termoiónica. Desde que Guillermo Marconi inventó la radiotelegrafía en 1895, hasta el año 1911, los transmisores de telegrafía sin hilos producían una onda pulsante gracias a una bobina de inducción llamada "carrete de Ruhmkorff". Lo que los operadores de radiotelégrafo oían entonces en sus audífonos eran zumbidos cortos (puntos) y zumbidos largos (rayas), que conformaban el código telegráfico que había sido inventado por Samuel Morse en 1837.

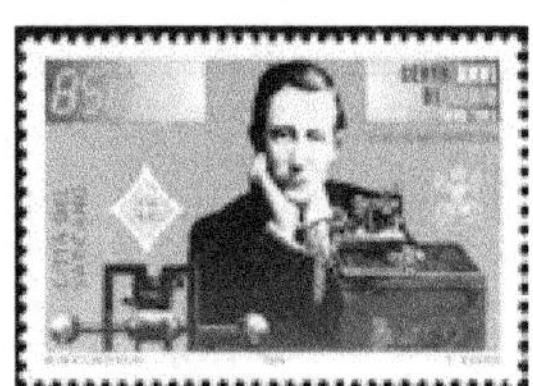

MARCONI, GUGLIEMO
(1874-1937)
Ingeniero italiano. En 1895 inventó el telégrafo "sin hilos" o radiotelégrafo. Premio Nobel de Física en el año 1909.

Ahora bien, como podemos ver en la Figura 8.11, la válvula termoiónica no sólo se limita a amplificar la amplitud o voltaje de una onda eléctrica, sino que también es capaz de amplificar una onda cuya amplitud ha sido "modulada" con la forma correspondiente a voz o música. Esta onda modulada o señal que introducimos en la grilla, resulta amplificada al recogerla por la placa, pero conservando la forma o modulación de amplitud. Ésta es la base de la transmisión de voz y música por radio en la modalidad amplitud modulada o AM, que utiliza desde entonces frecuencias en el rango que va desde 520 a 1600 KHz.

Entre 1911 y 1926 Edwin Armstrong perfeccionó la amplificación a tal punto que comenzaron a usarse sistemas de radiotelégrafo en que tanto el transmisor como el receptor usaba válvulas termoiónicas. Ya en 1912 el RMS *Titanic* tenía como respaldo un receptor que usaba válvulas termoiónicas. Y en abril de 1912, cuando el transatlántico se hundió en Terranova, el tráfico de mensajes radiotelegráficos tanto dentro de Estados Unidos como entre los barcos y la costa se incrementó enormemente. En esos días la empresa Marconi, que tenía prácticamente el monopolio de la radiotelegrafía, contaba entre sus mensajeros en bicicleta a un jovencito llamado David Sarnoff. Este brillante adolescente se dio cuenta de la enorme demanda del público por noticias frescas sobre la catástrofe, y comenzó a pensar en un concepto completamente nuevo, la radiotelefonía o *broadcasting*, es decir, la transmisión de información a un público masivo que pudiera recibirla cómodamente en sus casas.

Ese mismo año 1912, Edwin Armstrong, quien todavía no había egresado de la Universidad de Columbia como ingeniero eléctrico, usando válvulas termoiónicas triodo inventó la amplificación regenerativa, que consistiría en hacer pasar una señal muchas veces por la misma válvula. Eso permitió aumentar en gran cantidad el volumen del sonido que salía por los audífonos, a tal punto que estos llegaron a ser inncecesarios, equipándose los receptores de radiotelegrafía con "parlantes". Ya en 1918 Armstrong inventó un sistema aun más poderoso de amplificación, la *superheterodinación*. Esta amplificación superheterodina permitió además la transmisión fuerte y clara de voz y música por radio. Con ello David Sarnoff fundó la RCA (Radio Corporation of America), instalando emisoras de noticias y música no solo en Nueva York, sino en todo Estados Unidos. El resultado fue la venta masiva de receptores de radio regenerativos y superheterodinos para uso familiar. Había nacido la radiotelefonía, y ya en 1923 Edwin Armstrong era millonario.

Con todo, la calidad del sonido musical transmitido por amplitud modulada hacia receptores superheterodinos tenía dos defectos: la estática (el sonido susurrante de fondo) y la estrechez de banda. Los receptores superheterodinos "recortaban" los sonidos muy agudos y los muy graves, lo que distorsionaba un poco la música. Hasta que, en 1935, Armstrong inventó la *frecuencia modulada* (FM), que eliminaba ambos defectos. Efectivamente, en la frecuen-

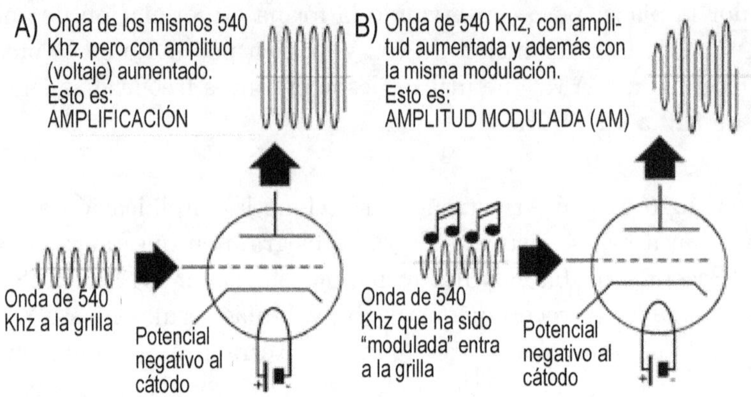

Figura 8.11: Válvula termoiónica. (A): La onda de voltaje de una frecuencia dada (en este ejemplo, 540 KHz) se introduce en la grilla, y sale "Amplificada" (en amplitud o voltaje) por la placa. (B): Ahora la onda de los mismos 540 KHz de frecuencia que entra por la grilla tiene su voltaje cambiante. Ha sido "modulado", en este caso por la música. Ahora por la placa sale la onda amplificada, y con su "amplitud modulada".

cia modulada el transmisor usa un canal de frecuencia en el cual la voz y la música no modifican la amplitud sino la frecuencia de la onda eléctrica. Con este sistema, desaparece por completo la estática y la música se trasmite sin dificultad en toda su amplia gama y riqueza de tonalidades y sonidos. Cuando Edwin Armstrong presentó la FM en 1935, la comunidad radiofónica mundial quedó simplemente perpleja. Por esos mismos años, tanto en Estados Unidos como en Alemania se estaba perfeccionando secretamente un medio enteramente nuevo: la televisión. En 1935 David Sarnoff ordenó a los ingenieros de la RCA que incorporaran los circuitos de Edwin Armstrong, para que el sonido de la televisión fuese en el sistema de frecuencia modulada. Aunque Sarnoff y la RCA copiaron el invento sin respetar patentes ni pagar *royalties*, Edwin Armstrong es recordado como el más brillante ingeniero eléctrico de todos los tiempos.

8.5. Ejercicios y problemas

1. No sólo los gimnotos (anguilas eléctricas) y las mantarrayas pueden generar campos eléctricos a su alrededor. También pequeños peces generan campos eléctricos relativamente débiles, usándolos para comunicarse con otros peces de su especie. Estos campos eléctricos son generados por un *órgano eléctrico*,

que es un conjunto de células dispuestas en láminas paralelas de hasta ocho niveles. Cada célula se llama *electróforo*. En el caso de un pez en particular, el *Petrocephalus bovei* (ver Figura 8.13), un pequeño pez africano[1] de no más de diez centímetros de largo, tiene un órgano eléctrico dispuesto en ocho capas de electróforos.

A)   B)

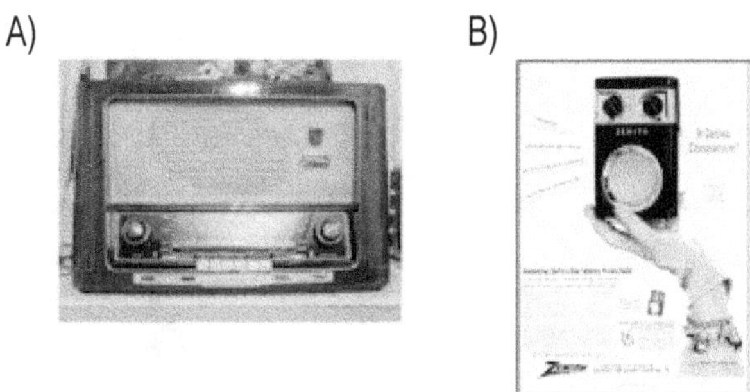

Figura 8.12: Dos maravillosas radios superheterodinas, tributo a la genialidad de Edwin Armstrong. (A): Grundig modelo 4040, radio de alta fidelidad, con válvulas termoiónicas, del año 1953. (B): Radio con transistores Zenith modelo 500, del año 1957.

Siguiendo con la Figura 8.13, asumamos que cada capa de electróforos genera un voltaje de treinta mV.[2] También debemos asumir que el órgano eléctrico mide 75 mm de largo por 2 mm de ancho, siendo su grosor 100 μm, es decir, cien milésimas de milímetro.

Considerando que las dimensiones de este órgano eléctrico nos permiten considerarlo como una lámina no conductora, recordemos del capítulo anterior que:

$$\begin{aligned} \Delta V &= \frac{1}{4\pi\varepsilon_0}\frac{q}{r} \\ \Delta V &= Er \end{aligned}$$

Es decir, cuando el campo eléctrico es uniforme, la variación de voltaje δV es igual a la multiplicación entre la intensidad del campo eléctrico (E) y la distancia (r) donde se está midiendo el cambio de voltaje. Si cambiamos r por la l, tenemos:

---

[1] Sullivan (2000).

$$\Delta V = El \qquad (8.14)$$

Donde ΔV es el cambio de potencial eléctrico a lo largo de una distancia l, y la letra E representa la intensidad del campo eléctrico, que puede representarse tanto en $[\text{N} \cdot \text{C}^{-1}]$ como en $[\text{V} \cdot \text{m}^{-1}]$. Siguiendo esta línea de pensamiento entonces, vuelva a ver la Figura 8.13, y, considerando una capa de células del órgano eléctrico del pez, calcule la densidad de carga por unidad de superficie σ, en $[\text{C m}^{-2}]$.

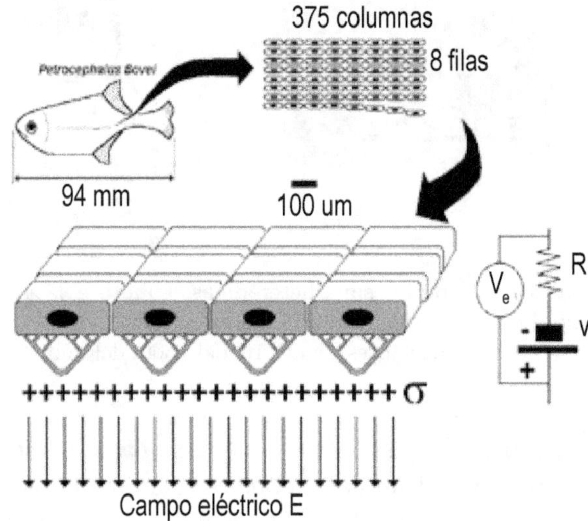

Figura 8.13: Organo eléctrico del pez africano *Petrocephalus bovei*. Una sola capa de electróforos (células productoras de campo eléctrico) puede producir un voltaje V_e de treinta milivoltios. La densidad de carga eléctrica por unidad de superficie, σ , $[\text{C m}^{-2}]$ es lo que debemos calcular.

2. Suponga que la capa única de electróforos duplica su potencial desde los treinta a los sesenta mV. ¿Cuánto es ahora la densidad superficial de carga eléctrica σ, en $[\text{C m}^{-2}]$?

3. Calcule la cantidad real de cargas eléctricas positivas en toda la superficie de la capa única de electróforos, tanto en Coulombs como en cargas elementales. (a) Para el caso de $V_e = 30$ mV. (b) Para el caso de $V_e = 60$ mV.

---

[2]Hopkins (1999).

4. Supongamos que usted está poniendo un mantel de plástico de forma circular y 1,2 m de diámetro sobre una mesa de madera. Apenas deja el mantel sobre la mesa se da cuenta de que éste se mantiene "flotando" a 3 cm sobre la madera. Usted asume que hay una cierta densidad de cargas eléctricas en el mantel. Lo quita, y con un voltímetro determina que hay una diferencia de potencial de tres voltios entre la superficie del mantel y el aire circundante a 3 cm de distancia de éste. Calcule el signo y la densidad de carga eléctrica del mantel, considerando que éste es atraído por la pantalla del televisor encendido. ¿Qué signo de carga eléctrica tiene la mesa?

ELECTRÓNICA I

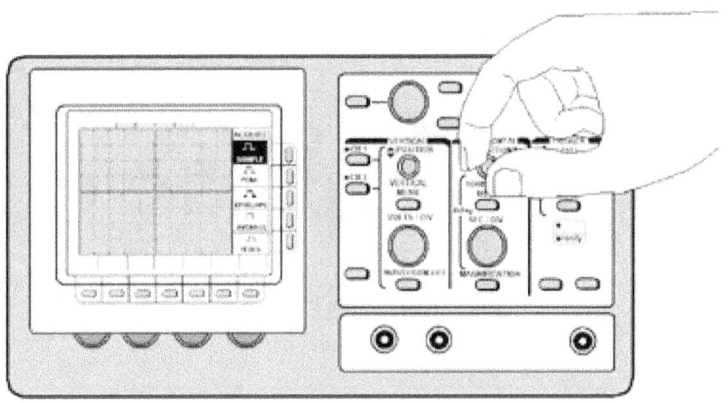

La figura muestra el frente de un osciloscopio, instrumento que usted usará en fisiología, y que basa su funcionamiento en un tubo de rayos catódicos. En el dibujo, se ve la mano del operador, moviendo un control que permite cambiar de lugar varios centímetros el punto de la pantalla donde hacen impacto los electrones lanzados desde el cátodo. Lo que el operador está haciendo es usar una resistencia variable, para cambiar la magnitud de la carga eléctrica en una de las placas verticales del tubo, desviando así hacia un lado el haz de electrones. Estas placas verticales funcionan como un verdadero capacitor.

En este capítulo aprenderemos en forma más exacta cómo trabajan los capacitores almacenando cargas encerradas en un campo eléctrico. También aprenderemos cómo un instrumento diferente del capacitor, a través de la llamada *fuerza electromotriz*, es capaz de generar potenciales eléctricos, permitiendo no sólo "cargar" capacitores, sino también producir movimiento o "corriente" de cargas eléctricas, dentro de un circuito. Aprenderemos también que el flujo de cargas eléctricas en la corriente, llamado "intensidad", puede regularse con el uso de resistores, y que la resistencia, la intensidad y el potencial se relacionan estrechamente entre sí a través de la ley de Ohm.

9.1. El osciloscopio

En el capítulo anterior habíamos introducido el tubo de rayos catódicos. Una de sus utilidades es constituir la base del funcionamiento del osciloscopio. En este capítulo y en el siguiente iremos aprendiendo sobre el uso de este instrumento. En esta ocasión, quiero que se imagine ahora operando el osciloscopio, y moviendo la perilla de control de posición vertical, tal como aparece en la Figura 9.1.

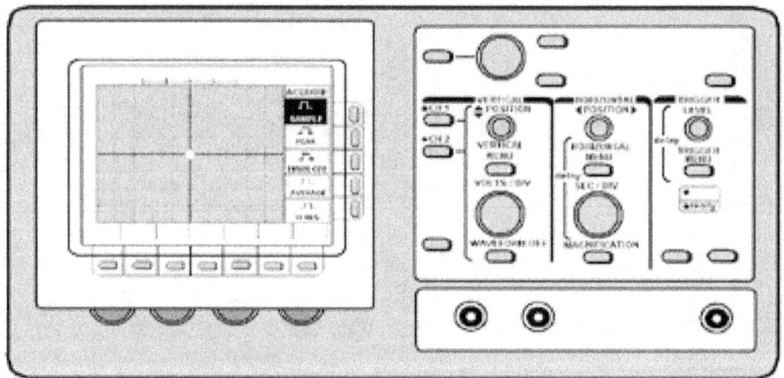

Figura 9.1: Observe el punto de luz en la pantalla, a la izquierda. Su ubicación en el centro de la pantalla indica que el haz de electrones (rayo catódico) no ha sido desviado de una perfecta línea recta.

Al observar la esquina superior izquierda de la figura, usted recordará el esquema del tubo de rayos catódicos que vimos más atrás. Lo que está sucediendo ahora es que usted está aplicando una diferencia de potencial eléctrico a las placas horizontales del tubo del osciloscopio, de tal modo que se genera un campo eléctrico E que atrae a los electrones hacia arriba, desviando el haz hacia la parte superior de la pantalla fluorescente.

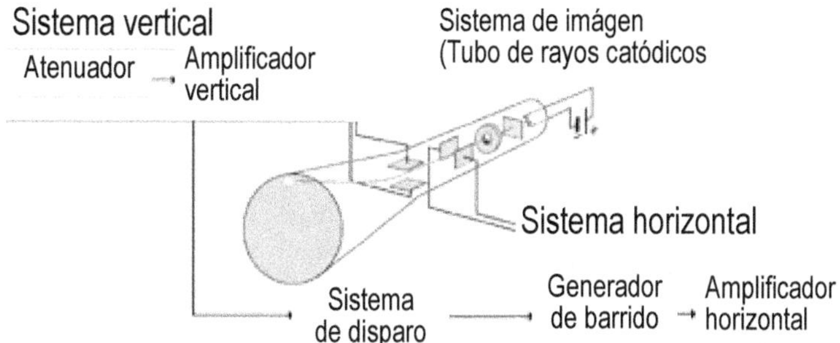

Figura 9.2: Esquema de un osciloscopio visto en perspectiva. Observe que se está torciendo el haz de electrones ("pincel") hacia arriba. Al chocar los electrones con la cara interior de la pantalla (cubierta de fósforo), ésta desprende fotones de luz visible. Este fenómeno se llama "fluorescencia".

El sistema de control vertical incluye un amplificador vertical, que está conectado a las dos placas *horizontales* del tubo de rayos catódicos del osciloscopio. Este amplificador vertical incluye, entre sus circuitos, un potenciómetro o *resistor variable*, artefacto formado por una resistencia eléctrica en forma de herradura (Figura 9.3). Los extremos de este resistor son los terminales de conexión de la resistencia. Sin embargo, hay un terminal más de conexión, en forma de "patín", que recorre toda la longitud de la resistencia, y cuya posición está regulada por una perilla manual.

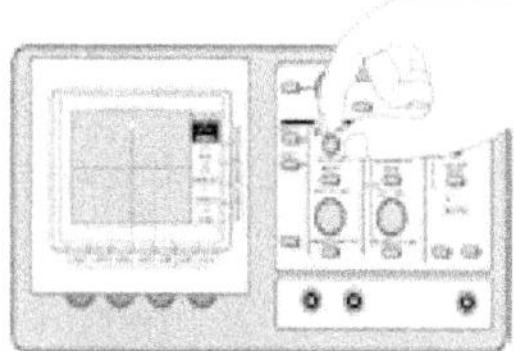

OSCILOSCOPIO:
Moviendo el pincel de electrones hacia arriba con la perilla de control vertical.

Aunque nos estamos adelantando un poco, es bueno que el lector sepa que el resistor variable opone un obstáculo al flujo de cargas eléctricas, de dificultad regulable con una perilla. Así, el resistor variable nos permite, en el caso del osciloscopio, regular la diferencia de potencial eléctrico E entre las placas, y así cambiar a voluntad el grado de desviación del haz de electrones. Es eso, precisamente, lo que está haciendo el operador en la Figura 9.1.

Por supuesto, eso no es todo. El sistema de control vertical del osciloscopio también está conectado a la fuente de potenciales eléctricos que deseamos graficar en la pantalla. Estos potenciales entran al osciloscopio a través del atenuador del sistema de control vertical (ver Figura 9.2), y producen oscilaciones en el voltaje de las mismas plaquitas horizontales. Estas oscilaciones causan torsiones hacia arriba y hacia abajo del pincel de electrones. Como

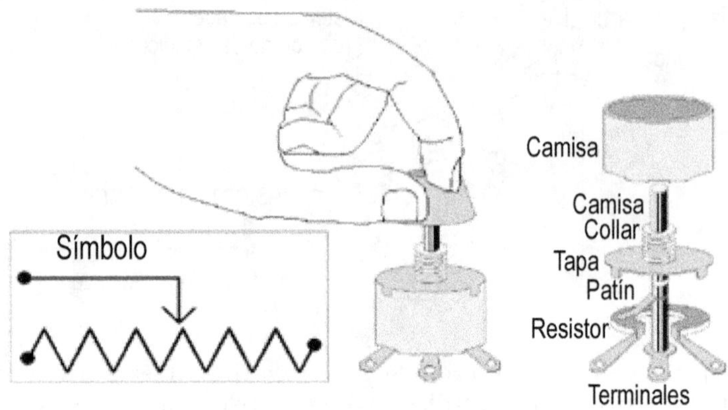

Figura 9.3: El resistor variable o potenciómetro.

estas oscilaciones pueden ser extremadamente rápidas, el ojo humano simplemente las vería como una raya blanca vertical en la pantalla.

En este momento debemos introducir el sistema de control horizontal del osciloscopio. Este sistema tiene un generador de "barrido", que obliga al pincel de electrones a moverse de izquierda a derecha del observador (en forma relativamente lenta). Cuando el pincel de electrones llega al borde derecho de la pantalla, el mismo generador de barrido lo obliga a regresar al borde izquierdo, esta vez en forma rapidísima, casi instantánea. El resultado es la imagen de una "onda" en la pantalla, cuya amplitud vertical está dada por el voltaje de la señal original, y cuya anchura está dada por la longitud de onda. Esta onda

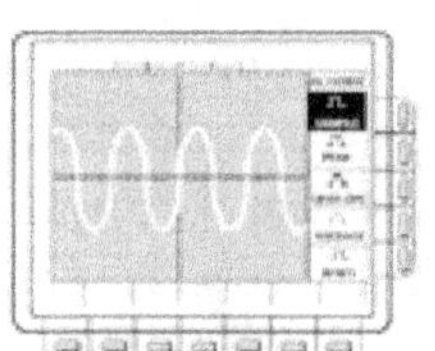

EL OSCILOSCOPIO:
Imágen de una onda en la pantalla. El cambio de voltaje es la amplitud vertical y la anchura de "punta a punta" es la longitud de onda.

en la pantalla se renueva una y otra vez. Cada vez que el pincel de electrones llega al borde derecho de la pantalla y se traslada instantáneamente al borde izquierdo para renovar su recorrido, la onda dibujada en el ciclo anterior de la pantalla termina de borrarse.

Todo lo anterior estaría perfecto para mostrar una y otra vez la imagen de una onda sinusoidal (con forma dada por $\sin x$), salvo por un problema. Cuando el pincel de electrones se traslada de derecha a izquierda para comenzar a dibujar de nuevo, habitualmente el punto de luz no se ubica exactamente donde debiera, y la siguiente onda dibujada no queda exactamente en el lugar de la anterior. Si este proceso es lo suficientemente rápido para que sean dibujadas dos o más ondas antes de que la primera se desvanezca, entonces en la pantalla del osciloscopio aparecerá un conjunto de ondas sinusoidales desfasadas, como puede verse en la mitad izquierda de la Figura 9.4. En cambio, si se activa en el osciloscopio una modalidad que se llama *gatillado* (o "disparo" o *triggering*), entonces, como se ve en la mitad derecha de la figura, cada onda será redibujada exactamente sobre la anterior, y el resultado será una sola y elegante línea ondulada.

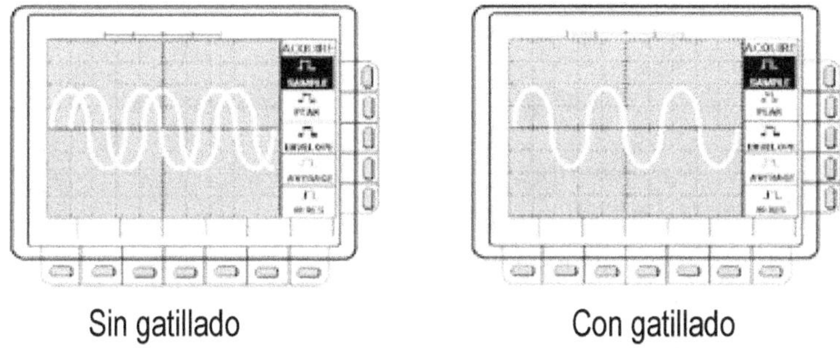

Figura 9.4: Imagen de una onda sinusoidal en el osciloscopio.

9.2. Volvamos al capacitor

Ya hemos dicho que el tubo de rayos catódicos tiene relación con el funcionamiento del capacitor. En el capítulo anterior habíamos comentado que las dos placas tienen carga de igual magnitud q, pero de signo opuesto ($+q$ y $-q$). De este modo, si envolviéramos al capacitor en una superficie gaussiana cerrada, la carga neta de éste sería cero.

Como las dos placas son conductoras (papel de aluminio o estaño), estas cargas determinan una diferencia de potencial V entre ellas (Figura 9.5).

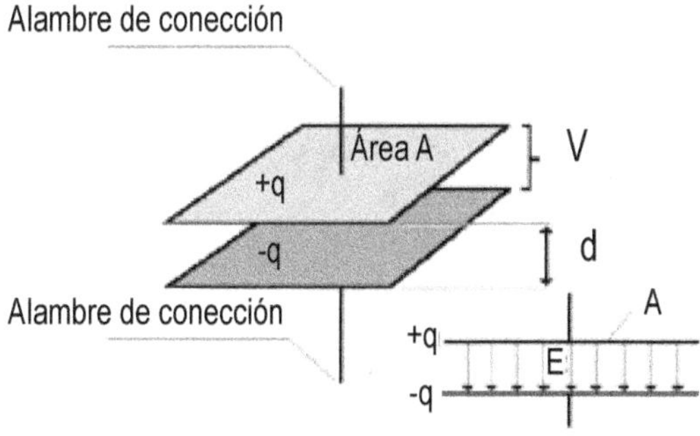

Figura 9.5: El capacitor de placas paralelas.

Es interesante que la carga q y el potencial V de un capacitor sean directamente proporcionales. Es decir, mientras mayor es el potencial V que logramos establecer entre las placas, mayor será la magnitud de la carga eléctrica que éste será capaz de almacenar. En esta relación, la constante de proporcionalidad entre carga q y potencial V se llama capacitancia C, y se mide en faradios.

$$C = \frac{q}{V} \qquad (9.1)$$

En la ecuación 9.1, un faradio, F [C V^{-1}], representa una carga eléctrica de un Coulomb en cada una de sus placas, almacenada en un capacitor con un potencial de un voltio entre las placas.

Antes de seguir, veamos la Figura 9.6 para familiarizarnos con otro instrumento, el multímetro o multitester digital. Sirve para medir potencial o voltaje (V), intensidad de corriente (A) y resistencia (Ω). En el caso del multímetro digital que aparece en la figura, los dos botones en el borde izquierdo son los selectores de función, ya sea voltaje, corriente o resistencia. Más arriba de los selectores de función están los selectores de rango, que permiten elegir el orden de magnitud de la medición que deseamos. De este modo, el rango de corriente va desde 200 μA hasta 20 A. El rango de voltaje va desde 200 mV

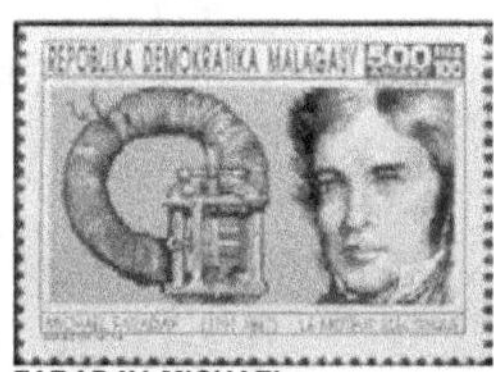

FARADAY, MICHAEL
(1791-1867)
Físico inglés. Autodidacta de familia pobre, aprendió de Humphrey Davy. Estableció el término "corriente eléctrica".

hasta 1000 V. Finalmente, el rango de resistencia va desde $0,2$ kΩ ($= 0,2K\Omega$ $= 200\Omega$) hasta 20 MΩ.

Para utilizar el multímetro digital, uno de los cables de prueba se conecta mediante su "enchufe banana" al enchufe hembra "COM", abajo y al centro de la figura. Si se desea medir voltajes o resistencias, el otro cable de prueba se conecta por su "banana" a la "hembra" marcado "V u Ω". Finalmente, si lo que se desea es medir corrientes, entonces el segundo cable de prueba se conecta a una de las dos hembras restantes: "20 A" o bien "mA", según sea la magnitud de la corriente esperada.

9.2.1. Cómo se calcula la capacitancia

¿Recuerda cuando dijimos que la ley de Gauss no es un enemigo, sino una ayuda para resolver problemas? Bueno, la ley de Gauss nos ayudará ahora a

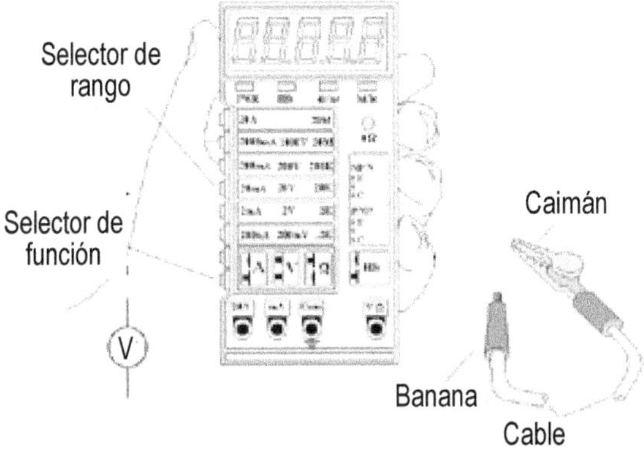

Figura 9.6: Un multiprobador o multitester. Sirve para medir potencial o voltaje (V), intensidad de corriente (A) y resistencia (Ω). También sirve para medir el funcionamiento de transistores, tanto NPN como PNP.

comprender cómo se calcula la capacitancia. Lo primero es relacionar la carga con el campo eléctrico:

$$q = \varepsilon_0 \oint E \cdot dA \quad \text{Ley de Gauss} \tag{9.2}$$

Como aparece en la Figura 9.7, en el caso del capacitor de placas paralelas, la dirección de la integración, la dirección del vector infinitesimal de superficie dA, y la dirección del campo E son las mismas. Así, tal como en ocasiones anteriores, el producto punto, o producto vectorial, que representa $E \cos \Theta dA$, se transforma simplemente en EdA, porque $\Theta = 0$.

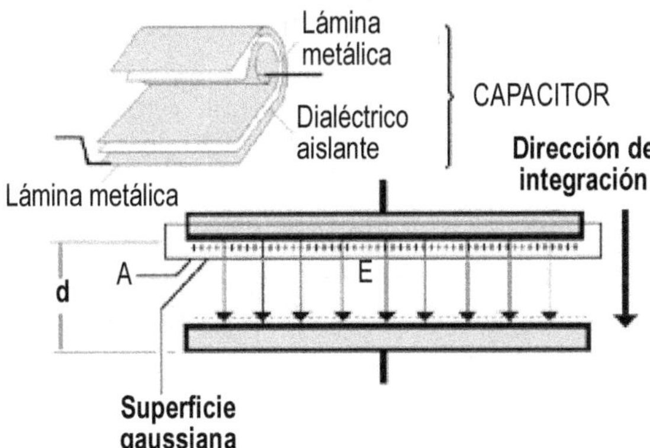

Figura 9.7: Un capacitor de placas paralelas, cargado eléctricamente.

$$q = \varepsilon_0 E A \tag{9.3}$$

Recuerde siempre que la ecuación 9.3 es útil para un caso especial: el capacitor de placas paralelas.

El siguiente paso es calcular la diferencia de potencial V entre las placas paralelas del capacitor. Si recordamos la ecuación 7.10, pero ya no partiendo desde el infinito sino desde la placa positiva, tenemos:

$$V = \int_i^f \vec{E} \cdot d\vec{s} \tag{9.4}$$

En la ecuación 9.4, i = inicial y f = final. En la situación de la ecuación 9.4, el campo eléctrico E es uniforme, y la dirección de los vectores $\vec{E}$ y $d\vec{s}$ es la misma.

Por lo tanto reescribimos la ecuación 9.4 para el caso especial de un capacitor de placas paralelas:

$$V = \int_+^- Eds \quad \text{[Caso especial - Capacitor de placas paralelas]} \tag{9.5}$$

Al ver la figura 9.7, los límites de integración ($+$ y $-$) coinciden con la distancia (0 a d) entre las placas del capacitor, entonces la ecuación 9.5 se transforma en la ecuación 9.6:

$$V = \int_0^d Eds = E \int_0^d ds = Ed \tag{9.6}$$

Si ahora sustituimos dentro de 9.6, $q = CV$ (ecuación 9.1) y recordamos que $E = q/(\varepsilon_0 A)$ (ecuación 9.3), tenemos finalmente la capacitancia del capacitor de placas paralelas:

$$C = \varepsilon_0 \frac{A}{d} \tag{9.7}$$

Donde la constante de permisividad $\varepsilon_0 = 8{,}85 \cdot 10^{-12}$ $C^2N^{-1}m^{-2}$. Sin embargo, también es útil recordar que $\varepsilon_0 = 8{,}85 \cdot 10^{-12}$ F m^{-1} = 8,85 pF m^{-1}, donde 1 pF = 1 pico faradio = $10^{-12}F$.

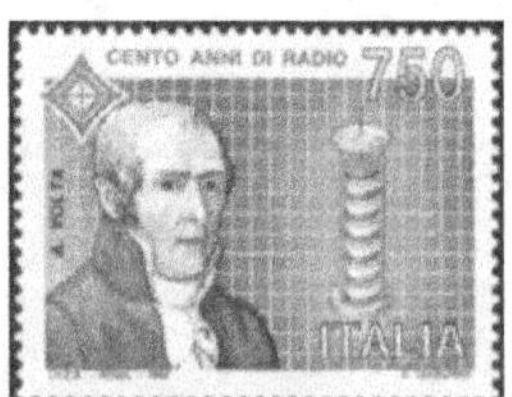

VOLTA, ALESSANDRO (1745-1827)
Físico nacido en Como, norte de Italia. Descubrió el gas metano, y en 1890 desarrolló la primera pila eléctrica, fuente de corriente continua.

Esto quiere decir que la capacitancia de un capacitor de placas paralelas es directamente proporcional a la superficie de oposición de las placas, e inversamente proporcional a la distancia entre ellas. La constante de proporcionalidad es, entonces, la constante de permisividad ε_0.

¿Superficie de oposición de las placas del capacitor? ¿Qué es eso? Veamos la sección siguiente.

9.2.2.   Un caso especial: el capacitor variable

Veíamos en la ecuación 9.7 que la capacitancia es proporcional al área de oposición de las placas paralelas. Este concepto se entiende mejor con el ejemplo del capacitor variable (Figura 9.8).

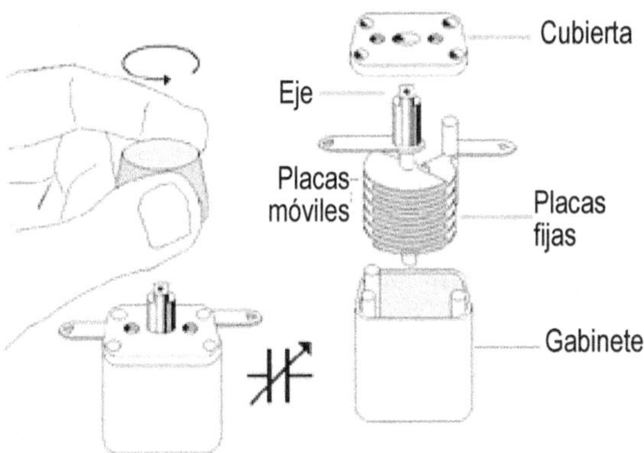

Figura 9.8: En el capacitor variable, podemos cambiar a voluntad la superficie de oposición (A) de las placas paralelas, y así variar la capacitancia (C).

El capacitor variable de la figura, que todos utilizamos para sintonizar la radio AM (amplitud modulada), tiene placas paralelas a distancia constante. La única manera de cambiar su capacitancia es, entonces, hacer deslizar las placas de modo que el área de oposición cambie. La pregunta es: ¿cómo al mover la perilla de un capacitor variable podemos cambiar las estaciones de la radio AM? Veamos. En toda radio AM, el receptor puede elegir entre estaciones que transmiten entre los 550 kilociclos (550 kiloHertz) y los 1600 kilociclos (1.6 megaHertz). Para ellas, al inicio del circuito de la radio hay un "circuito resonante", compuesto por una bobina de antena (una barra de ferrita con espiras de alambre de cobre alrededor) conectada en paralelo a un capacitor variable. Ambas, bobina y capacitor, combinando su "inductancia" (de la bobina, en micro-Henry) y su "capacitancia" (del capacitor, en picoFaradios, pF), son capaces de oscilar ("resonar") a una frecuencia establecida, entre 550 kilociclos y 1600 kiloci-

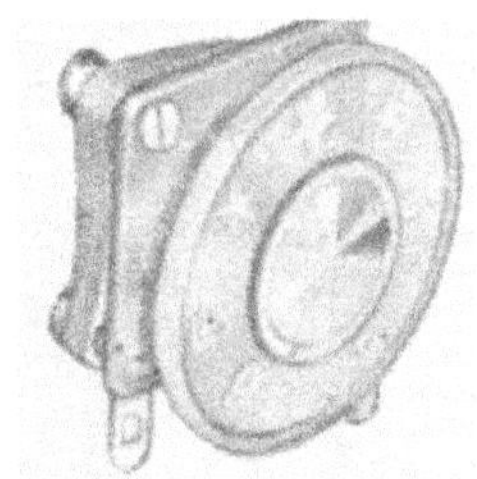

Capacitor Variable favorito del autor. Se trata de un instrumento clásico que mide 2,54 cm de lado. Capacitancia máxima de 365 pF. Código MS-445, Página 136, Catálogo Lafayette 1960.

clos. Como la inductancia de la bobina es fija, cambiando la capacitancia del capacitor variable es posible "poner en sintonía" al circuito resonante con una estación transmisora. Poner en sintonía o sintonizar consiste en igualar la frecuencia de resonancia del circuito bobina-capacitor con la frecuencia de transmisión de la estación de radio AM que deseamos escuchar.

9.2.3.   Energía de capacitor salva a paciente

El capacitor de placas paralelas es el encargado de almacenar la carga eléctrica necesaria para "cardiovertir" a un paciente que está en fibrilación ventricular (Figura 9.9).

Recordemos que lo que mata o lo que salva a una persona es la energía entregada en cierto tiempo, es decir, la potencia. De este modo, resulta fundamental conocer cómo se calcula la energía almacenada en un capacitor de placas paralelas. Al fin y al cabo, ésta será la energía que usted descargará en el tórax del paciente.

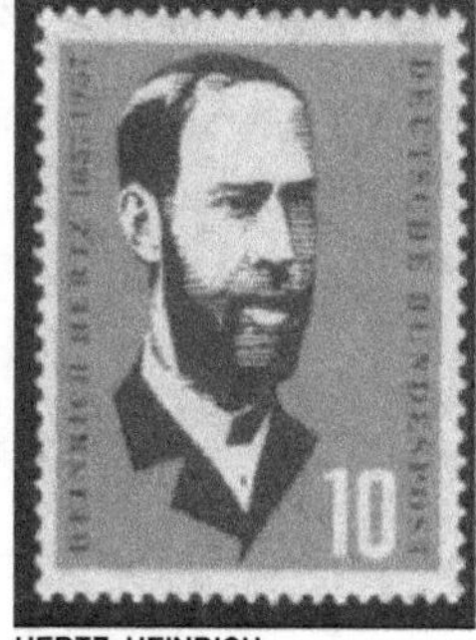

**HERTZ, HEINRICH
(1857-1894)**
Físico alemán. Descubrió las ondas electromagnéticas, inventó el cohesor para detectarlas, y también descubrió el efecto fotoeléctrico. La unidad de frecuencia s^{-1} = 1 Hertz) lleva su nombre.

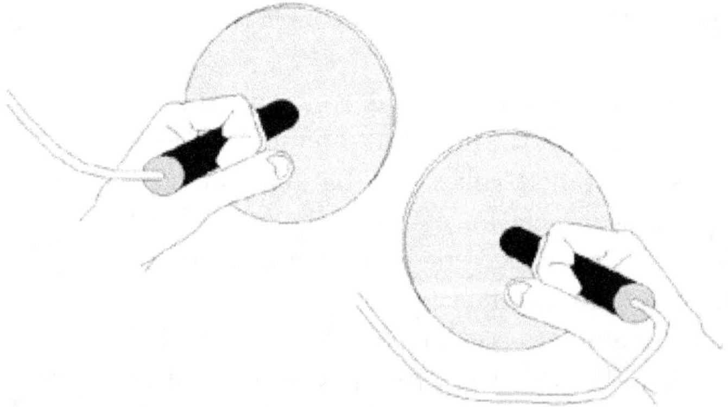

Figura 9.9: "Doctor, ¿cuántos Joules le va a aplicar al paciente?", pregunta la enfermera.

Recordemos el capítulo anterior, donde relacionábamos el potencial (V) con el trabajo hecho desde el infinito (W_∞) para acercar una carga q. En esa ocasión decíamos que $V = -W_\infty/q$.

Modifiquemos esta ecuación, para el caso del capacitor, donde no estamos acercando cargas desde el infinito, moviéndolas en contra del vector E, sino alejando una carga infinitesimal dq en la misma dirección del vector E:

$$V = \frac{W}{q} \qquad (9.8)$$

El potencial V está en [Voltios, V], el trabajo W está en [Joules, J] y la carga eléctrica q está en [Coulombs, C]. Además, imaginemos que en un instante una carga q' es transferida entre las placas del capacitor, de modo que la diferencia de potencial V' que habrá ahora entre las placas será igual a q'/C.

$$V' = \frac{q'}{C} \qquad (9.9)$$

Si ahora combinamos las ecuaciones 9.8 y 9.9, y agregamos otro poco infinitesimal de carga eléctrica dq, estaremos en condiciones de calcular dW, que es el trabajo infinitesimal "extra" hecho para agregar la carga dq, y tendremos:

$$dW = V'dq' = \frac{q'}{C}dq \qquad (9.10)$$

Ahora integremos ambos lados de la ecuación 9.10. No olvidemos que la integración es la operación inversa de la derivación:

$$\int dW = \frac{1}{C}\int_0^q q'dq' = \frac{q^2}{2C} \qquad (9.11)$$

En la ecuación 9.11, este trabajo W, hecho para cargar el capacitor del defibrilador, se almacena como energía potencial U. Es precisamente esta energía potencial U la que usted elegirá con el mismo cuidado que elige la dosis de un medicamento, y será la que usted mismo "descargará" sobre el tórax del paciente. Veamos:

$$U = \frac{q^2}{2C} = \frac{1}{2}CV^2 \qquad (9.12)$$

9.2.4. Otro capacitor: la membrana plasmática

La membrana plasmática (Figura 9.10), es un sándwich delgadísimo de fosfolípido y triglicérido. Los fosfolípidos son moléculas polares, que son conductores de la electricidad. En cambio, los triglicéridos (grasas o aceites) son excelentes aislantes, que actúan como dieléctricos en este caso.

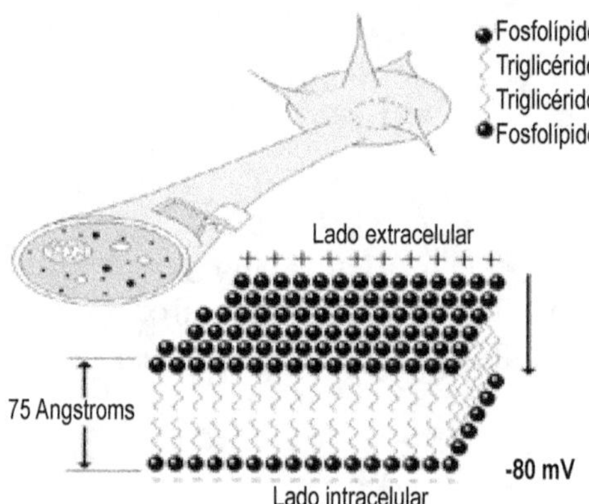

Figura 9.10: La delgadísima membrana plasmática celular es un capacitor de placas paralelas.

Hay dos tipos de axones: mielinizados y no mielinizados. La Figura 9.11 muestra un axón mielinizado. En ambos tipos de axones, la calidad de la membrana plasmática es la misma, pero en el mielinizado, las células de Schwann, colocadas entre los nodos de Ranvier, "engruesan" la membrana plasmática muchas veces, y por lo tanto disminuye la capacitancia (C) del axón mielinizado 200 veces.

La Tabla 9.1 muestra varios elementos que veremos más adelante. Por ahora interesa observar que el axón mielinizado, por tener mucho menor capacitancia, permite conducir señales eléctricas entre nodo y nodo de Ranvier, en la llamada "condución saltatoria", sin "perder el tiempo" en ir cargando la capacitancia de la membrana. Por eso la velocidad de conducción de los axones mielinizados es mucho mayor que la de los no mielinizados: ¡hasta 120 ms^{-1}, contra algo tan bajo como 0,5 ms^{-1}!

Porque cargar capacitores toma tiempo. ¿Cuánto? Ya lo veremos. Por ahora, basta saber que, así como cuanto mayor es el vaso más tiempo toma llenarlo, a mayor capacitancia más tiempo toma cargar un capacitor.

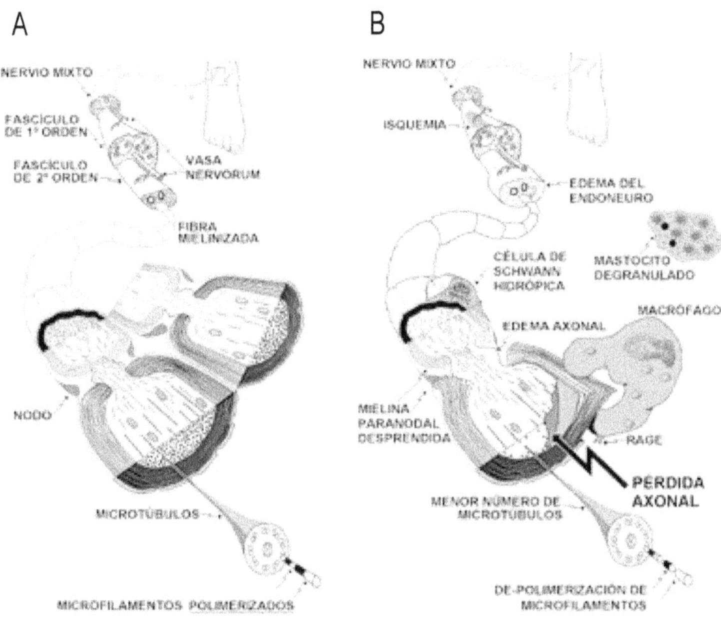

Figura 9.11: A: Fibra nerviosa mielinizada sana. La célula de Schwann del primer plano ha sido abierta para mostrar su estructura.B: Fibra nerviosa mielinizada dañada por neuropatía diabética.

Ahora volvamos a los axones y a la Figura 9.11. Observemos que en la fibra nerviosa sana, pequeñísimos vasos sanguíneos, llamados *vasa nervorum*, se encargan de irrigar las fibras, los fascículos y el nervio mismo. Esta irrigación sanguínea es fundamental para mantener sano el tejido nervioso. Por otro lado, vemos que por el interior de cada axón corren unos delgadísimos tubos, llamados "microtúbulos", que están formados por una proteína llamada "tubulina". Los microtúbulos pueden contraerse y moverse (consumiento ATP-adenina tri-fosfato en el proceso), sirviendo de medio de transporte de materiales de reparación y de organelos celulares desde el cuerpo de la neurona hasta la terminación nerviosa. ¿Son importantes los microtúbulos? Por supuesto. No olvidemos que las fibras nerviosas que llegan hasta al ortejo mayor del pie tienen ¡más de un metro de largo!

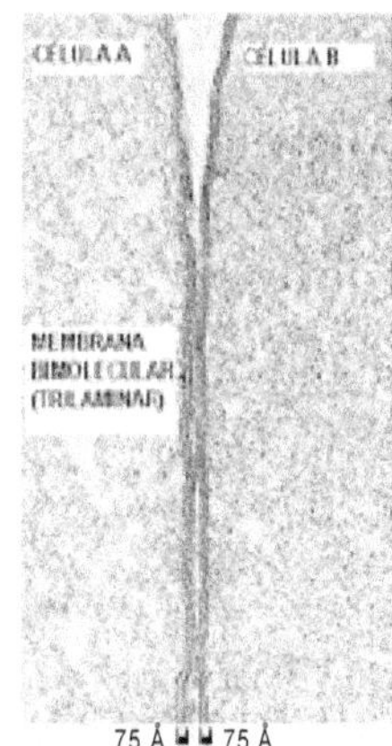

Membranas plasmáticas de dos células humanas adyacentes. Aumento: 75.000 X (Dr. Roger C. Wagner y Dr. Fred E. Hossler, Universidad de Delaware, 1998).

Pues bien, en la diabetes mellitus, que afecta a cerca del diez por ciento de la población mayor de veinte años, una de las complicaciones es la neuropatía diabética, que puede producir, entre otras cosas, una pérdida progresiva de la sensibilidad térmica y dolorosa en los pies.[1] Es decir, el paciente conserva la sensibilidad al tacto, pero deja de percibir el calor y el dolor. Como consecuencia, la persona sufre heridas al caminar descalza, y no se da cuenta de ello. También puede sufrir quemaduras en los pies al caminar sobre arena caliente o al acercarse a una estufa. Como al paciente no le duelen las quemaduras ni las heridas, no busca ayuda médica. Las heridas y quemaduras se infectan, y cuando el paciente llega finalmente al hospital, el daño ha avanzado demasiado y no queda más remedio que amputar la extremidad.

Tabla 9.1: Características electrónicas de axones del sistema nervioso central humano, tanto mielinizados como no mielinizados.

Característica electrónica del axón	Mielinizado	No mielinizado
Resistividad del axoplasma, ρ_a	$2\,\Omega\text{m}$	$2\,\Omega\text{m}$
Capacidad por área, C_m	$5 \cdot 10^{-5}\text{F m}^{-2}$	10^{-2}F m^{-2}
Resistencia por área, R_m	$40\,\Omega\,\text{m}^{-2}$	$0{,}2\,\Omega\,\text{m}^{-2}$
Radio geométrico, r	$5\mu m = 5 \cdot 10^{-6}$ m	$5\mu m = 5 \cdot 10^{-6}$ m

De Kane y Sternheim, *Física*, 2^a ed., Barcelona, Reverté, 1996.

¿Cómo ocurre el daño de las fibras nerviosas en la neuropatía diabética? La mitad derecha de la Figura 9.11 muestra los diferentes niveles de daño que la hiperglicemia crónica ocasiona sobre las fibras del sistema nervioso periférico. Para mayor claridad, se muestra sólo el daño sobre una fibra mielinizada, en el entendimiento de que fenómenos similares ocurren en fibras no mielinizadas. Observe que el edema (acumulación de líquido) del axón se hace más evidente a nivel del nodo. Las células de Schwann, normalmente productoras de mielina, se ven hidrópicas (con acumulación de agua intracelular) y muy ricas en gránulos de glicógeno. Los mastocitos del tejido circundante se observan degranulados. La vaina de mielina se desprende del axón en el área vecina al nodo. Además, la mielina glicosilada (combinada con glucosa) es activamente fagocitada por macrófagos que expresan receptores RAGE (receptores de productos de glicosilación avanzada). Hay una disminución del número de microtúbulos y una depolimerización de los microfilamentos, también debida a glicosilación proteica. Finalmente, el grave daño estructural y molecular de la fibra nerviosa lleva a la pérdida axonal[2].

---

[1]Olmos (1997)
[2]Bastías (2006)

Volvamos a la velocidad de conducción en la fibra nerviosa. Cuando la persona con diabetes mellitus se ve afectada por la neuropatía, aun antes que se produzca la "pérdida axonal", manifiesta una franca disminución en la velocidad de conducción en los nervios mielinizados. Lo que ha ocurrido es que, al irse perdiendo la vaina aislante de mielina, la capacitancia de la membrana plasmática aumenta, y al hacerlo ésta va utilizando las cargas eléctricas de la corriente en "cargar" la capacitancia de la membrana, en vez de obligarla a saltar de nodo en nodo. Muchos años antes de que ocurra la pérdida axonal, entonces, si uno mide la velocidad de conducción nerviosa mediante electromiografía, puede observar que la velocidad de conducción está diminuyendo.

9.3. Fuerza electromotriz

Ahora nos interesa saber qué o quién le entrega a las cargas eléctricas de un circuito (Figura 9.12). Se trata de la fuerza electromotriz ξ (FEM, voltios), es decir, una fuerza capaz de mover cargas eléctricas, entregándoles potencial.

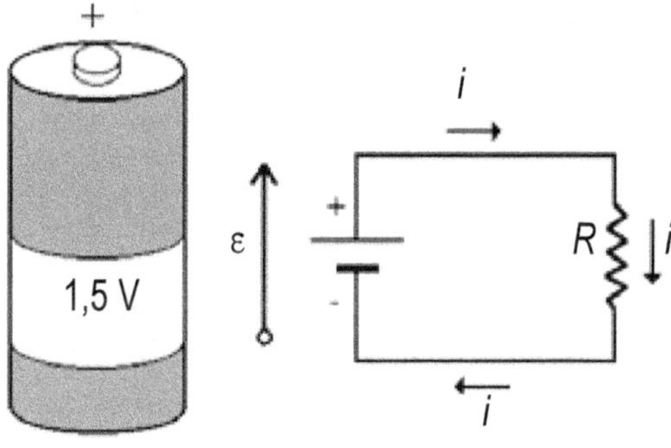

Figura 9.12: La fuente más popular de fuerza electromotriz: la pila seca común de carbón-zinc. ξ = fuerza electromotriz (FEM, voltios). I = intensidad de corriente $[A = $ Amperes $= Cs^{-1}]$. $R =$ resistencia $[VoltAmpere^{-1} = W]$.

La forma más popular y conocida es la pila seca común, o pila de carbón-zinc. Debemos recalcar que la FEM no es una suerte de "depósito" de cargas eléctricas. El único depósito que conocemos es el capacitor.

También es posible construir una FEM colocando una moneda de cobre y una moneda de aluminio en un vaso de agua, y conectándolas con un alambre.

¿Por qué sucede esto? Lo que ocurre es que metales diferentes tienen distintos potenciales de óxido-reducción o redox. En la pila de cobre-aluminio, ocurre primero la reacción anódica, en la que el ánodo de aluminio se oxida o corroe (pierde electrones), transformando un átomo de aluminio Al en un ión positivo Al^{3+}, que queda en solución acuosa ($Al^{3+}(aq)$). Los tres electrones perdidos ($3e^-$)por el ánodo de aluminio no entran en "solución acuosa", sino que viajan por el cable conductor, atravesando el "circuito", para llegar finalmente al cátodo, que en este caso es de cobre.

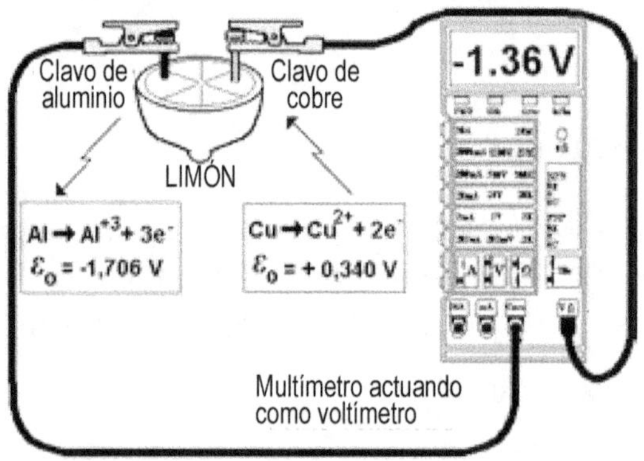

Figura 9.13: Una pila hecha con aluminio, cobre y un limón (agua y electrolito), permite obtener un voltaje equivalente a la suma algebraica de los dos potenciales de media celda (ε_0 [Volts]).

Mientras todo esto sucedía con el ánodo de aluminio, unos pocos átomos de cobre en el cátodo han estado entrando en solución acuosa como ($Cu^{2+}(aq)$). Estos iones ("cationes") $Cu^{2+}(aq)$ forman una "nube" alrededor del cátodo de cobre. Los pocos electrones ($2e^-$) liberados por los átomos de cobre "viajan" a través de la solución acuosa hasta entregarlos al ánodo de aluminio, usando como carriers (transportadores) otros iones que, como el Cl^-, han sido agregados a la solución acuosa (el jugo de limón tiene ClNa). Por su parte, el cátodo de cobre se ha estado reduciendo (reacción de reducción, lo contrario de oxidación o corrosión), es decir, ha estado ganando electrones enviados por el aluminio a través del circuito *externo*. Allí, los electrones son entregados a los iones de cobre en la "nube" de iones en solución $Cu^{2+}(aq)$, transformándolos en átomos de cobre sólido $Cu(s)$. Estos átomos de cobre sólido son depositados sobre el cátodo de cobre, el cual se mantiene limpio y brillante a lo largo de horas y días de uso. Los átomos de cobre limpios a que hacíamos referencia pueden tener tres orígenes. Pueden provenir de iones de $Cu^{2+}(aq)$ que uno haya puesto en solución mediante la adición de una sal de ese metal, como el sulfato de cobre (en ese caso el ión sulfato actuará como carrier de electrones hacia el ánodo). En segundo lugar, los átomos "limpios" de cobre pueden provenir de iones $Cu^{2+}(aq)$ que se encuentran previamente y "casualmente" en la solución, como sucede en la purificación electrolítica de cobre. Finalmente, algunos átomos de cobre "limpio" pueden provenir de la "nube" de iones de $Cu^{2+}(aq)$ que se formó de todos modos alrededor del cátodo, por la ionización espontánea de los átomos de su superficie. Por el contrario, el ánodo de aluminio se va cubriendo de una pátina de color oscuro, de óxido de aluminio, a lo largo de horas y días de uso de la pila. Finalmente, la corrosión del ánodo de aluminio es lo que determinará el fin de la pila.

Veamos ahora las reacciones químicas que han ocurrido en la pila o batería de cobre, aluminio y jugo de limón que se ve en la Figura 9.13:

$$Al \rightarrow Al^{3+}(aq) + 3e^- \text{[Reacción anódica (oxidación o corrosión)]} \quad (9.13)$$

En primer lugar, entonces, el aluminio pierde electrones y se oxida según la ecuación 9.13. Estos electrones son liberados y entregados al circuito externo con un potencial eléctrico de "media celda" (ε_0, voltios) de $-1{,}706$ V (ver Tabla 9.2). ¿Y qué está pasando con el cátodo de cobre en el intertanto?

$$Cu^{2+}(aq) + 2e^- \rightarrow Cu\text{[Reacción catódica (reducción o anticorrosión)]} \quad (9.14)$$

En segundo lugar, los iones de $Cu^{2+}(aq)$ en solución alrededor del cátodo reciben los electrones que vienen llegando del circuito, y se reducen según la ecuación 9.14, transformándose de iones a átomos de cobre que se depositan, limpios y brillantes, sobre la superfice del cátodo. Esta incorporación de electrones ocurre con un potencial (ε_0) de $+0{,}340$ V (ver Tabla 9.2).

En tercer lugar, veamos la diferencia de potencial eléctrico que se ha logrado entre ánodo y cátodo en la pila de la Figura 9.13:

$$\varepsilon_{Al-Cu} = \varepsilon_{0,Aluminio} - \varepsilon_{0,Cobre} \quad (9.15)$$

Es decir:

$$\varepsilon_{Al-Cu} = +0{,}340 \text{ V} - (-1{,}706 \text{ V})(\text{para 1 mol de Al y 1 mol de Cu} \quad (9.16)$$

Por lo tanto, según las ecuaciones 9.15 y 9.16, la diferencia de potencial entre el ánodo de aluminio y el cátodo de cobre de una pila como de la Figura

9.13, sería de 2,046 V, siempre que las concentraciones de iones $(Al^{3+}(aq))$ y $Cu^{2+}(aq)$ sean de 1 mol.

Es bueno recordar que los ánodos son siempre los que "se sacrifican" sufriendo ellos la corrosión (oxidación) para que el cátodo viva para siempre, limpio y brillante. En los barcos con casco de acero (hierro, $\varepsilon_{0,Hierro}$ de $-0{,}037$ V) amarrados a un muelle (los pernos de bronce del muelle tienen cobre, con $\varepsilon_{0,Cobre}$ de $+0{,}340$ V), se produce un circuito: ánodo hierro (el más electronegativo es el ánodo siempre) $\rightarrow$ cable húmedo $\rightarrow$ muelle con cobre (el menos electronegativo es el cátodo siempre) $\rightarrow$ agua de mar (agua, Na^+, Cl^-, iones Fe^{3+}, iones Cu^{2+}), $\rightarrow$ muelle con cobre. En este circuito, el ánodo de hierro sufre oxidación o corrosión muy rápida. Para evitarla, se le adosa con pernos al casco de hierro de los barcos una serie de bloques de zinc ($\varepsilon_{0,Zn}$ de $-1{,}763$ V), los que,

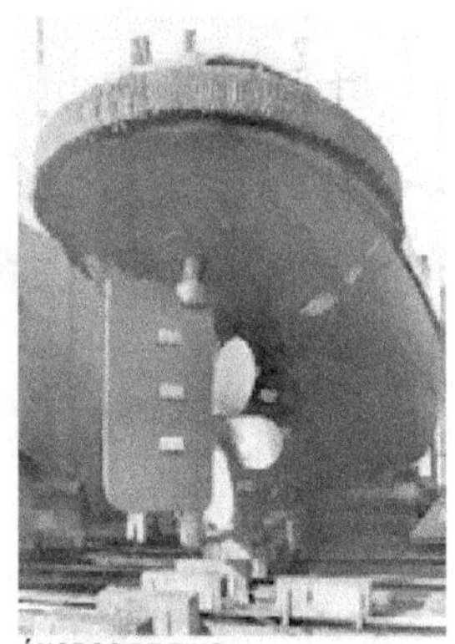

ÁNODOS DE ZINC
Ladrillos de 2 Kg de zinc protegen al casco de un barco contra la corrosión galvánica.

siendo más electronegativos que el hierro, reemplazan a éste como ánodo que va al "sacrificio". Estos ánodos de zinc se incorporan en los barcos al construirlos, y se deben reemplazar por ánodos nuevos cada dos años, debido a que la corrosión electroquímica o galvánica los va destruyendo.

Sin embargo, el aluminio no siempre se comporta como ánodo, y el cobre no siempre se comporta como cátodo. Todo depende de la diferencia de potencial de media celda ε_0 [voltios] entre los dos metales.

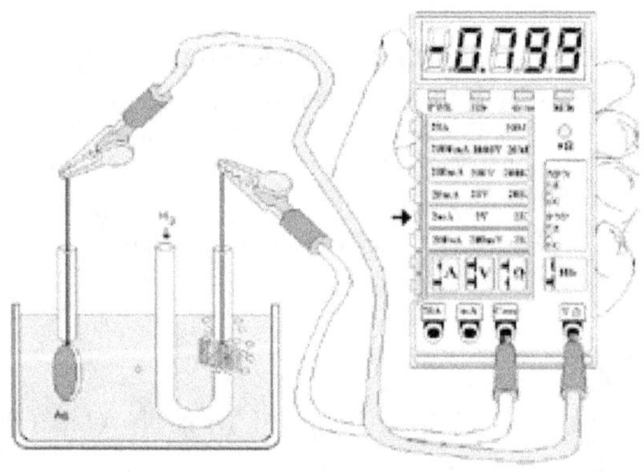

Figura 9.14: Sistema para calcular el potencial de media celda, E_0 [V].

Pero, ¿cómo obtener el potencial de media celda de un metal, si para medirlo se necesita de otro metal, que tiene su propio potencial?

La Figura 9.14 muestra la respuesta. Por definición aceptada universalmente, el potencial de media celda de hidrógeno gaseoso es cero. De este modo, con un sistema como el de la figura es posible calcular el potencial de media celda de todos los metales. Vea la Tabla 9.2 y observe dos cosas: (a) La FEM obtenida en una celda completa, con dos metales, corresponde a la diferencia algebraica de los ε_0 de los dos metales. (b) El hecho de que el cobre y la plata tengan ε_0 positivo no significa que se comportan como cátodos siempre. Si elabora una pila con cobre, plata y agua, la plata se comportará como cátodo y el cobre se comportará como ánodo.

Tabla 9.2: Potenciales de media celda (ε_0, [V])de varios metales, comparados con el del hidrógeno.

Metal con su reacción química predominante	Potencial ε_0 [V]
$Al \rightarrow Al^{3+} + 3e^-$	$-1{,}706$
$Zn \rightarrow Zn^{2+} + 2e^-$	$-1{,}763$
$Cr \rightarrow Cr^{3+} + 3e^-$	$-1{,}744$
$Fe \rightarrow Fe^{2+} + 2e^-$	$-0{,}409$
$Pb \rightarrow Pb^{2+} + 2e^-$	$-0{,}126$
$H_2 \rightarrow 2H^+ + 2e^-$	0 por definición
$Ag + Cl^- \rightarrow AgCl + e^-$	$+0{,}223$
$2Hg + 2Cl^- \rightarrow Hg_2Cl_2 + 2e^-$	$+0{,}268$
$Cu \rightarrow Cu^{2+} + 2e^-$	$+0{,}340$
$Cu \rightarrow Cu^+ + e^-$	$+0{,}522$
$Ag \rightarrow Ag^+ + e^-$	$+0{,}799$
$Au \rightarrow Au^{3+} + 3e^-$	$+1{,}420$
$Au \rightarrow Au^+ + e^-$	$+1{,}680$

De Webster, 1992.

9.4. Corriente eléctrica continua

Cuando usted enciende una linterna de mano, pone en actividad un circuito, muy similar al que se ve en la Figura 9.12, con la única diferencia de que el resistor es ahora una ampolleta, que emite luz cuando es recorrida por una corriente de cargas eléctricas. Este circuito lleva cargas eléctricas negativas (electrones) desde el lado negativo hasta el lado positivo de la fuerza electromotriz.

Sin embargo, como se ve en la Figura 9.15, se prefiere hablar de "cargas" positivas, moviéndose *a través del circuito*, desde el lado positivo de la FEM hasta el lado negativo de ésta. Estas "cargas positivas" no son sino espacios vacíos que han dejado los electrones que se mueven en sentido opuesto, y se les llama, coloquialmente, "hoyos".

No es fácil a primera vista entender una "corriente de hoyos". Para hacerlo recordemos la última vez que fuimos a despedir a un familiar a una estación de ferrocarril. Recordemos el tren, con cuatro o cinco vagones, detenido en la estación. Cada vagón está unido al siguiente mediante un gancho y cuando los vagones están detenidos, los ganchos de unión tienen una "luz", o espacio vacío entre ellos. Cuando la locomotora comienza a moverse, digamos hacia el norte, usted observa que, simultáneamente con el "salto" de los vagones hacia el norte, se produce una secuencia de ruidosos golpes. Éstos se deben a que el gancho posterior de cada vagón que inicia su movimiento golpea el gancho del vagón que está inmediatamente atrás. ¿El resultado? Una sucesión de golpes que recorre la totalidad del tren, ¡pero de norte a sur!, exactamente "en espejo" al movimiento del tren de sur a norte.

Algo muy parecido sucede con los "hoyos" positivos en un conductor eléctrico. Por cada electrón que se mueve "de sur a norte", un hoyo se mueve de "norte a sur". Si la corriente de electrones no es continua sino alterna (cambia de sentido 50 veces por segundo), entonces los hoyos también cambiarán de sentido cincuenta veces por segundo, pero con un desfase de 180 grados respecto de los electrones.

De ahora en adelante, y siguiendo una convención internacional, hablaremos de corriente eléctrica como un movimiento de cargas positivas u "hoyos" que caminan por el circuito desde + a −, y que son movidas al interior de la FEM desde − a +.

Recuerde: Las cargas caminan por el circuito, y son movidas dentro de la FEM, de la misma manera que usted camina escaleras abajo desde el décimo al primer piso de un edificio, y es movido del primer al décimo piso dentro del ascensor. En este ejemplo, la bajada (fácil) por la escalera en zig-zag representa el paso de los "hoyos" por el circuito que incluye una resistencia. Usted nunca habría podido bajar los diez pisos casi sin esfuerzo si el ascensor no lo

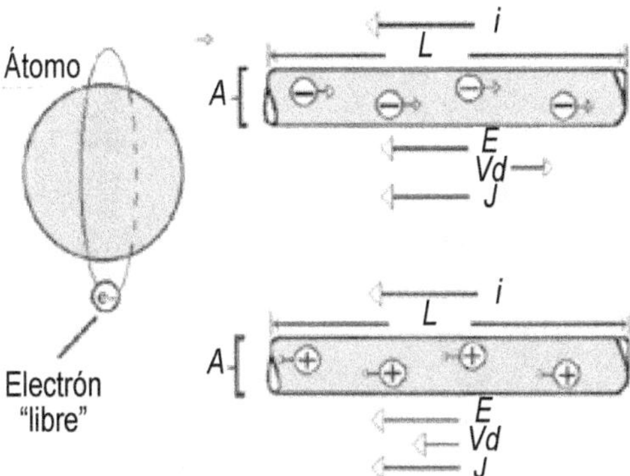

Figura 9.15: A la izquierda, un átomo de cobre con un electrón "libre". A la derecha, la corriente eléctrica se puede entender como movimiento de cargas negativas (electrones), o de cargas positivas ("hoyos").

hubiese elevado desde el primero al décimo piso, consumiendo en el proceso energía y transfiriéndosela a usted en forma de energía potencial. En el caso de la FEM, el interior de la pila hace esto último con los "hoyos", entregándoles energía potencial eléctrica, y al mismo tiempo "moviendo" los "hoyos" desde el polo negativo hasta el polo positivo de la pila.

En el próximo capítulo veremos cómo se comportan los circuitos con resistores, capacitores y semiconductores, tanto con corriente continua como corriente alterna. Será el momento en que comprenderá lo que sucede en "el beso de la muerte". Es decir, por qué el marido muere cuando la esposa lo besa al visitarlo en la Unidad Coronaria.

9.5.   Ejercicios y problemas

1. La Figura 9.16 muestra un capacitor variable, con capacitancia máxima de 365 pF. Este artefacto electrónico es el que usa para sintonizar su radio. Calcule la capacitancia, en picofaradios, que tendría el capacitor cuando usted ha movido la perilla de modo que la oposición de las placas es de: 0 %, 17 %, 46 % y 89 %.

2. Observe de nuevo la Figura 9.13. Ahora calcule la FEM que podría obtener de ese sistema si, en vez de usar un clavo de aluminio, usara un clavo de hierro. Asuma que la concentración de iones de aluminio y de iones de hierro es de 1 mol.

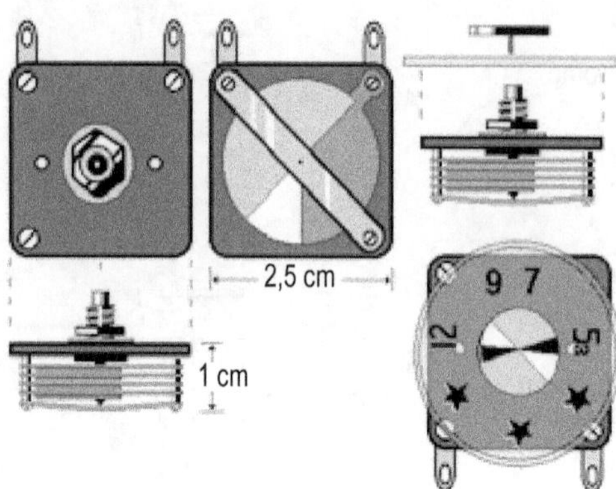

Figura 9.16: Capacitor variable clásico. Mide 2,54 cm por lado, y tiene una capacitancia máxima de 365 pF.

3. Observe ahora la Figura 9.9. Su paciente recibe una descarga de 20 J por su indicación. El voltaje entre las dos placas es de 300 V. Asumiendo (lo que es real) que la totalidad de la energía potencial se descarga sobre el pecho del paciente, calcule la capacitancia del capacitor del defibrilador. Además, piense que la totalidad de esa energía se descarga sobre la piel del paciente, de modo que es extremadamente importante que el contacto eléctrico entre ésta y las placas del defibrilador ocurra ocupando la totalidad de la superficie de las placas. Con el fin de asegurar este contacto, la enfermera cubre con pasta conductora (gel con cloruro de sodio y agua) la superficie de las placas.

4. Respecto del mismo problema anterior, el diámetro de las placas es de diez centímetros. Calcule la densidad de energía por área en Joules por centímetro cuadrado.

5. La Figura 9.17 muestra una fragata del siglo XVIII. Este tipo de barco de vela desplazaba 1200 toneladas, tenía unos 200 tripulantes, y con buen viento podía navegar a 16 nudos (29,6 kilómetros por hora). A mediados de ese siglo apareció la idea de recubrir el casco con planchas de cobre bajo la línea de flotación, para proteger las tablas del temible *Teredo navalis*, un gusano capaz de cavar túneles en la madera. Sin embargo, a poco andar se descubrió que las placas de cobre se corroían rápidamente. La corrosión comenzaba en el cobre situado en la vecindad de los clavos de hierro que se habían usado para sujetar las planchas al casco de madera. Conteste: (a) ¿Por qué ocurrió la corrosión del cobre? (b) ¿Qué tipo de clavos habría usado usted en vez de clavos de hierro?

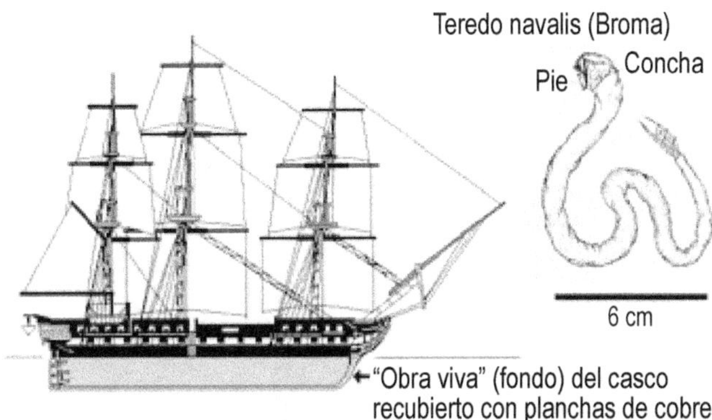

Figura 9.17: A la izquierda, una fragata típica del siglo XVIII. A la derecha, el temible gusano *Teredo navalis*, de doce centímetros de largo.

CAPÍTULO X

ELECTRÓNICA II

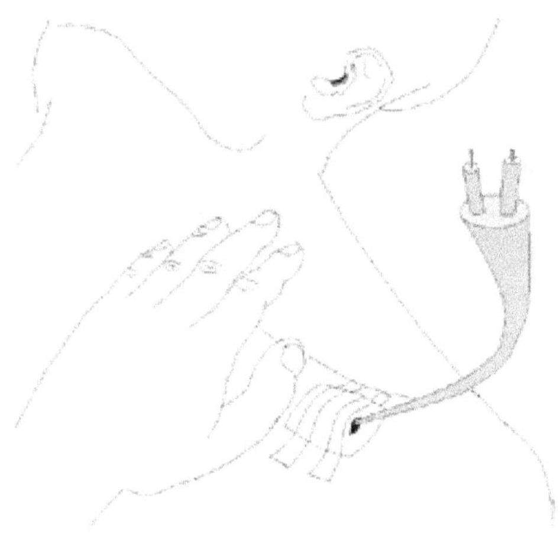

La figura muestra un esquema de una escena típica de la hora de visitas en la Unidad Coronaria de cualquier hospital del mundo. El paciente, un hombre de cuarenta años, está hospitalizado por un infarto del miocardio. La necrosis del miocardio se debió a la obstrucción de la arteria coronaria derecha, que irriga el tercio posterior del septum interventricular. Como en esa zona está el nódulo aurículo-ventricular y el haz de His, el paciente sufre un bloqueo aurículo-ventricular de tercer grado, con lo que su pulso disminuye a menos de veinte latidos por minuto. A consecuencia de esto, la irrigación cerebral disminuye a tal punto que el paciente se desmaya tres veces por minuto, sufriendo convulsiones. Eso se conoce como crisis de Stokes-Adams, y su tratamiento consiste en la colocación de un marcapasos externo transitorio. Veremos en este capítulo que el marcapasos externo transitorio es una sonda de plástico, de 2,5 milímetros de diámetro, que contiene dos cables que llevan una pequeñísima corriente eléctrica continua hasta la punta del ventrículo derecho, donde producen la despolarización de la red de Purkinje, la que se extiende al resto del miocardio 70-80 veces por minuto. Veremos los dos peligros de la corriente eléctrica: el macrochoque y el microchoque eléctrico. También conversaremos sobre uno de los individuos más peligrosos que puede existir, el instalador eléctrico incompetente, quien casi invariablemente desconoce la importancia de la conexión segura a tierra. Así, al final del capítulo entenderemos por qué el paciente de la figura de la primera página muere súbitamente de *microchoque eléctrico* cuando la esposa, que viene a visitarlo, se inclina sobre la baranda de la camilla, y al besarlo en la mejilla roza con la mano la sonda del marcapasos.

Al final del capítulo anterior, veíamos que las cargas caminan por el circuito, y son movidas al interior de la fuerza electromotriz (FEM). Pero, ¿qué es una corriente eléctrica? Recordemos lo que vimos en el capítulo sobre mecánica de fluidos. En una arteria, usted aplica una diferencia de presión entre los extremos, y obtiene un flujo de sangre determinado, donde son todos y cada uno de los átomos y moléculas de la sangre los que se mueven. Si usted recuerda ahora la ley de la continuidad, por cada átomo de fluido incompresible que entra a una arteria, sale la misma cantidad por el otro extremo, por unidad de tiempo. Es natural, entonces, que se tenga la tendencia a imaginar que la corriente eléctrica que pasa por un alambre es como un flujo de electrones que entran por un lado y salen por el otro. O, lo que es lo mismo, que los electrones que entran al cable telefónico en una casa son los mismos que salen en el teléfono de la suya, cuando usted conversa con un familiar. En realidad, no es tan sencillo el movimiento de electrones. Si miramos la Figura 10.1, veremos que el átomo de metal conductor -cobre en este caso- tiene todos sus orbitales completos, salvo el último. En este último orbital, los materiales capaces de conducir corriente eléctrica (conductores) tienen uno o más electrones "libres".

Pues bien, estos electrones libres están permanentemente saltando de un átomo de cobre a otro, en todas direcciones. Para que esto le quede aún más claro, usted debe saber que el brillo metálico que tiene la superficie de éstos cuando está pulida no es sino la consecuencia de esta verdadera "sopa" de electrones libres que rodea a los átomos metálicos, y que refleja tan bien la luz de determinadas longitudes de onda (color del metal). Es tan al azar este movimiento

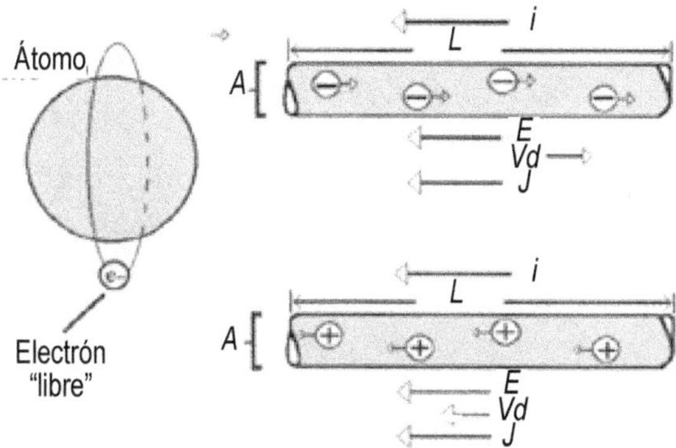

Figura 10.1: A la izquierda, un átomo de cobre con su electrón "libre". A la derecha, la corriente eléctrica se puede entender como un movimiento de cargas negativas (electrones), o como un desplazamiento en sentido opuesto de "cargas positivas" ("hoyos"). i = intensidad de la corriente en Amperes. E = vector de campo eléctrico, con magnitud en Newtons por Coulomb $[N \cdot C^{-1}]$. J = densidad de corriente eléctrica continua, en Amperes por metro cuadrado $[A \cdot m^{-2}]$.

de los electrones libres que si dibujamos un área plana de sección de cualquier material conductor, la cantidad neta de electrones que la atraviesan es igual a cero. Solamente al aplicar una fuerza electromotriz (FEM) a un material conductor que esté formando un circuito cerrado (salida, camino y entrada) se logra que la cantidad neta de electrones que atraviesan un área dada sea distinta de cero.

Es así que podemos definir la corriente eléctrica como:

$$dq = idt \tag{10.1}$$

es decir, el número de cargas eléctricas q que pasan por un área dada de material conductor equivale a la corriente eléctrica i, multiplicada por el tiempo que dura la corriente dt. Dicho de otro modo:

$$i = \frac{dq}{dt} \tag{10.2}$$

es decir, la corriente en Amperes es igual al número de cargas eléctricas que pasan por un área dada, dividido por el tiempo que demoran en pasar. ¿Le recuerda algo esto? Vea el capítulo Electrónica I, y tendrá otra mención de la corriente eléctrica, carga y tiempo. Ahora, si queremos obtener el número total de cargas que han pasado por un conductor en un periodo de t segundos, debemos integrar ambos lados de la ecuación diferencial 10.2, para obtener:

$$\int_0^t dq = \int_0^t i\,dt \qquad (10.3)$$

donde la integral de dq es simplemente q, de modo que, en condiciones de corriente continua constante, o en estado de régimen *(steady-state)*, la ecuación 10.3 se resuelve y queda:

$$q = it \qquad (10.4)$$

10.1. Midiendo corriente eléctrica

La unidad de medida de la corriente eléctrica continua es el Ampere, que es un Coulomb de carga que pasa por un área determinada en un segundo:

$$1Ampere = 1A = 1\frac{Coulomb}{segundo} = 1\frac{C}{s} \qquad (10.5)$$

La Figura 10.2 muestra un amperímetro, que no es sino un multímetro digital funcionando como medidor de corriente continua. Es interesante observar que, a diferencia de lo que sucede en el caso de un voltímetro, al usar un amperímetro se debe "abrir" el circuito, y colocar al amperímetro dentro de éste, permitiendo que la corriente eléctrica fluya por el instrumento como un componente más del circuito. Por esta razón, los amperímetros son construidos de modo que su resistencia eléctrica sea mínima, casi nula.

La figura a un costado muestra un One Touch Profile, el mejor sistema que existe en la actualidad para que los pacientes diabéticos se midan la glicemia en casa. El One Touch Profile mide apenas 11 cm por 5,5 cm, y puede llevarse en la cartera. El paciente coloca una cinta reactiva en su One Touch Profile, y luego deposita una gotita de sangre en la cinta. Allí se produce la reacción química entre la glucosa y la enzima glucosa-oxidasa, con producción de ácido glucónico y un electrón. La producción de electrones es directamente proporcional a la glicemia, y se mide a través de un microamperímetro incorporado en la máquina. Un microprocesador transforma la lectura en microamperes a glicemia (miligramos por decilitro, mg/dL), la que se muestra pocos segundos después en la pantalla digital de cristal líquido.

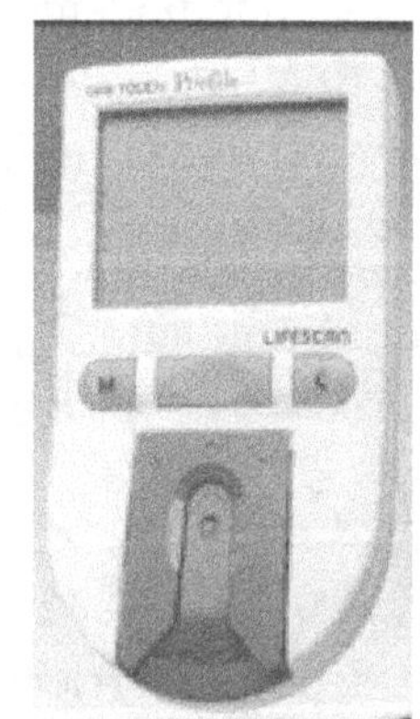

ONE-TOUCH PROFILE:
Exelente sistema de medición de glicemia en casa. Funciona con cintas que contienen glucosa-oxidasa:
Glucosa ⇆

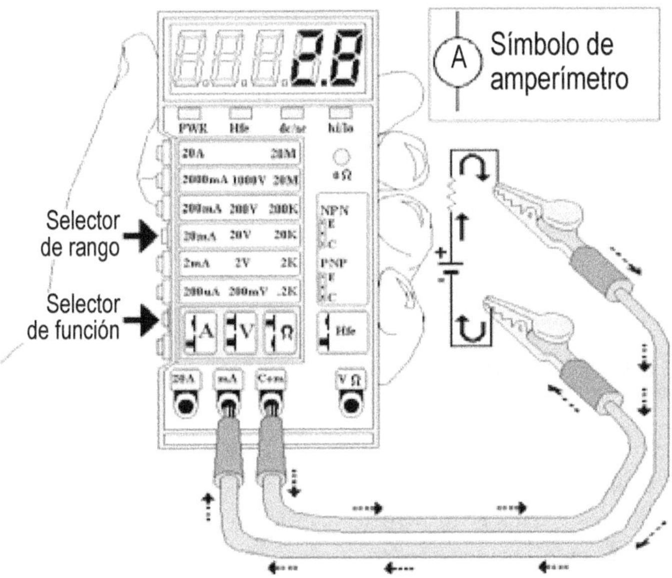

Figura 10.2: Un multímetro digital funcionando como amperímetro. Las teclas de selección de función están pulsadas de modo que el multímetro funcione como medidor de corriente eléctrica continua. Observe que está seleccionada la tecla que permite al amperímetro medir entre cero y veinte miliamperes $(0 - 20mA)$. Observe también que el amperímetro *forma parte del circuito*.

10.2. Densidad de corriente eléctrica

La densidad $J[\text{A m}^{-2}]$ de corriente eléctrica *continua* (la corriente *alterna* la veremos más adelante) es la cantidad de corriente en Amperes que pasa por un área A $[\text{m}^2]$.

$$J = \frac{i}{A} \qquad (10.6)$$

donde A = área en m^2, J = densidad de corriente en $[\text{A·m}^{-2}]$, i = intensidad de la corriente. Habitualmente, cuando la intensidad de corriente se escribe como una i minúscula, esto indica que la corriente se mide en miliamperes (mA). Esto es lo habitual en medicina e ingeniería biomédica, ya que un Ampere entero es una cantidad muy elevada de corriente eléctrica. Ahora bien, para cualquier superficie, plana o curva, la corriente i es la integral de superficie de la densidad de corriente J producto punto (coseno) con el vector normal al área.

$$i = \oint J \cdot dA \qquad (10.7)$$

¿Y de qué sirven todas estas convenciones? Muy simple. Vuelva atrás y vea la Figura 10.1. Se trata de un conductor eléctrico (cobre) que tiene una corriente i hacia la izquierda. *Por convención, la dirección de la corriente está dada por la dirección de las cargas positivas.* Como los protones no se mueven, las "cargas positivas" que se mueven de derecha a izquierda son simplemente los "hoyos" que van dejando los electrones que sí se están moviendo hacia la izquierda.

10.3. Resistencia y ley de Ohm

La resistencia eléctrica [1 Ohm $= 1\ \Omega = 1\mathrm{V\ A}^{-1}$] es un fenómeno universal. En los circuitos electrónicos y eléctricos, los resistores son los componentes que tienen resistencia eléctrica como característica fundamental. Por definición, los resistores se oponen al paso de cargas eléctricas, oposición que se llama, por cierto "resistencia". Estos resistores suelen ser de carbón, miden unos 10-15 mm de largo y además de dos alambritos que sirven para conectarlos al circuito, tienen un código de cuatro barras de distintos colores, que se leen de izquierda a derecha.

Si en un circuito como el de la Figura 10.2, para una fuerza electromotriz dada (por ejemplo, 1,5 V) medimos la intensidad de la corriente, veremos que esta corriente será menor mientras más valor tenga el resistor. Al revés, si vamos bajando el valor de la resistencia en el mismo circuito, entonces la intensidad de la corriente irá aumentando gradualmente y en la misma proporción. Veamos ahora una representación esquemática del circuito de la Figura 10.2, en la Figura 10.3.

Si en la Figura 10.3 aplicamos la misma diferencia de potencial (V), pero vamos cambiando la resistencia R, tendremos diferentes valores de corriente i. Concretando este mismo ejemplo, en la Figura 10.4 tenemos un circuito simple, donde una FEM de 1,5 V (pila común tamaño A) hace que las cargas eléctricas positivas se muevan en sentido horario, y regresen a la FEM "por abajo", es decir por su polo negativo.

Entonces la resistencia se define como la diferencia de potencial (V) que hay que aplicar a un conductor dado para obtener una corriente.

$$R = \frac{V}{i} \tag{10.8}$$

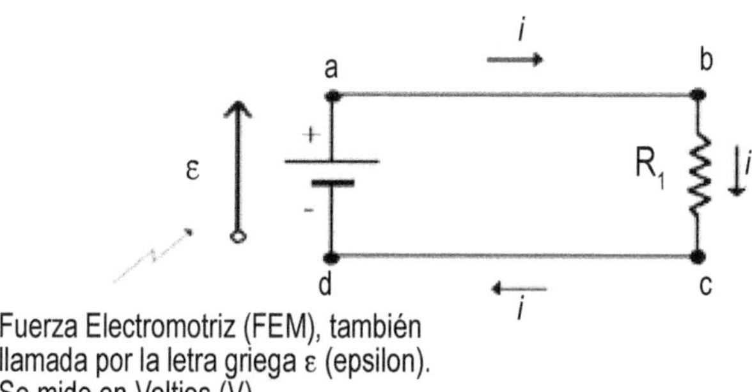

Fuerza Electromotriz (FEM), también llamada por la letra griega ε (epsilon). Se mide en Voltios (V).

Figura 10.3: El mismo circuito de la Figura 10.2, pero dibujado en forma esquemática. R_1 es un resistor (Ω). i = intensidad de la corriente en miliamperios. La FEM es de, digamos, 1,5 voltios.

La ecuación 10.8 se conoce como la *ley de Ohm*, y representa la relación lineal que existe entre potencial (voltaje) e intensidad de la corriente (Amperes).

EJEMPLO 1

Tomemos el circuito de la Figura 10.4. Calculemos el valor de la resistencia R_1, conociendo ya la intensidad de la corriente en mA, que es de +0,199 mA, y la fuerza electromotriz, que es de 1,5 V.

$$R = \frac{V}{i} = \frac{1,5}{0,199 \cdot 10^{-3}} = 7537,7 \ \Omega$$

SOLUCIÓN

El valor de la resistencia es de 7537.7 Ω.

La Figura 10.5 muestra un resistor, y también el código de bandas de color que indica el valor de la resistencia en Ω.

10.4. La resistividad

La resistividad es una propiedad del material con que está hecho un conductor de corriente eléctrica continua. La resistividad [ρ, 1 Ohm-metro= Ω m] es proporcional a la intensidad de campo eléctrico E e inversamente proporcional a la densidad de corriente J:

$$\rho = \frac{E}{J} \tag{10.9}$$

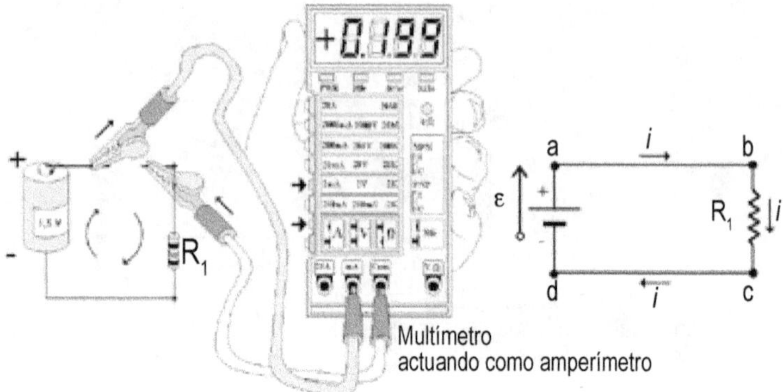

Figura 10.4: El mismo circuito de las Figuras 10.2 y 10.3, dibujado tanto en forma concreta como esquemática. R_1 es un resistor (Ω) de un valor que usted mismo puede calcular. $i =$ intensidad de la corriente en miliamperios, que es de $+0,199mA$ según lo muestra el amperímetro. La FEM es de 1,5 voltios, que es el potencial de una pila seca común y corriente.

Existe el recíproco de la resistividad, que es la conductividad $[\sigma = (\Omega\text{m})^{-1}]$.

$$\sigma = \frac{1}{\rho} \tag{10.10}$$

La Tabla 10.4 muestra la resistividad de algunos materiales a la temperatura ambiente. El especificar la temperatura es muy importante, porque ésta influye en forma fundamental en la resistividad de los materiales.

Es importante observar que los conductores (Tabla 10.4) aumentan linealmente su resistividad con la temperatura. Cuando un conductor como el cobre es enfriado a temperaturas cercanas al cero absoluto, su resistividad cae prácticamente a cero, transformándose en un *superconductor*. En los últimos 10 años han aparecido materiales que se comportan como superconductores a temperaturas no tan bajas; son los "superconductores calientes". En la misma tabla 10.4 aparece el término *semiconductor*. En esencia, un semiconductor tiene mayor resistividad (y menor conductividad) que un metal conductor, pero tiene menor resistividad (y mayor conductividad) que un aislante.

Otro hecho interesante es que los semiconductores varían su resistencia con la temperatura, pero en sentido inverso que los conductores. Cuando la temperatura aumenta, los superconductores disminuyen su resistencia en forma muy marcada. Los semiconductores son fundamentales para construir transistores. El chip Intel 80-486DX-66MHz del computador con el que se escribe este capítulo, tiene 900.000 transistores apretados en la superficie de una estampilla. Es por eso que los computadores tienen un ventilador atrás. Si se

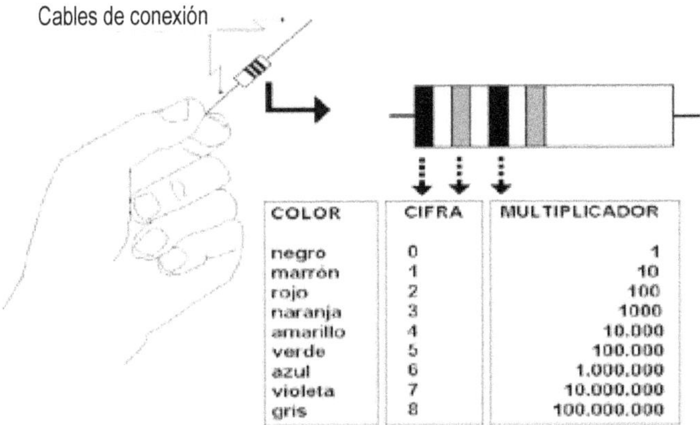

Figura 10.5: A la izquierda, la mano sostiene un pequeño resistor, que puede comprarse en cualquier negocio de electrónica por algunas monedas. A la derecha, el código de colores que permite leer en el cuerpo del resistor su valor en Ω.

deja que los chips se calienten, entonces cambian las características de los semiconductores de tal manera que no trabajan como es debido.

10.5. Aplicabilidad de la ley de Ohm

Un conductor cumple la ley de Ohm si la resistencia entre dos puntos de éste es independiente de la magnitud y de la polaridad de la corriente que circula entre ellos. En la Figura 10.6 se ve que un resistor cumple con la ley de Ohm, pero un diodo no.

Los diodos son la unión de dos semiconductores: un semiconductor tipo n, que tiene exceso de electrones, y un semiconductor tipo p, que tiene déficit de electrones libres. Cuando estos dos tipos de semiconductor se juntan, entonces la corriente solamente puede ir en un sentido, pero tiene dificultades para ir en el sentido opuesto. Los diodos y otros dispositivos basados en semiconductores NO cumplen la ley de Ohm.

La Figura 10.7 muestra el primer diodo conocido, el detector de galena. La galena, que es un cristal de sulfuro de plomo, al estar en contacto con la punta de un alambre de cobre permite el paso de la corriente eléctrica desde el alambre de cobre (exceso de electrones) hacia el cristal (déficit de electrones). Sin embargo, el detector de galena opone gran resistencia al paso de la corriente en sentido opuesto.

Tabla 10.1: Resistividad (ρ) y coeficientes térmicos de resistividad (CTR) de metales, semiconductores y aislantes.

Material	Resistividad $\rho,(\Omega m)$	CTR α,K^{-1}
Metales		
Cobre	$1{,}69 \cdot 10^{-8}$	$+4{,}3 \cdot 10^{-3}$
Aluminio	$2{,}75 \cdot 10^{-8}$	$+4{,}4 \cdot 10^{-3}$
Platino	$10{,}6 \cdot 10^{-8}$	$+3{,}9 \cdot 10^{-3}$
Semiconductores		
Silicio	$2{,}5 \cdot 10^{3}$	$-70 \cdot 10^{-3}$
Silicio "N"	$8{,}7 \cdot 10^{-4}$	$-70 \cdot 10^{-3}$
Silicio "P"	$2{,}8 \cdot 10^{-3}$	$-70 \cdot 10^{-3}$
Aislantes		
Cristal	10^{10}	

La galena se usó desde 1918 para construir receptores de radio AM que no necesitaban válvulas termoiónicas ni baterías. Con una buena antena, una conexión a tierra, un detector de galena similar al de la Figura 10.7, y un par de auriculares, los niños han construido siempre estos receptores. ¿Cómo funcionan? Muy simple. La señal electromagnética (ver capítulo 13) con radio AM llega por el aire a la combinación antena-tierra, "induciendo" allí una corriente oscilante bidireccional, portadora de dos imágenes en espejo de las ondas de sonido que llegaron al micrófono de la radioemisora. Estas dos ondas eléctricas de amplitud "en espejo" se neutralizan una a otra, de modo que se necesita un diodo (galena más un pequeño alambre) para que la corriente pase en un solo sentido, aislando así una sola señal de AM (amplitud modulada), la cual es audible en los auriculares.

10.6. Circuitos de vuelta única

En el capítulo anterior vimos que *circuito* significa una sucesión de fuerza electromotriz, conductores y resistores que permiten el paso de una corriente eléctrica de magnitud i.

Los circuitos más simples son los de vuelta única con un solo resistor, como en la Figura 10.4. Al hacer circular una corriente i por ese circuito, la resistencia

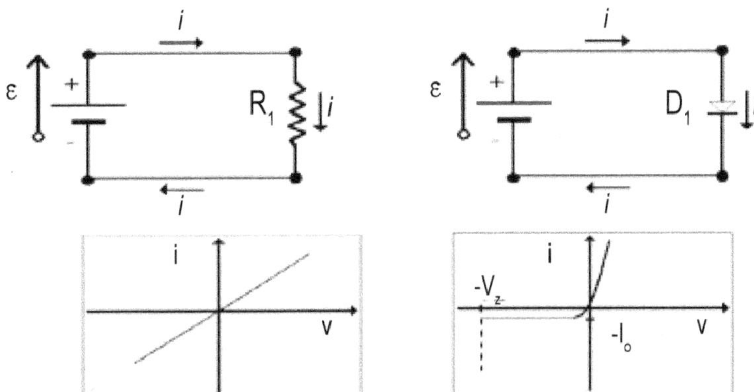

Figura 10.6: A la izquierda, el circuito simple con un resistor cumple con la ley de Ohm, que es una relación lineal simple entre voltaje (i, Amperes) e intensidad de corriente (v, voltios). A la derecha, el diodo no cumple con la ley de Ohm. Cuando en el diodo se invierte el voltaje, la corriente tiende a cero, pero si se llega al "voltaje de ruptura", V_Z, el diodo conduce corriente en el sentido del voltaje negativo. El símbolo I_o representa la "corriente reversa de saturación", del orden de micro-Amperes, que ocurre entre voltaje cero y V_Z.

R puede calentarse lo suficiente para provocar una exclamación en el experimentador al tocarla. Pues bien, el principio de la conservación de la energía nos dice que si una carga infinitesimal dq pasa por el resistor de la figura, su energía potencial se verá reducida en $dq\,V_{ab}$.

Aplicando entonces la definición de dq que conocimos en la ecuación 10.2, tenemos:

$$dU = i\,dt\,V_{ab} \tag{10.11}$$

donde dU = cambio infinitesimal de energía potencial. i = corriente. dt = lapso infinitesimal. V_{ab} = diferencia de potencial o voltaje entre los puntos a,b de la Figura 10.4.

La tasa $P = dU/dt$ ($Watts$) de transferencia de energía es:

$$P = iV_{ab} \tag{10.12}$$

Es decir, de acuerdo a la ecuación 10.12, la potencia disipada por un resistor en régimen de corriente continua [1 $Watt = 1\ Js^{-1} = 1\ Volt\ Ampere = 1VA$], es el producto de la intensidad de la corriente (Amperes) por la caída de voltaje (V_{ab}) dentro del resistor (entre los puntos b y c de la Figura 10.4).

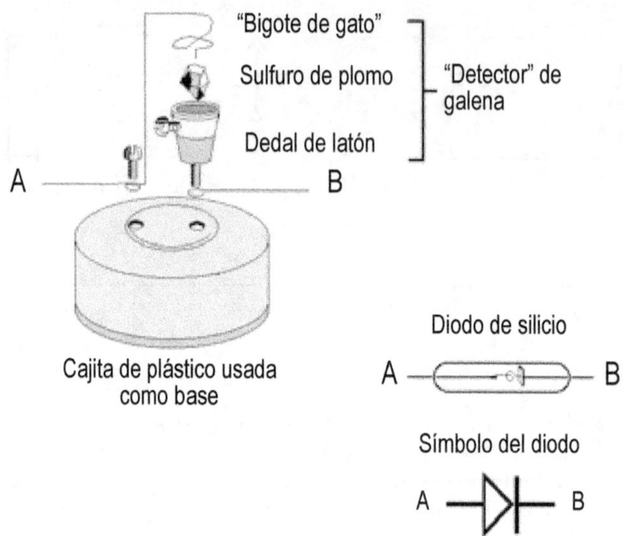

Figura 10.7: El detector de galena fue el primer diodo conocido, y sirvió para que nuestros abuelos escucharan radio AM sin pilas ni electricidad. El diodo de silicio o germanio, a la derecha, en la actualidad cumple el mismo propósito, de permitir corriente en un sentido pero no en el otro.

Combinando la ecuación 10.12 con la ecuación 10.11, tenemos nuevas definiciones de P, que *son solamente válidas para las tasas de disipación de energía en un resistor*:

$$P = i^2 R = \frac{V^2}{R} \tag{10.13}$$

10.7. Análisis: leyes de Kirchoff

Los circuitos de corriente continua de una sola vuelta son el punto de partida para comprender el comportamiento de todos los demás circuitos, por complejos que sean. Vea la Figura 10.8, a la derecha.

(1) *La ley de Kirchoff de voltaje (abreviada KVL)*: La suma algebraica de todos los voltajes al dar una vuelta completa a un circuito cerrado es cero, no importa dónde se comience a dar la vuelta.

En una situación como la de la Figura 10.8, debe entenderse que en cada resistor ($R1$, $R2$ y $R3$) se produce una *caída de potencial* equivalente a $-iR1$, $-iR2$ y $-iR3$. De este modo, si partimos el análisis desde un punto y seguimos en sentido horario hasta volver al mismo punto, tenemos:

$$\xi + (-iR1) + (-iR2) + (-iR3) = 0$$

Llegaremos al mismo resultado si partimos el análisis (análisis de vuelta) desde cualquier punto:

$$(-iR3) + \xi + (-iR1) + (-iR2) = 0$$

(2) *Ley del resistor*: Cuando usted analiza un circuito (análisis de vuelta), si usted atraviesa un resistor en el sentido de la corriente i (sentido horario en la Figura 10.8), dentro del resistor ocurre un cambio de potencial (cambio de voltaje) equivalente a $-iR$. Por otro lado, si usted atraviesa un resistor en sentido opuesto a la corriente i (sentido antihorario en la Figura 10.8), entonces ocurre un cambio de potencial equivalente a $+iR$.

(3) *Ley de la fuerza electromotriz*: Cuando usted analiza un circuito (análisis de vuelta), si usted atraviesa una fuente de fuerza electromotriz en el sentido de la fuerza electromotriz (sentido horario en la Figura 10.8), entonces el cambio de potencial es $+\xi$. Por otro lado, si en el curso del mismo análisis, usted atraviesa la fuente de fuerza electromotriz en sentido opuesto a la fuerza electromotriz (antihorario en la Figura 10.8), entonces el cambio de potencial es $-\xi$.

Las tres leyes de análisis de circuito se entienden mucho mejor con un ejemplo tomado de la vida real.

EJEMPLO 2
Vea el circuito de la Figura 10.8. (a) Calcule la corriente i. (b) Calcule el cambio de potencial en los resistores $R1$, $R2$ y $R3$. (c) Calcule la diferencia de potencial en el punto d, partiendo su análisis en el mismo punto d.

SOLUCIÓN

(a) Veamos:
$i = V/R$
Pero $V = 12V$
y además

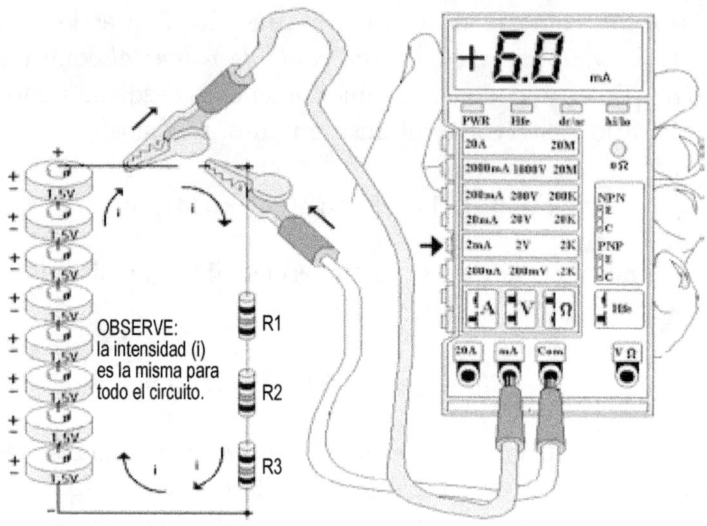

Figura 10.8: Midiendo la intensidad de la corriente i [Amperes] en cualquier parte del circuito que contiene tres resistores en serie, da el mismo resultado: $6,0\,mA$. También observe que la suma de 8 pilas de 1,5 voltios, colocadas en serie, es equivalente a $1,5 \cdot 8 = 12\ V$.

$$R = R_1 + R_2 + R_3 = 2000\ \Omega$$

Vea en las páginas siguientes que la resistencia total de resistores colocados en serie equivale a su suma simple. Por lo tanto:
$i = 12/2000 = 0{,}006\ A = 6\ mA$

(b) Para el análisis de vuelta del voltaje en el circuito de la figura en sentido horario, veamos la Figura 10.9:
Cambio de potencial $= -iR$
Cambio de potencial en $R_1 = -iR_1 = -0{,}006\ A \cdot 500\ \Omega = -3\ V$
(vea la Figura 10.9 antes de continuar).
Cambio de potencial en $R_2 = -iR_2 = -0{,}006\ A \cdot 1000\ \Omega = -6\ V$
Cambio de potencial en $R_3 = -iR_3 = -0{,}006\ A \cdot 500\ \Omega = -3\ V$

(c) Siguiendo el análisis de vuelta en sentido horario, y partiendo en el punto "d" (el punto donde se juntan R_3 y el polo negativo de la batería, para dar una vuelta completa en sentido de los punteros del reloj, y volver al mismo punto "d":

Diferencia de potencial "$d\ d$" $= +x + (-iR_1) + (-iR_2) + (iR_3)$

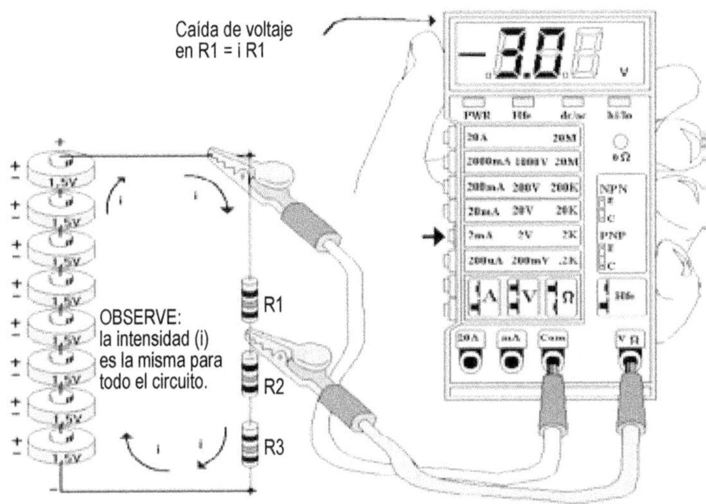

Figura 10.9: Midiendo la caída de potencial o caída de voltaje en R_1, que es el primero de los tres resistores del circuito del ejemplo.

$$= +12V + (-3V) + (-6V) + (-3V)$$

$$\text{Diferencia de potencial "}d\ d\text{"} = 0$$

Este resultado encierra una gran verdad. Cuando se analiza un circuito de vuelta única, partiendo de cualquier punto y regresando a él, la suma algebraica de los voltajes es siempre cero.

10.8. Resistencias: serie y paralelo

La Figura 10.10 muestra dos circuitos que tienen la misma FEM ($= 22V$). Ambos circuitos tienen tres resistencias (R), de, digamos, 300 Ω cada una. El circuito de la izquierda tiene las resistencias en serie. El circuito de la derecha tiene las resistencias en *paralelo*. Como resultado, la corriente $i_1 = FEM/R = 0,024$ A y la corriente $i_2 = FEM/R = 0,22$ A. Sin duda que al lector esto le parece extraño. ¿Por qué esta enorme diferencia en la magnitud de la corriente?

Lo que sucede es que, en circuitos con múltiples resistencias, es necesario calcular lo que se llama resistencia equivalente (R_{eq}), que es diferente según sean resistencias en paralelo o en serie.

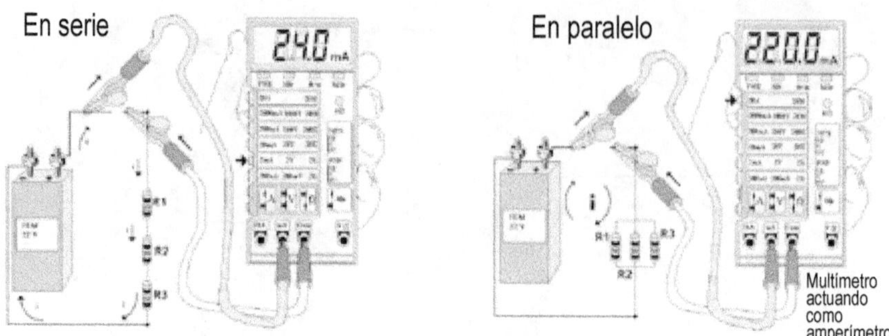

Figura 10.10: Con los resistores en serie, la corriente es de 24 mA. En cambio, con los mismos resistores (R_1, R_2, y R_3), pero dispuestos en paralelo, la resistencia total (R_eq) se reduce tanto que la intensidad de la corriente aumenta a 220 mA.

En las ecuaciones siguientes tenemos el modo de calcular la R_{eq}, tanto para resistencias en serie como para resistencias en paralelo. La ecuación 10.14 es para resistencias en serie (una tras otra), donde R_{eq} es la suma simple de todas las resistencias.

$$R_{eq} = R_1 + R_2 + R_3 + \ldots + R_n \tag{10.14}$$

En cambio, la ecuación 10.15 es para resistencias en paralelo, donde R_{eq} es mucho menor que la suma simple de las resistencias individuales.

$$\frac{1}{R_{eq}} = \frac{1}{R_1} + \frac{1}{R_2} + \frac{1}{R_3} + \ldots + \frac{1}{R_n} \tag{10.15}$$

10.9. Circuitos RC

La Figura 10.11 muestra un circuito donde una FEM puede conectarse a un resistor (R) y a un capacitor (C). Cuando la llave L está conectada a "a", la FEM "carga" el capacitor C a través de la resistencia R. También, el mismo circuito de la Figura 10.11 puede desconectarse de la FEM cuando la llave L se conecta al punto b. En este caso, el capacitor C se "descarga" a través de la resistencia R. El tiempo que se demore el capacitor en descargarse a través del resistor será mayor cuanto más elevado sea el valor del resistor.

Esta secuencia de eventos es lo que ocurre, precisamente, cuando se "carga" un defibrilador. El defibrilador se "descarga" a través de una resistencia que es dada por el tórax y el corazón del paciente.

En un circuito RC como el de la Figura 10.11, los fenómenos de carga y descarga del capacitor están gobernados por ecuaciones diferenciales que, al resolverse, dan lugar a ecuaciones exponenciales para carga eléctrica, corriente y voltaje.

Tabla 10.2: Circuitos RC: ecuaciones de carga y descarga del capacitor.

Ecuación	Carga	Descarga
Diferencial	$R(dq/dt) + q/C = \xi$ [1]	$R(dq/dt) + q/C = 0$ [2]
Carga [Coulomb]	$q = C\xi(1 - e^{-t/RC})$ [3]	$q = q_0(e^{-t/RC})$ [4]
Corriente [A]	$i = (\xi/R)e^{-t/RC}$ [5]	$i = -(q_0/RC)e^{-t/RC}$ [6]
Voltaje [V]	$V_C = q/c = \xi(1 - e^{-t/RC})$ [7]	$V_C = q/C = \xi(e^{-t/RC})$ [8]

Las ecuaciones de la Tabla 10.2 muestran fenómenos de carga y descarga en circuitos RC como el de la Figura 10.11. *RC* recibe el nombre de Constante de Tiempo Capacitiva, y se abrevia con la letra griega τ. q = carga eléctrica [C]. t = tiempo [s]. R = resistencia [Ω]. C = capacitancia [F]. i = corriente [A, o bien mA]. ξ = fuerza electromotriz [V]. V_C =voltaje de capacitor [V]. $e = 2{,}7182818285$, también llamado base de logaritmo natural. Los números entre paréntesis identifican a las ocho ecuaciones.

La letra e es la base de logaritmo natural, y está presente en toda ecuación que describe un fenómeno de la naturaleza (viva o inanimada) que responda a una función exponencial. Las funciones exponenciales pueden tener exponente positivo (crecientes hacia un *plateau*) o un exponente negativo (decrecientes hacia una asíntota).

Haciendo un aparte, un ejemplo de ecuación exponencial de exponente negativo (aparte de la descarga de un capacitor) es la desaparición de un fármaco desde la circulación sanguínea. Efectivamente, cuando se inyecta un fármaco en forma de un *bolo* (inyección endovenosa única y rápida), este fármaco alcanza una concentración máxima en la sangre casi en forma instantánea. Como el fármaco ya no se vuelve a inyectar al paciente, la concentración de éste en la sangre comienza a disminuir del mismo modo que la carga del capacitor de la Figura 10.11. La constante de desaparición del fármaco en la ecuación es similar a la ecuación 8 de la Tabla 10.2. En la eliminación del fármaco, la letra ξ es sustituida por la concentración máxima inicial del medicamento, y

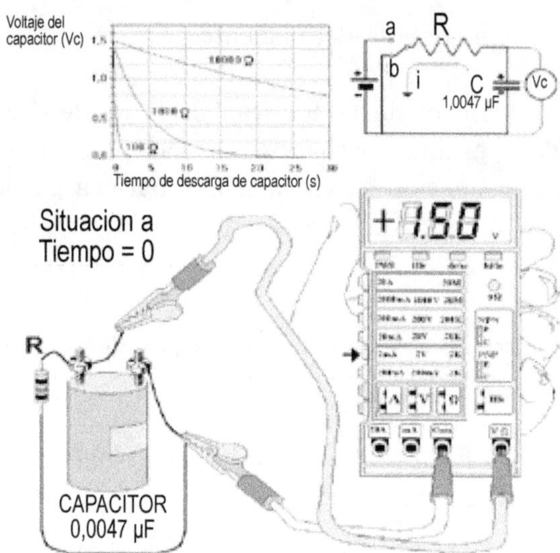

Figura 10.11: Ejemplo de descarga de un capacitor de 0,0047 μF, que ha sido cargado previamente a 1,5 V. El gráfico muestra tres curvas de descarga, con resistores R de cien, mil o diez mil Ω.

la constante $1/RC$ es sustituida por una constante, digamos, "k" [en unidades s^{-1}], también llamada "constante de eliminación", la que tiene usualmente dos componentes: eliminación renal y metabolización hepática.

Volviendo al ejemplo de la Figura 10.11, éste ilustra el concepto de constante RC de tiempo del capacitor. Allí se observa que las curvas de descarga del capacitor a través del resistor varían enormemente, simplemente cambiando el valor de R de cien a mil, y luego a diez mil Ω.

10.10. Corriente alterna

Hasta aquí nos hemos concentrado en la corriente continua. Es fácil imaginarse la corriente continua, porque allí la corriente es homóloga al flujo en un tubo, y la diferencia de potencial puede homologarse a la presión.

En 1879, cuando Edison inventó la ampolleta de filamento incandescente, prácticamente sólo se conocía la corriente continua. Ya en el último cuarto del siglo XIX los acorazados estaban equipados con potentes reflectores eléctricos que funcionaban con corriente continua. Ya para 1884-1891, la compañía de Edison tenía concesiones de líneas telefónicas en Chile, y se gestionaba el uso de generadores de corriente continua para el alumbrado público chileno.

La corriente alterna se describió entre 1890 y 1910. Rápidamente se comenzó a utilizar para el alumbrado público, y reemplazó definitivamente a la corriente continua. ¿Por qué? La respuesta, más adelante en este capítulo, sorprenderá al lector...

La corriente alterna es una corriente de carga eléctrica en un circuito cerrado, que cambia de dirección muchas veces por segundo. En el caso de la corriente alterna chilena, oscila entre $+220$ V y -220 V, con una frecuencia de 50 ciclos por segundo ($f = 50\ s^{-1}$).

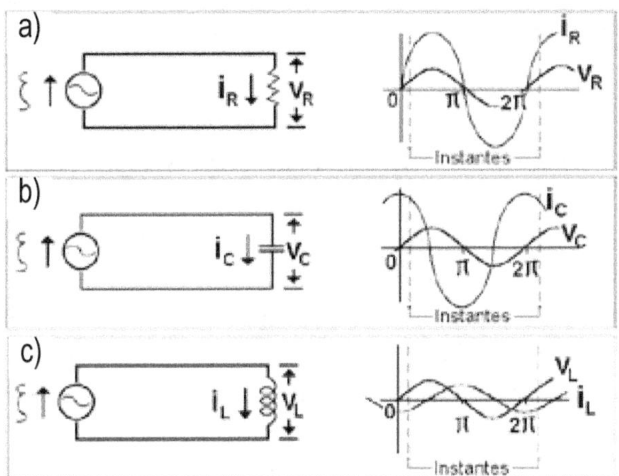

Figura 10.12: Circuitos con corriente alterna con resistor (arriba), con capacitor (al medio) y con inductor o bobina (abajo). Observe que para una fuerza electromotriz que oscila su voltaje en igual forma, el comportamiento de las corrientes es diferente según se trate de resistor, capacitor o inductor.

Si usted mira la Figura 10.12, verá varias cosas. Primero, que la corriente alterna se caracteriza por un voltaje oscilante, que oscila con una función sinusoidal. La función sinusoidal pasa por el origen, y oscila de positivo a negativo muchas veces por segundo. Observe que en los gráficos a la derecha de la figura, el eje X representa radianes$\cdot s^{-1}$ multiplicada por tiempo (s).

10.11.   Corriente alterna y la reactancia capacitiva

En la Figura 10.12, al medio, aparece lo que sucede con la corriente de un circuito de vuelta única que tiene una FEM alternante y un capacitor. Ahora compare el voltaje en los gráficos del resistor (V_R, arriba) y del capacitor (V_C, al medio). Se dará cuenta de que V_C está desfasado respecto de i_C en 1/2 radián.

Este es el fenómeno de la reactancia capacitiva, que se abrevia X_C, y que da una idea de cuánto desfase y de cuánta modificación del voltaje produce el capacitor en la corriente alterna. Esto depende de la capacitancia y de la frecuencia angular:

$$X_C = \frac{1}{\omega C} \tag{10.16}$$

Nosotros sabemos, por el concepto de constante capacitiva ($R_C = \tau, s^{-1}$), que la capacitancia C puede expresarse en términos de segundos/Ohm ($s\Omega^{-1}$). Por esa razón, la reactancia capacitiva X_C se mide en unidades de Ohm (Ω).

10.12.   Reactancia capacitiva e impedanciometría

El impedanciómetro, en la Figura 10.13, es un aparato que hace circular una corriente alterna por el cuerpo humano. Como sabemos cuál es la frecuencia angular de la corriente, y como el aparato mide la reactancia capacitiva del cuerpo, es posible calcular la capacitancia de los tejidos. La capacitancia de los tejidos depende del número de células, particularmente de células adiposas.

Así, el impedanciómetro esquematizado en la figura permite conocer la composición corporal de una persona. ¿Cómo trabaja el impedanciómetro? Interesante. Este instrumento introduce dentro del cuerpo una cantidad conocida de corriente (I) de 800 μA. Esta corriente no es continua, sino alterna, con una frecuencia de 50 kHz. La corriente pasa a través de dos electrodos, también llamados "fuente" y "detector" (o "drenaje"), generando así voltajes en diferentes partes del conductor de volumen que es el cuerpo humano. En la actualidad, y tal como aparece a la derecha de la Figura 10.13, los electrodos son colocados en un tobillo y en una muñeca. La corriente fluye a través de todo el conductor de volumen que es el cuerpo, desde el electrodo fuente al electrodo drenaje. En el cuerpo humano, los conductores físicos de corriente son iones cargados eléctricamente, como el sodio (Na^+) y el potasio (K^+), los que son capaces de moverse dentro del volumen del cuerpo. La conductividad

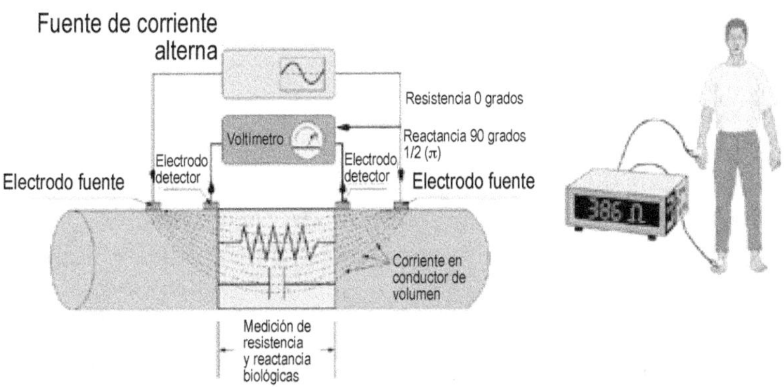

Figura 10.13: Determinación de la composición corporal (masa grasa y masa magra) por impedanciometría. En el cuerpo humano la masa grasa actúa como un gran capacitor, y la masa magra (músculo, huesos) actúa como un resistor. Ambos, resistor y capacitor en paralelo (no en serie), se combinan para producir una impedancia "Z", que es la suma cuadrática de la resistencia óhmica "R" más la reactancia capacitiva "X".

dentro de líquidos ricos en iones como la orina y la sangre es muy alta. La conductividad de los músculos es intermedia. Y la conductividad de los huesos, grasa y aire es muy baja.

El parámetro medido por el impedanciómetro es la impedancia (Z), que se expresa como un cuociente entre voltaje e intensidad. Sin embargo, la impedancia tiene dos componentes. Uno es la resistencia óhmica (R, Ω), y el otro es la reactancia capacitiva (X_C, también en unidades de Ohm. En la bioimpedanciometría, la resistencia óhmica R es de alrededor de 250 Ω, y la reactancia capacitiva es del orden de la décima parte, es decir, alrededor de 25 Ω. En este sentido, vale la pena hacer la aclaración de que el circuito equivalente a la bioimpedanciometría humana (Figura 10.13) es de resistencia y capacitor en paralelo (y no en serie, como sucede en la Figura 10.11). *En caso de circuitos RC con resistencia-capacitor en paralelo, se aplica la ecuación siguiente*:

$$Z = [R^2 + X_C^2]^{\frac{1}{2}} \tag{10.17}$$

Siguiendo con la bioimpedanciometría de la Figura 10.13, la magnitud de la corriente elegida (800 μA) es lo suficientemente pequeña para no ser percibida por el paciente, pero también lo suficientemente grande para producir voltajes que son superiores, al "ruido de fondo", de otros voltajes ya presentes en el cuerpo humano producto de la actividad de músculos y nervios.

En general, la grasa se comporta como un capacitor. Las membranas de las células adiposas serían las placas paralelas, y el triglicérido al interior de éstas sería el dieléctrico. Cuanto más grasa tenga una persona, tanto mayor será su capacitancia, y mayor será el componente de reactancia capacitiva en la impedancia en la ecuación 10.17. Así, la máquina compara la resistencia óhmica del individuo con la impedancia. Si ambos valores son muy similares, quiere decir que el individuo tiene poca grasa. En cambio, mientras más grasa tenga el individuo, mayor será la diferencia entre resistencia óhmica e impedancia. La máquina de impedanciometría tiene incorporadas tablas de correlación basadas en estudios de densitometría (*gold standard* en composición corporal). De este modo, el impedanciómetro imprime un "informe", donde se expresa como "porcentaje de grasa corporal" la diferencia entre resistencia e impedancia. En los varones, lo normal es entre diez y veinte por ciento de grasa corporal respecto del peso. En las mujeres, lo normal está entre quince y treinta por ciento.

10.13. La corriente cuadrática media en circuitos alternos

Si ahora volvemos a la Figura 10.12, la simple inspección de ésta muestra que la medición de la intensidad de la corriente en Amperes no es fácil en un circuito con corriente alterna, porque las cargas eléctricas van y vuelven. En este sentido, la corriente es en algunos momentos positiva, en otro momento es cero, y en otro momento es negativa. Así, la suma algebraica de la corriente eléctrica en un circuito de corriente alterna sería ¡cero! Por esta razón, se define la corriente *root mean square* como la raíz cuadrada de la mitad de la corriente alterna al cuadrado. Esto, que a primera vista parece una estupidez máxima (elevar algo al cuadrado y luego sacarle la raíz cuadrada) no es tal, ya que permite eliminar los signos negativos:

$$I_{RMS} = [\frac{1}{2}I^2]^{\frac{1}{2}} \tag{10.18}$$

Existe una relación entre la frecuencia de la corriente alterna aplicada y la I_{RMS} mínima necesaria para impedir que el paciente relaje los músculos (*let go current*). Resulta que a 50-60 Hz, se requieren las menores corrientes I_{RMS} para producir contractura muscular involuntaria y permanente (tetania). ¿Está comenzando a entender por qué los ingenieros de fines del siglo XIX no sólo eligieron la corriente alterna (en vez de la continua), sino también los 50-60Hz como la frecuencia de la corriente alterna domiciliaria?

10.14. Corriente alterna y conexiones a tierra

La Figura 10.14 muestra lo que debiera ser siempre la red de electricidad domiciliaria, de potencial alterno +/-220 V, 50 Hz.

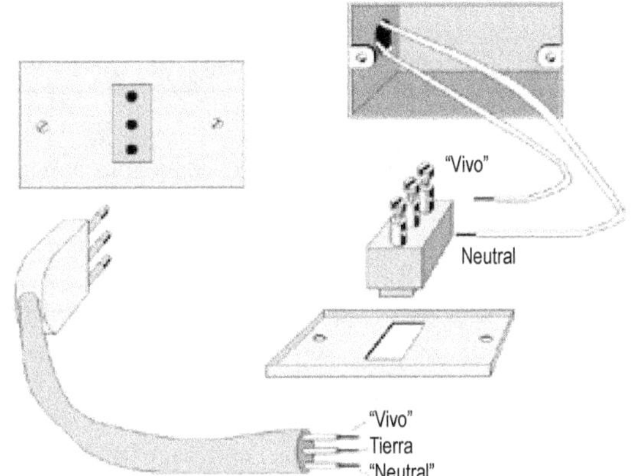

Figura 10.14: Enchufe hembra (pared) y macho de la red de electricidad domiciliaria, de potencial alterno +/-220 V, 50 Hz. Observe conexiones "vivo", "neutral" y "tierra".

Cuando un enchufe hembra no tiene nada conectado a él, la conexión "vivo" tiene un potencial alterno de +/-220 V, 50 Hz. La conexión "neutro" tiene potencial cero. Y la conexión "tierra" debiera estar unida, con un cable de cobre grueso, a una placa de cobre de un metro cuadrado de superficie, enterrada a 3 o más metros de profundidad en el patio más cercano.

En la situación ideal de la Figura 10.14, si conectamos el canal 1 del osciloscopio a la conexión "vivo", obtendremos una linda onda sinusoidal de más o menos 220 V y 50 Hz, como la que se ve en la Figura 10.15.
También en una situación ideal como la de la Figura 10.14, si uno conecta el canal 1 del osciloscopio a la caja metálica externa de un artefacto eléctrico (a la manilla de un refrigerador casero, por ejemplo), debiera obtener una línea recta horizontal, en potencial cero, como la que se ve en la Figura 10.16. Recuerde siempre que la conexión "neutro" es sólo una vía de "retorno", que funciona solamente cuando hay algún artefacto eléctrico enchufado a la red de corriente alterna. En ese caso, el "neutro" permite pasar corriente alterna "de regreso".

Sin embargo, la situación ideal de estas figuras no es la habitual, simplemente porque el noventa por ciento de las conexiones a tierra en nuestro país, par-

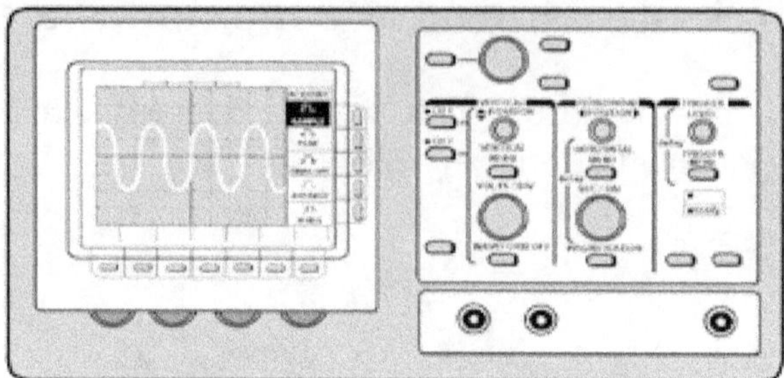

Figura 10.15: Onda sinusoidal en la pantalla de un osciloscopio conectado, con infinito cuidado, al "vivo" de la red domiciliaria de corriente alterna. PELIGRO DE MUERTE: No intente hacer esto sin ayuda de un experto.

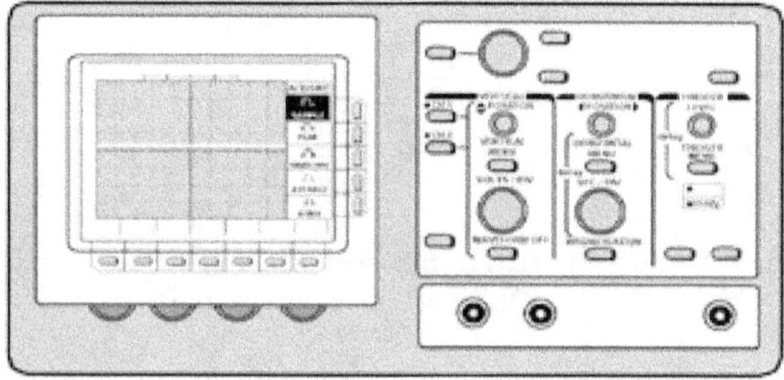

Figura 10.16: Línea horizontal, en potencial cero. Esto es lo que idealmente se debiera obtener al conectar el canal 1 del osciloscopio a la caja externa de un artefacto eléctrico.

ticularmente en la red domiciliaria, no son útiles. Veamos la realidad de las conexiones eléctricas domiciliarias en la Figura 10.17.

Como resultado de esta conexión a tierra deficitaria, los escapes de potencial eléctrico alterno desde el circuito interno hacia la caja o gabinete metálico de los artefactos eléctricos caseros (refrigeradores, microondas) y hospitalarios (freezers, hornos, agitadores, camas motorizadas) no tienen adónde ser "drenados". Resultado: riesgo de *macrochoque y microchoque eléctrico*.

10.15.   Seguridad eléctrica

La piel humana, intacta y seca, tiene una resistencia total (óhmica más re-ac_tancia capacitiva) de entre 15,000 Ω por cm^2 y 10,000,000 Ω por cm^2. Sin embargo, cuando la piel está húmeda, o está dañada, la resistencia total cae a valores tan bajos como 100-150 Ω.

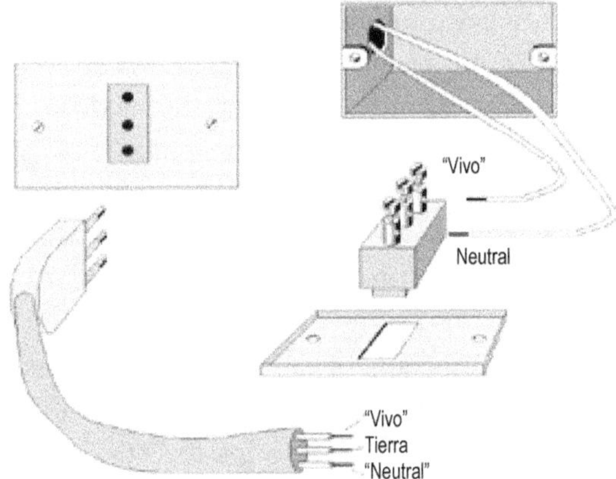

Figura 10.17: La peligrosísima realidad actual en Chile: enchufe hembra (pared) y macho de la red de electricidad domiciliaria, de potencial alterno +/-220 V, 50 Hz. Observe que no existe conexión a "tierra".

Por otro lado, la resistencia total del cuerpo humano por debajo de la piel es extraordinariamente baja, 200 Ω por cada extremidad, y 100 Ω en el tronco. Así entonces, la resistencia interna total entre dos extremidades cualquiera es de aproximadamente 500 Ω.

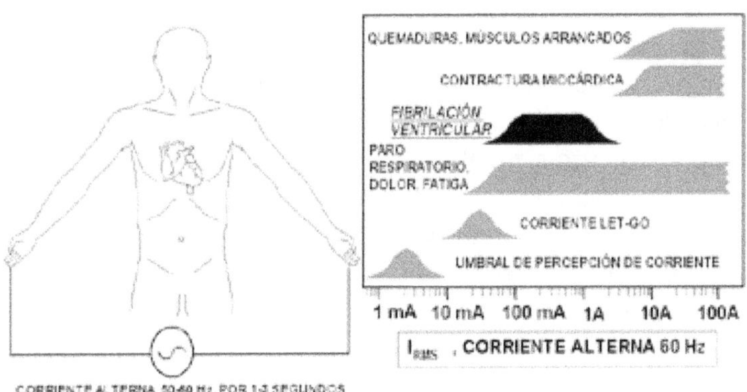

Figura 10.18: Efectos fisiológicos de la electricidad. Si se aplica una corriente alterna durante $1 - 3$ segundos, con frecuencia de $50 - 60Hz$ a un adulto de 70 kg de peso, mediante cables de cobre tomados con ambas manos, las áreas achuradas representan los 6 efectos fisiológicos y las intensidades de corriente (RMS) a los que comienzan a ocurrir.

10.15.1. Efectos de la electricidad

Para que un potencial eléctrico produzca un efecto en el cuerpo, debe formar parte de un circuito. Es decir, la corriente debe entrar al cuerpo por una parte anatómica y salir por otra. En general, la magnitud de la corriente que atraviesa el cuerpo es equivalente al voltaje aplicado, dividido por la sumatoria de las impedancias tanto del cuerpo mismo como de las dos interfaces conductor-cuerpo. También en forma general, hay tres fenómenos básicos que ocurren cuando una corriente eléctrica atraviesa tejidos biológicos: (a) estimulación de tejidos excitables (músculos y nervios), (b) calentamiento resistivo de las células y (c) quemaduras y rupturas de tejido por alto voltaje.

La Figura 10.18 muestra la secuencia de efectos fisiológicos de la electricidad en un adulto de 70 kg expuesto a apenas uno a tres segundos de corriente alterna domiciliaria. Veamos uno por uno los efectos de la corriente tal como se esquematizan en la figura.[1]

Percepción de la corriente: Cuando la densidad de corriente (miliamperes por centímetro cuadrado) es lo suficientemente elevada para depolarizar terminaciones nerviosas de la piel, la persona percibe una sensación de cosquilleo con la corriente alterna. La mínima cantidad de corriente que una persona puede percibir en la piel se llama *umbral de percepción de corriente eléctrica*, que puede ser tan bajo como 0,5 mA.

Let go current: Cuando una persona toma con su mano un cable con potencial alterno, si la corriente eléctrica que atraviesa el cuerpo es superior a seis miliamperes (6 mA), entonces los músculos se contraerán violentamente e involuntaria, haciendo que la mano (en este caso) se cierre instantáneamente sobre el cable, sin que la persona pueda, voluntariamente y por sí misma, soltarlo. La *let-go current* se define como la

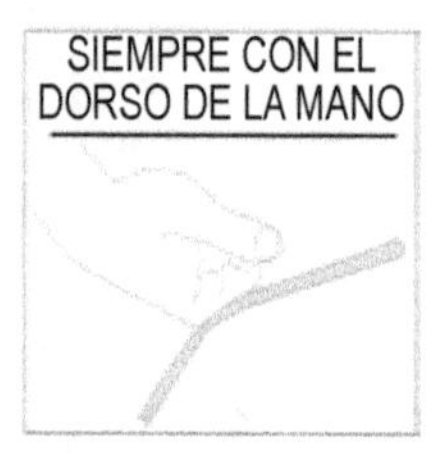

máxima corriente ante la cual el sujeto puede retirar la mano voluntariamente y sin ayuda. El umbral mínimo de inicio de contractura de la mano es de 6 mA.

Paro respiratorio, dolor, fatiga: Corrientes más elevadas, del orden de 18 mA, causan primero dolor, fatiga, y luego contractura y parálisis de los músculos respiratorios (diafragma, intercostales). Si observamos las Figuras 10.18 y 10.19, veremos que con 18 mA de corriente alterna la mano de una persona se cerrará sobre el cable eléctrico, y sin perder el conocimiento, se dará cuenta de que no puede soltar el cable, mientras la parálisis de sus músculos respiratorios le impedirá no sólo respirar, sino también gritar pidiendo ayuda.

---

[1]Datos extraídos de Webster (1992).

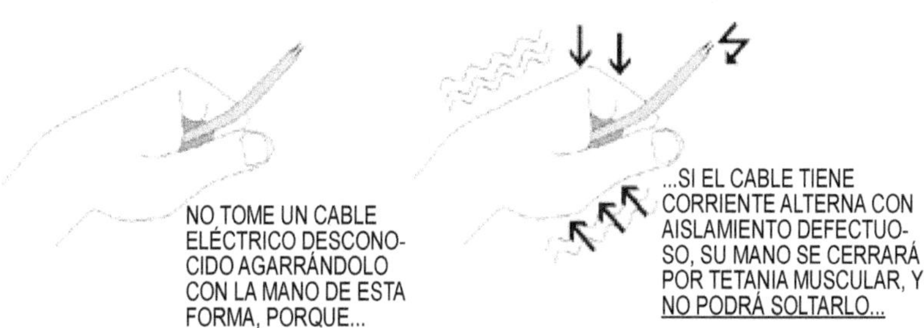

Figura 10.19: Let go current: Si se toma con la mano un cable eléctrico, con potencial alterno, puede superarse la *let go current*, o "corriente de liberación", y la mano se cerrará violenta e involuntariamente sobre el cable, impidiendo soltarlo.

Fibrilación ventricular: El músculo cardíaco es particularmente susceptible a pequeñas corrientes alternas (30 - 75 mA RMS, cuando es aplicada desde el exterior del cuerpo), las que pueden inducir la aparición de corrientes depolarizantes múltiples, circulares, capaces de estimular la contracción incoordinada del miocardio, *aun después de haberse eliminado la fuente de corriente alterna*. Esta contracción incoordinada, que puede llegar a frecuencias de 300 por minuto, es incapaz de generar presiones suficientemente elevadas para abrir la válvula sigmoidea aórtica, de modo que el corazón deja de bombear sangre. La *fibrilación ventricular* mata a una persona en menos de cuatro minutos por isquemia cerebral. Cuando una persona está en fibrilación ventricular, debe eliminarse la fuente que la causó (en este caso, un voltaje alterno), para luego iniciar de inmediato maniobras de resucitación, con despeje de la vía aérea (sacar dentaduras postizas), respiración boca a boca, y masaje cardíaco.

Contractura miocárdica: Con corrientes alternas del orden de 1 A, la totalidad del músculo cardíaco se contrae en forma sostenida, dejando de bombear sangre. La *contractura miocárdica*, al igual que en el caso de la fibrilación ventricular, mata a una persona en menos de cuatro minutos por isquemia cerebral. El procedimiento de resucitación también es el mismo.

Quemaduras y músculos arrancados: Con corrientes alternas sobre 10 A, el calentamiento resistivo causa quemaduras no sólo de la piel, sino también de estructuras más profundas, como tejido adiposo, vasos sanguíneos, músculo y hueso. *No olvide examinar los pies* de una persona que ha sufrido una exposición a electricidad domiciliaria u otra, ya que pueden haber quemaduras por la "salida a tierra" de la corriente eléctrica que, habiendo entrado por una mano (tocando una plancha eléctrica, por ejemplo), se ha abierto luego camino por los tejidos hasta llegar a los pies, para desde allí completar el "circuito" saltando a tierra (el suelo húmedo de la cocina).

Las quemaduras eléctricas son **siempre** *mucho más graves y profundas de lo que aparece a primera vista en la superficie del cuerpo.*

Con corrientes alternas sobre 10 A, los músculos estriados sufren una estimulación simultánea y tan violenta que se rompen, y los tendones arrancan de su inserción, desprendiendo trozos de hueso.

10.15.2. Susceptibilidad eléctrica

No todas las personas reaccionan exactamente igual a la corriente eléctrica. Hay cuatro variables que pueden modular esta respuesta. Ellas son: frecuencia, duración, peso corporal y punto de entrada.

Frecuencia: Edison siempre fue partidario de la corriente continua. Pero, en 1893, Nikola Tesla (el genial físico autodidacto húngaro) y los industriales de la generación eléctrica (las compañías Westinghouse Electric y Niagara Falls Electric Plant Co.) lograron imponer la corriente alterna, y no sólo eso, sino que establecieron la frecuencia de la corriente en 60 Hz (en otros países es de 50 Hz). ¿Por qué? La respuesta es simple y trágica: porque es la frecuencia que más fácilmente produce contractura muscular, es decir, la que exhibe la *let go current* más baja posible. Así, mata más fácilmente a quien quiera robar energía eléctrica del tendido público (Figura 10.20).

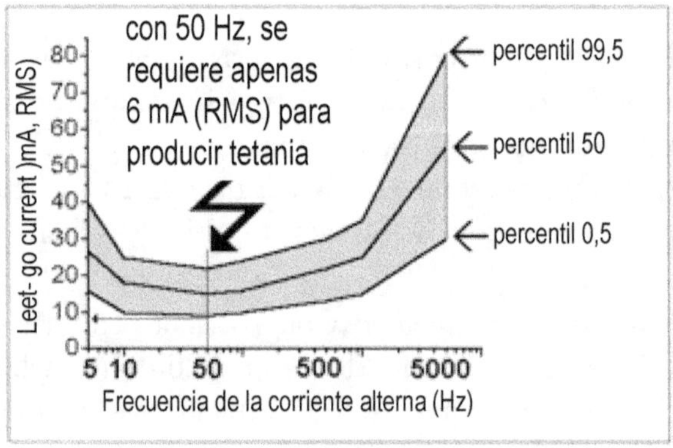

Figura 10.20: *Let go current* versus frecuencia de la corriente alterna. Observe que la frecuencia de 50 − 60 Hz es la que puede producir más fácilmente la contractura de los músculos.

Duración: Un solo pulso de estímulo eléctrico puede producir fibrilación ventricular si es aplicado durante el período vulnerable de la repolarización del músculo cardíaco. Esta fase vulnerable corresponde a la onda "T" del electrocardiograma. Para corrientes eléctricas aplicadas *exteriormente* a las extremidades, y con frecuencia 60 Hz, la probabilidad de que se produzca fibrilación ventricular aumenta bruscamente cuando la duración del pulso es superior a medio segundo.

Peso corporal: En general, puede decirse que el umbral de fibrilación (I_{RMS}) aumenta mientras mayor sea el peso de la persona.

Puntos de entrada: Esta es una variable muy importante. Observemos atentamente la Figura 10.21. Cuando la corriente es aplicada a dos puntos de la *piel intacta* de una persona, entonces sólo una pequeña fracción de la corriente atraviesa el corazón, de modo que se requerirían corrientes mayores para producir fibrilación ventricular, es decir, de un orden de magnitud similar a la que se observa en la Figura 10.18 que vimos en las páginas anteriores. Esto es lo que se llama macrochoque o macroshock.

Hay personas que pueden sufrir fibrilación ventricular con corrientes muchísimo más pequeñas. En la década de 1970, se observó en U.S.A. que había pacientes hospitalizados que tenían un altísimo riesgo de sufrir fibrilación ventricular. Se trataba de las personas que tenían colocado un catéter (o tubito de plástico) o una sonda de marcapasos (cable aislado para estímulo directo del corazón), que, entrando por la vena basílica, era empujado hasta que la punta estaba en contacto con el endocardio. La parte derecha de la Figura 10.21 muestra que cuando un familiar se acercaba a saludar al paciente, tocaba accidentalmente el catéter o la sonda, y como ésta permitía entrar microcorrientes eléctricas directamente al corazón (saltándose la piel de alta resistividad), bastaban apenas algunas millonésimas de Ampere para que se produjese fibrilación ventricular. Con el tiempo se descubrió que las conexiones a tierra defectuosas en las camas con motor eléctrico proporcionaban el potencial alterno. Cuando sucede esto, que ocurra fibrilación ventricular cuando pequeñísimas corrientes eléctricas entran directamente en el corazón, se habla de microchoque o microshock.

Así, entonces, en una persona con marcapasos externo o transitorio, que está acostada en una cama de hospital motorizada, y que tenga una conexión a tierra defectuosa, están dadas las condiciones para que la corriente alterna del catre metálico pase al miocardio del paciente, y que de allí pase al catéter o sonda, y luego a la mano del visitante. Si justo en ese momento la esposa u otro

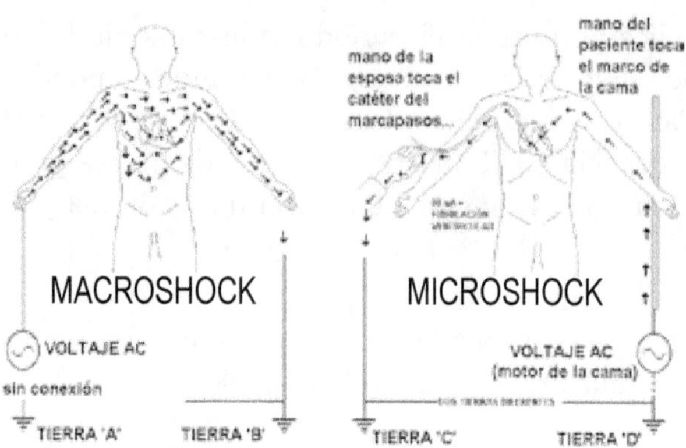

Figura 10.21: A la izquierda, macrochoque eléctrico. Bastan 30 mA(RMS) de corriente alterna atravesando el cuerpo para que haya fibrilación ventricular. A la derecha, la esposa de un paciente de la unidad coronaria se acerca a darle un beso, e inadvertidamente toca la sonda marcapasos mientras su esposo toca la baranda metálica de la cama, mal conectada a tierra. Ocurre un microchoque eléctrico, donde bastan 80μA(RMS) de corriente alterna pasando por la sonda del marcapasos para producir fibrilación ventricular.

pariente toca el velador metálico (conectado a una tierra diferente de la tierra del catre...), una corriente de pocos microamperes RMS pasará por el corazón, con lo que el paciente sufrirá una fibrilación ventricular.

Esto es entonces el microchoque eléctrico. La corriente de algunos microAmperes RMS es demasiado pequeña para que la esposa del paciente siquiera se dé cuenta de que está pasando por su cuerpo. Pero es lo suficientemente grande para que cause fibrilación ventricular cuando se la hace pasar directamente por el corazón de su marido.

La esposa del paciente nunca sabrá por qué murió su esposo. El instalador eléctrico que dejó malas conexiones a tierra años atrás nunca sabrá qué ha ocurrido. El encargado de licencias de los servicios eléctricos, si es un abogado y no un ingeniero, como suele ocurrir, nunca sabrá qué ha sucedido tampoco.

Sólo usted, como médico responsable, sabrá lo importante que es conocer detalladamente el funcionamiento de los artefactos eléctricos de diagnóstico y tratamiento.

Guarde su libro de física. Tarde o temprano salvará su vida, la de su familia y la de sus pacientes.

10.16. Ejercicios y problemas

1. En un circuito con tres resistores en paralelo, como a la derecha de la Figura 10.10, calcule la corriente I (mA) si $R_1 = 2000\ \Omega$, $R_2 = 2000\ \Omega$, y $R_3 = 2000\ \Omega$.

2. En un circuito con tres resistores en serie como a la izquierda de la Figura 10.10, calcule la corriente I (mA) si $R_1 = 2000\ \Omega$, $R_2 = 2000\ \Omega$, y $R_3 = 2000\ \Omega$.

3. Piense y discuta los resultados de 1 y 2.

4. En un circuito como el de la Figura 10.11, pero con un capacitor de 800 μF y un resistor de 100,000 Ω, calcule qué voltaje tendrá el capacitor después de 0,05 s de iniciada la descarga.

5. Repita el ejercicio cuatro, pero con un resistor de un millón de Ohms ($10^6\ \Omega$).

6. En una persona afectada por un choque de corriente alterna de 50 ciclos y 220 V, el paso de 10 mA (RMS) entre ambas manos puede producir tetania. ¿Cuánta corriente (mA) se necesita como mínimo para producir paro respiratorio?

7. ¿Para qué se necesita la conexión a tierra en un artefacto eléctrico metálico como un torno (220 V, 50 ciclos, 10 A)?

8. En un paciente con un marcapasos transitorio colocado en la punta del ventrículo derecho, ¿cuánta corriente (RMS) se requiere que pase por la sonda de marcapasos para producir fibrilación ventricular?

ÓPTICA FÍSICA

En este capítulo introduciremos las ideas básicas que nos permiten entender conceptualmente las ondas electromagnéticas y sus propiedades fundamentales. Para ello describiremos cualitativamente el proceso de generación y detección de ondas electromagnéticas (OEM) y estudiaremos fenómenos básicos que involucran OEM, tales como la polarización, la interferencia y la difracción.

11.1. Ondas electromagnéticas

De acuerdo con la ley de Coulomb, una *carga eléctrica* produce un *campo eléctrico* en el espacio, cuya dirección es a lo largo de la recta que une el punto del espacio en cuestión y la posición de la carga, y depende del signo de la carga que lo produce (desde la carga hacia el punto, si la carga es positiva, e inversamente si la carga es negativa). La Figura 11.1 muestra un esquema. Una carga eléctrica en movimiento es equivalente a una corriente eléctrica. De acuerdo con la ley de Ampere, una *corriente eléctrica* produce un *campo magnético* en el espacio, cuya dirección es perpendicular a la dirección de la corriente y cuyo sentido está asociado a la dirección de circulación de la corriente de acuerdo con la "regla de la mano derecha". Esto se muestra esquemáticamente en la Figura 11.2.

Consideremos un *dipolo eléctrico*, esto es, un par de cargas eléctricas estacionarias, de igual magnitud y distinto signo, separadas una cierta distancia. La

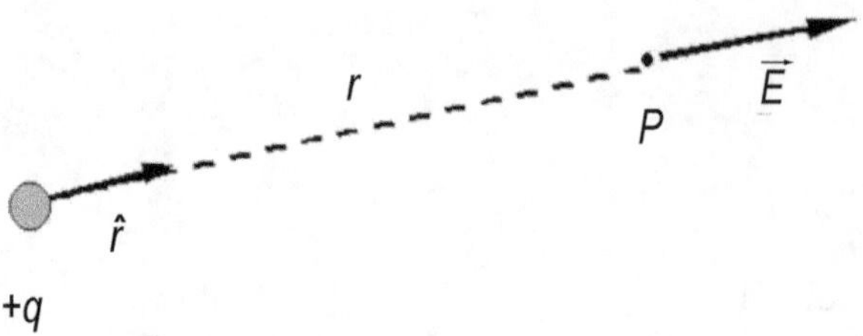

Figura 11.1: Dirección y sentido del campo eléctrico en el punto P, debida a la carga $+q$.

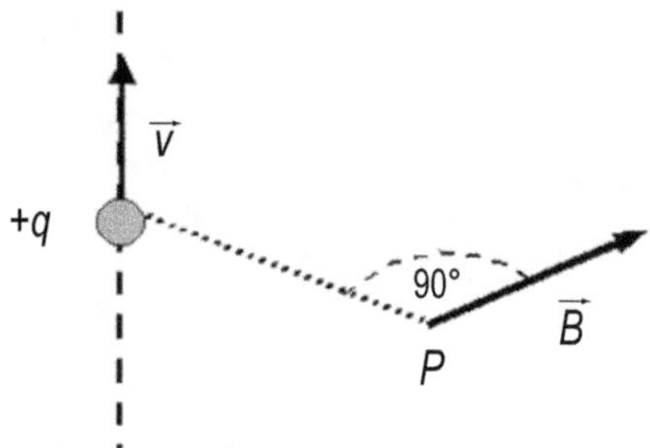

Figura 11.2: Dirección y sentido del campo magnético en el punto P, debida a la carga $+q$, que se mueve en la dirección de la vertical.

Figura 11.3 muestra el campo eléctrico de un dipolo. Las líneas del campo eléctrico en las cercanías de las cargas corresponden al campo de una carga aislada, esto es, divergen radialmente desde la carga. Las líneas de campo salen de la carga positiva y llegan a la negativa, sin cruzarse. Lejos de las cargas, las líneas de campo se curvan, siguiendo una distribución simétrica respecto de un plano perpendicular a la recta (línea punteada fina en la Figura 11.3) que separa las cargas, y equidistante de las mismas.

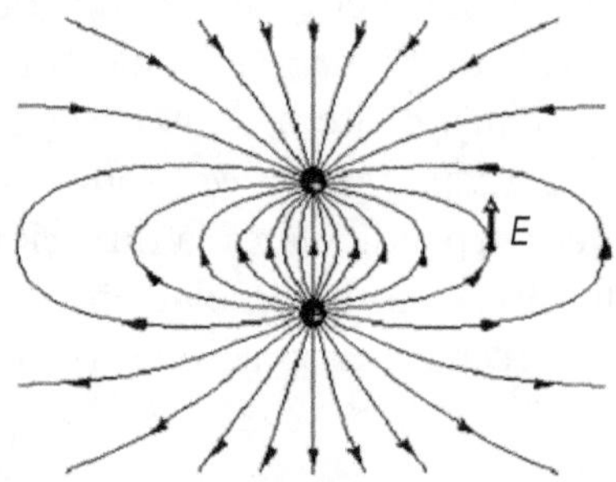

Figura 11.3: Campo eléctrico de un dipolo.

Así como el campo eléctrico E se define a través de la fuerza F que actúa sobre una carga de prueba q ubicada en el campo mediante la relación

$$\vec{F} = q\vec{E} \tag{11.1}$$

el campo magnético B se define de manera análoga mediante la fuerza F que actúa sobre una carga q que se _mueve_ en el campo con velocidad v, mediante la expresión

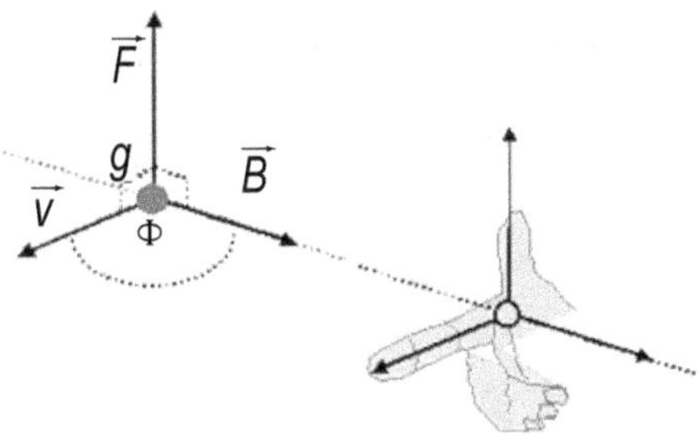

Figura 11.4: Fuerza de Lorentz, sobre una carga en movimiento en un campo magnético.

$$\vec{F} = q\vec{v} \times \vec{B} \tag{11.2}$$

El producto entre el vector velocidad y el vector campo magnético es un producto vectorial, en que el resultado es un vector perpendicular a la velocidad y el campo. La ecuación 11.2 corresponde a la _fuerza de Lorentz_. La dirección y sentido de la fuerza los determinan las reglas del producto vectorial (_regla de la mano derecha_), como muestra la Figura 11.4.

El módulo de la fuerza está dado por

$$F = qvB \sin\phi \tag{11.3}$$

donde ϕ es el ángulo entre los vectores velocidad y campo magnético.

La unidad de campo magnético en el sistema internacional es el Tesla. Por motivos prácticos, ya que 1 Tesla es un campo muy intenso, se acostumbra usar el Gauss. 1 Tesla = 10.000 Gauss. Como referencia, el campo magnético terrestre es del orden de 0,5 Gauss.

Consideremos un campo magnético uniforme, que apunta en dirección perpendicular al plano de esta hoja. Si una carga eléctrica se mueve sobre el plano,

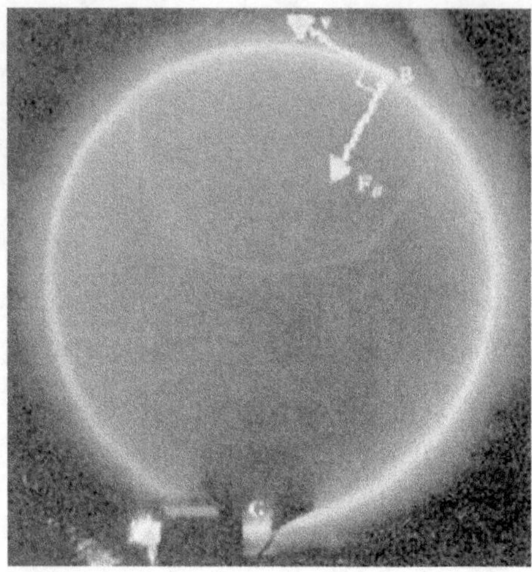

Figura 11.5: Trayectoria circular de electrones bajo fuerza de Lorentz, B perpendicular al plano.

la fuerza de Lorentz hace que la trayectoria de la carga sea una circunferencia en el plano. Esto se muestra en la Figura 11.5, en que el círculo blanco indica la trayectoria de electrones en un campo magnético homogéneo y estacionario, perpendicular al plano de la figura.

La fuerza de Lorentz implica que, al poner un conductor por el cual circula una corriente en un campo magnético, éste debe experimentar una fuerza, que actúa sobre las cargas eléctricas en movimiento en su interior. Empíricamente se observa que dos conductores por los cuales circulan corrientes interactúan entre ellos a través de fuerzas del tipo de la fuerza de Lorentz. Así como el hecho de que las cargas eléctricas interactúen con otras cargas a través de la fuerza de Coulomb lleva a la introducción del campo eléctrico, con las cargas como fuentes, la interacción entre corrientes eléctricas a través de la fuerza de Lorentz permite, en una analogía, suponer que las corrientes son las fuentes del campo magnético.

Lo anterior se expresa a través de la *ley de Ampere*, que establece que la integral del campo magnético a lo largo de un camino cerrado es proporcional a la corriente neta encerrada por ese camino. Así,

$$\oint \vec{B} \cdot d\vec{s} = \mu_0 I \qquad (11.4)$$

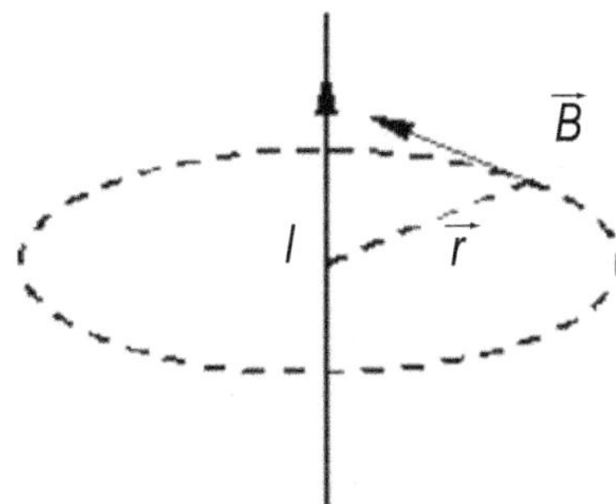

Figura 11.6: Campo magnético de un hilo de corriente.

donde I es la corriente encerrada, y $\mu_0 = 4\pi \cdot 10^{-7}$ H/m $= 1{,}2566 \cdot 10^{-6}$ H/m es la *permeabilidad de vacío* (H/m = Henry/metro).

Consideremos un hilo de corriente eléctrica estacionaria. De acuerdo con la ley de Ampere, el campo magnético asociado a la corriente tiene simetría azimutal en torno al hilo de corriente. En particular, si elegimos como camino de integración un círculo concéntrico con el hilo de corriente, el campo magnético debe ser constante en magnitud a lo largo del camino y apuntando en la dirección tangente a la circunferencia, es decir, paralelo a la dirección de integración. Luego,

$$\oint \vec{B} \cdot d\vec{s} = B \cdot 2\pi r = \mu_0 I \tag{11.5}$$

Por lo que el campo magnético generado por el hilo de corriente está dado por

$$B(r) = \frac{\mu_0 I}{2\pi r} \tag{11.6}$$

y las líneas de campo magnético son círculos concéntricos con el alambre, como muestra la Figura 11.6.

EJEMPLO 1

¿Cuál es el campo magnético a 1 cm de distancia de un conductor por el cual circula una corriente estacionaria de 100 A?

SOLUCIÓN

Usando la ecuación 11.5, se tiene,

$$B = 4\pi \cdot 10^{-7} \cdot 100/2\pi \cdot 0{,}01 = 2 \cdot 10^{-3} \text{ T} = 20 \text{ G}$$

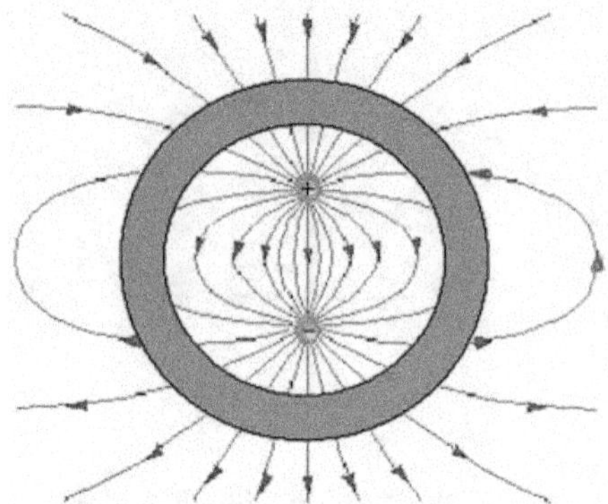

Figura 11.7: El campo eléctrico del dipolo oscilante a $t = T/2$ es una combinación de los campos antes y después de haber realizado una oscilación de medio ciclo.

Consideremos ahora un dipolo eléctrico no estacionario, en que las cargas oscilan armónicamente en torno al punto medio de la separación. La pregunta que nos planteamos es: ¿cómo varía en el tiempo el campo eléctrico en un punto alejado del dipolo? Supongamos que la oscilación se realiza con frecuencia ν, equivalente a un período de oscilación T. Si en $t = 0$ el dipolo tiene la configuración que muestra la Figura 11.7, transcurrido un tiempo $T/2$ la configuración de cargas se habrá invertido. Para responder la pregunta debemos, en primer lugar, establecer si la información relativa a la variación del campo eléctrico por oscilación de las cargas del dipolo se propaga instantánemente, o si existe una velocidad finita de propagación. La evidencia experimental y las ecuaciones que describen los fenómenos electromagnéticos indican que existe una velocidad fija de propagación de la información de variación del campo eléctrico. En el vacío, esta velocidad es

$$c = \sqrt{\varepsilon_0 \mu_0} \tag{11.7}$$

donde ε_0 y μ_0 son respectivamente la permitividad y la permeabilidad de vacío. Usando los valores de ε_0 y μ_0, se obtiene $c = 2{,}9979 \cdot 10^8$ m/s, que corresponde precisamente a la velocidad de la luz en el vacío.

Volviendo al caso del dipolo oscilando armónicamente, supongamos que, iniciando la oscilación en $t = 0$, el dipolo realiza media oscilación (oscila durante tiempo $T/2$) y se detiene, quedando las cargas invertidas respecto de la configuración original. Como la información de variación del campo electromagnético se propaga a velocidad c, si consideramos un tiempo mayor que T, por ejemplo $t = 2T$, en las regiones del espacio en que la distancia al dipolo es mayor que $2cT$, el campo eléctrico es el del dipolo en su configuración original de

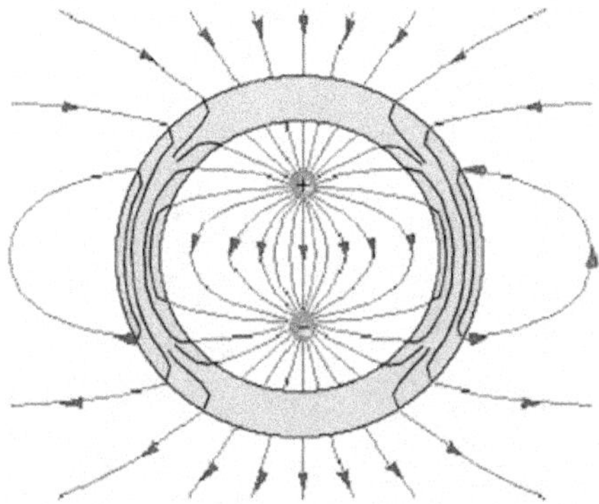

Figura 11.8: Campo eléctrico del dipolo en $t = T/2$. En el anillo, las líneas de campo corresponden al campo del dipolo oscilando entre $t = 0$ y $t = T/2$.

carga. Para distancias menores que $2cT - cT/2$, el campo corresponde al del dipolo invertido. En cambio, en regiones que se encuentran a distancia entre los dos valores anteriores, el campo eléctrico deberá corresponder al del dipolo oscilando. Esto se muestra en la Figura 11.8. El área al exterior del anillo corresponde a regiones en que la configuración de campo eléctrico del dipolo es la existente antes de que éste iniciara la oscilación. En la región al interior del anillo el campo corresponde al del dipolo luego de que éste ha completado el medio ciclo de oscilación y se encuentra nuevamente estacionario, con las cargas invertidas respecto de la posición inicial. Esto se refleja en el hecho de que las líneas de campo tienen la misma distribución geométrica que al exterior del anillo, pero su dirección está invertida. El espacio dentro del anillo tiene un ancho $cT/2$, y corresponde a regiones en que el campo eléctrico del dipolo está cambiando debido a la oscilación. La líneas de campo en esta región deben satisfacer la condición de ser cerradas o abiertas a infinito y simétricas respecto de la recta que une ambas cargas. La configuración exacta requiere resolver las *ecuaciones de Maxwell*, que relacionan los campos eléctricos y magnéticos con sus fuentes: cargas eléctricas y corrientes. Una solución que satisface las condiciones para las líneas de campo es la que muestra la Figura 11.9.

Durante la oscilación, el movimiento de las cargas eléctricas equivale a una corriente axial, por lo que se producirá un campo magnético en el plano perpendicular al eje del dipolo. Como el campo magnético existe sólo cuando hay corriente, es decir, cuando las cargas están en movimiento, el campo magnético existe solamente dentro del anillo. La dirección de este campo magnético es perpendicular a la del campo eléctrico, es decir, círculos concéntricos en el plano perpendicular a la Figura 11.8. Si ahora el dipolo oscila continua-

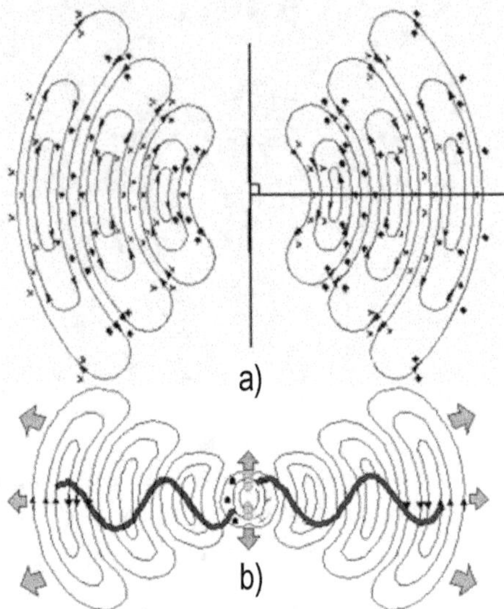

Figura 11.9: Onda electromagnética generada por un dipolo eléctrico oscilante. a) Campos eléctrico (líneas en el plano de la figura) y magnético (círculos y cruces que representan líneas que entran y salen del plano de la figura). b) Onda electromagnética asociada a los campos eléctricos oscilatorios.

mente, se generarán alternadamente frentes de variación de campo eléctrico y magnético, mutuamente perpendiculares, que se propagan en el espacio a la velocidad de la luz. La oscilación superpuesta de los campos eléctrico y magnético es la que se propaga como una onda electromagnética (OEM). Esto se presenta esquemáticamente en la Figura 11.9: arriba se representan las líneas de campo eléctrico en el plano del dibujo, y las de campo magnético, perpendiculares al plano de la figura, están indicadas por círculos en el punto en que las líneas de campo magnético entran al plano, y por cruces en el punto en que salen. Abajo se ve la OEM asociada, que se representa por la línea sinusoidal.

Si ahora consideramos un conductor de un cierto largo, por el cual circula una corriente variable en el tiempo, este conducto puede ser aproximado por un gran dipolo, que produce una OEM. Es el principio básico de emisión de OEM por una antena (Figura 11.10).

La frecuencia de las OEM, o su longitud de onda, puede tomar cualquier valor, dependiendo esencialmente del mecanismo de generación. La Figura 11.11 muestra la distribución de longitudes de onda y las correspondientes frecuencias asociadas, para distintos tipos de ondas electromagnéticas. Es el llamado

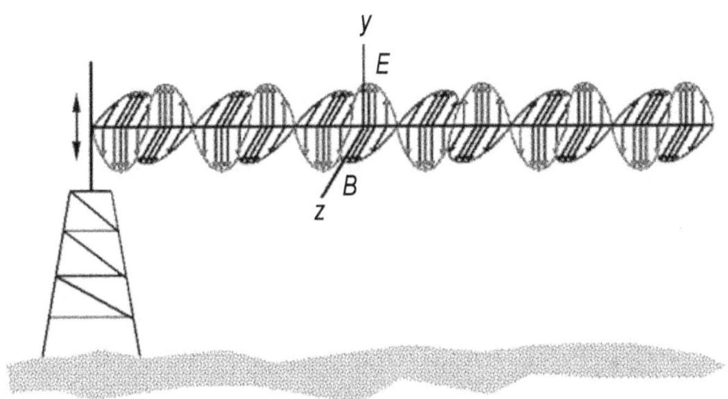

Figura 11.10: Onda electromagnética generada por corriente oscilante en la antena. Los campos eléctrico y magnético asociados a la onda son mutuamente perpendiculares.

espectro de las ondas electromagnéticas.

El espectro se extiende desde los rayos γ, correspondiente a longitudes de onda muy cortas, menores que 0,01 Å(angstrom, $1\text{Å}= 10^{-8}$ cm), a las ondas de radio, con longitudes de onda característica mayores que 1 m. Una porción muy pequeña de este espectro corresponde a la luz visible, con longitudes de onda entre 0,4 y 0,7 μm.

La frecuencia ν, y la longitud de onda λ de las OEM, al igual que en las ondas mecánicas, se relacionan a través de su velocidad de propagación, de acuerdo con la relación

$$c = \lambda \cdot \nu \tag{11.8}$$

donde c es la velocidad de la luz en el medio.

La generación eficiente de OEM requiere que las dimensiones del medio emisor, por ejemplo la antena, sean del orden de la longitud de onda generada. Por esta razón, las antenas de radio que emiten en AM (amplitud modulada), en onda larga o corta, tienen dimensiones de decenas a centenares de metros. Las microondas, con longitudes de onda típicas en el rango de los micrones, se generan en cavidades resonantes de algunos centímetros de tamaño. El rango que va del infrarrojo a los rayos X está asociado a emisión de ondas electromagnéticas por átomos o moléculas, en cambio los rayos γ están asociados a procesos nucleares.

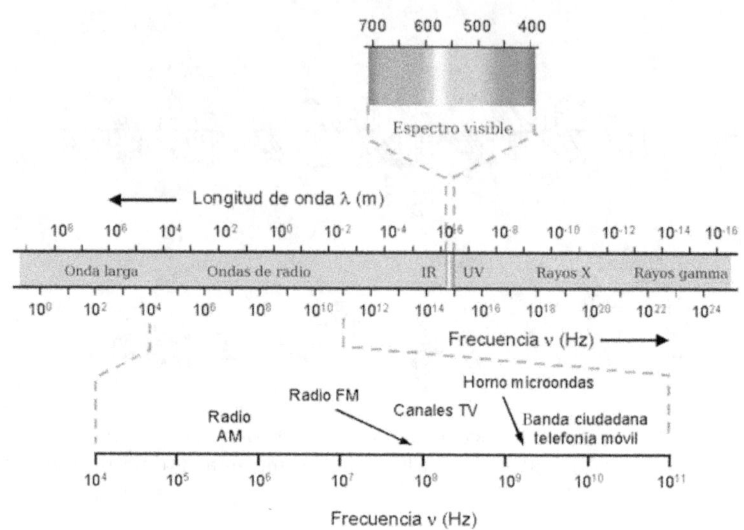

Figura 11.11: Espectro de ondas electromagnéticas. El visible cubre un rango angosto de longitudes de onda desde los 0,4 a los $0,7\mu m$.

11.2. Polarización de una OEM

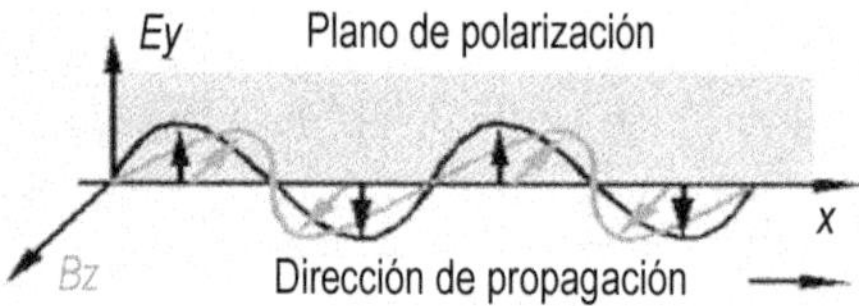

Figura 11.12: Onda electromagnética polarizada linealmente.

En una OEM plana, las direcciones de oscilación de los campos eléctrico y magnético son mutuamente perpendiculares entre sí y perpendiculares a la dirección de propagación. Se define como polarización de la OEM la dirección de oscilación, que por convención se asocia a la dirección de oscilación del campo eléctrico. La polarización más simple posible es la *lineal o plana*, en que el campo eléctrico oscila a lo largo de una línea fija, como muestra la Figura 11.12, en cualquier parte de la onda. Una OEM puede también estar polarizada en forma *circular o elíptica*. En el caso circular, en cualquier punto a lo largo de la onda el vector campo eléctrico mantiene el módulo fijo, pero gira con velocidad angular constante. En el caso de la polarización elíptica, las componentes del campo eléctrico E_y y E_z tienen distinta magnitud y giran con velocidad angular constante, tal que el vector campo eléctrico describe una elipse.

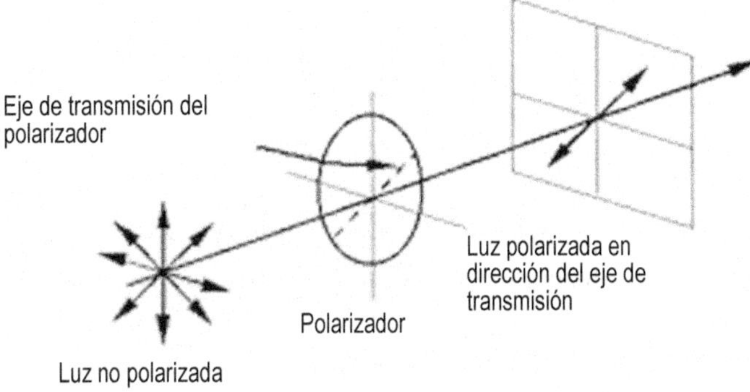

Figura 11.13: Polarización de luz no polarizada por paso a través de un polarizador dicroico.

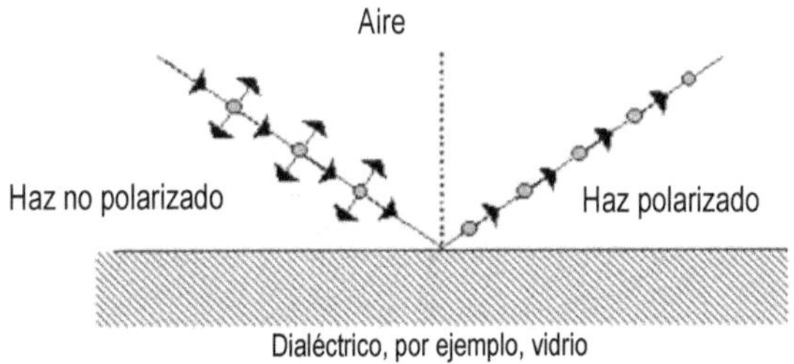

Figura 11.14: Polarización por reflexión en superficie dieléctrica.

En general, la luz que emite una fuente cualquiera, por ejemplo una ampolleta, no está polarizada, lo que significa que los emisores de luz, los átomos del filamento, emiten independientemente uno de otro. Como cualquier OEM, la luz puede ser polarizada al pasar por un *polarizador*, un instrumento óptico que transmite selectivamente luz cuyo plano de polarización está alineado con el eje de transmisión del polarizador. Se puede generar polarización por varios mecanismos, entre ellos *dicroismo y reflexión*. El dicroismo consiste básicamente en la absorción selectiva de una dirección particular de polarización, dejando pasar la perpendicular a ella. Ello ocurre con ciertos cristales naturales y con materiales sintéticos, como el Polaroid, en que el efecto de dicroismo se logra alineando cadenas moleculares. La Figura 11.13 muestra un esquema de polarización basado en una lámina dicroica. La Figura 11.14 muestra un esquema de polarización por reflexión. Por simplicidad se ha supuesto que la onda incidente posee dos polarizaciones, una en el plano de la figura (flechas) y la otra perpendicular al plano de la figura (círculos). Para que ocurra polarización por reflexión, la superficie que refleja debe ser de un material dieléctrico, es decir, no conductor de la electricidad. Por esta razón, la luz que se refleja de objetos tales como vegetación, edificios, etc., está parcialmente polarizada. Asimismo, la luz azul del cielo, resultado de la dispersión por la atmósfera de la luz proveniente del Sol, está parcialmente polarizada. Por estas razones se usan anteojos polarizantes como un medio de reducir la cantidad de luz que llega a los ojos en condiciones de alta luminosidad.

Al hacer incidir luz no polarizada de intensidad I_0, por ejemplo luz generada por una lámpara incandescente, sobre un polarizador ideal, la luz transmitida tiene intensidad $I_1 = I_0/2$ y está polarizada en la dirección del eje de polarización del polarizador. Si luego se dispone un segundo polarizador detrás del primero, la intensidad transmitida por éste, I_2, dependerá del ángulo entre los ejes de ambos polarizadores, esto es, la dirección de polarización del campo eléctrico E_1 y el eje de polarización del segundo polarizador.

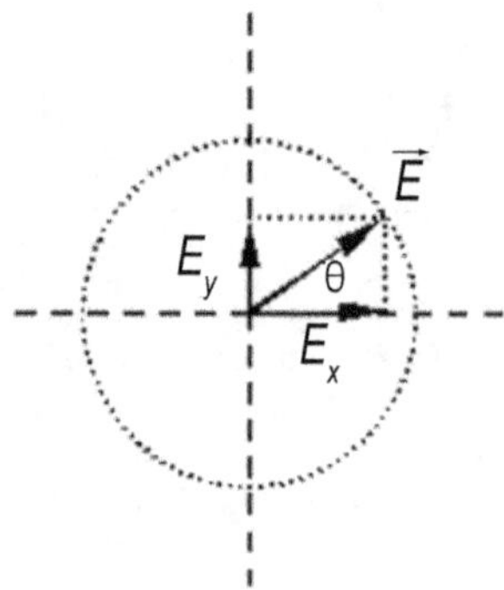

Figura 11.15: El campo eléctrico hace ángulo θ con el eje del polarizador (dirección Y).

Si el vector campo eléctrico está en ángulo θ con el eje del polarizador, en dirección Y, se transmite la componente del campo eléctrico paralela al eje del polarizador. Así,

$$E_\parallel = E_y = E_1 \cos\theta = E_2 \tag{11.9}$$

Como la intensidad de una onda es proporcional al cuadrado de la amplitud, se tiene que

$$I_2 = kE_2^2 = kE_1^2 \cos^2\theta = I_1 \cos^2\theta \tag{11.10}$$

De acuerdo con la ecuación 11.8, en general se cumple que si una OEM linealmente polarizada de intensidad I_0 incide sobre un polarizador lineal, cuyo eje de polarización hace ángulo θ con la dirección de polarización de la onda incidente, la intensidad transmitida I está dada por

$$I = I_0 \cos^2 \theta \qquad (11.11)$$

Este resultado es conocido como la *ley de Malus*.

EJEMPLO 2

Considere luz no polarizada, de intensidad I_0, que incide sobre un arreglo de tres polarizadores, uno detrás del otro. El eje del segundo polarizador está en ángulo de $45°$ respecto del primero, y el del tercero a $45°$ del segundo y, por lo tanto, a $90°$ del primero. Encuentre la intensidad luminosa transmitida por el arreglo de polarizadores.

SOLUCIÓN

Como la luz está inicialmente no polarizada, la intensidad transmitida por el primer polarizador es $I_1 = I_o/2$. Luego, usando la ley de Malus para el segundo y tercer polarizadores, se tiene,

$$I_2 = I_1 \cos^2 45°$$

$$I_3 = I_2 \cos^2 45° = I_1 \cos^4 45° = \frac{I_0}{2} \cos^4 45° = 0{,}125 I_0$$

11.3. Interferencia y difracción de OEM

Las OEM experimentan todos los fenómenos asociados a ondas en general. En particular, si se propagan dos o más ondas en un medio, sus amplitudes se suman de acuerdo con el *principio de superposición*. Esta superposición da origen al fenómeno de interferencia. La observación de interferencia en luz visible constituye una prueba experimental de la naturaleza ondulatoria de ésta. En un experimento clásico, Thomas Young demostró en 1803 que la luz visible es una onda. En el experimento de Young se hace pasar un frente de luz por un par de rendijas pequeñas. Al pasar por las rendijas, la luz se divide en dos frentes que se combinan interfiriendo entre ellos, generando una distribución característica de intensidades, que puede ser observada en una pantalla. El experimento se muestra esquemáticamente en la Figura 11.16. Un frente de onda plano monocromático (una sola longitud de onda) incide sobre las rendijas. Estas generan dos frentes esféricos, representados por los círculos, que interfieren entre sí. Si se coloca una pantalla de observación en el lado derecho de la Figura 11.16, se observa un diagrama de interferencia formado por

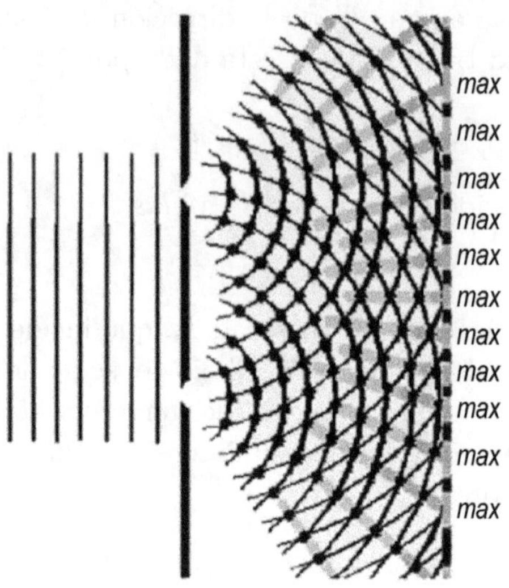

Figura 11.16: Experimento de Young. Interferencia de dos frentes de onda generados al pasar un frente de onda plano monocromático por un par de rendijas.

bandas alternadas brillantes y oscuras. Las bandas brillantes corresponden a máximos de interferencia, en cambio las bandas oscuras corresponden a interferencia destructiva de los frentes de onda. La Figura 11.17 muestra franjas de interferencia producidas en un experimento de rendija doble iluminada por una fuente de luz monocromática y coherente. La coherencia asegura que la onda electromagnética asociada a la luz forma un frente plano, como el de la Figura 11.16. La distribución de franjas brillantes y oscuras (máximos y mínimos de interferencia) sobre la pantalla está determinada por la diferencia de fase con que llegan al punto respectivo las ondas generadas por ambas ranuras. Esto se muestra en la Figura 11.17. El decaimiento de intensidad respecto del máximo central se debe a efectos de difracción asociados al ancho finito de las rendijas.

Para que la interferencia sea constructiva, la diferencia de camino recorrido por ambas ondas debe ser un múltiplo entero de la longitud de onda λ. Así, sobre la pantalla aparecerán franjas brillantes para posiciones correspondientes a ángulo θ que satisfacen la condición

$$n\lambda = d\sin\theta \tag{11.12}$$

donde d es la separación entre las ranuras, λ es la longitud de onda y n es un número entero, que corresponde al orden de la franja, con $n = 0$ para el

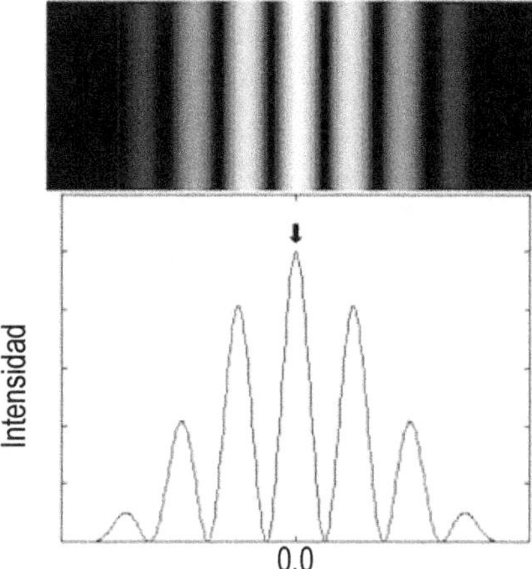

Figura 11.17: Franjas de interferencia de Young. La flecha marca el máximo central.

máximo central.

EJEMPLO 3

Una luz monocromática producida por un láser de He-Ne incide normalmente sobre un par de ranuras paralelas, separadas 0,5 mm. El diagrama de franjas de Young resultante es observado sobre una pantalla ubicada a 2 m de las ranuras. ¿A qué distancia del máximo central aparecerá en la pantalla el primer máximo lateral?

SOLUCIÓN

La longitud de onda más común generada por un láser de He-Ne está en el rojo y corresponde a $\lambda = 633$ nm. Si $L = 2$ m es la distancia desde las ranuras a la pantalla, y h la distancia en la pantalla medida desde el máximo central, el ángulo θ satisface la relación

$$\sin \theta = \frac{h}{\sqrt{h^2 + L^2}}$$

reemplazando en la ecuación 11.3, se tiene:

$$n\lambda = \frac{dh}{\sqrt{h^2 + L^2}}$$

despejando h se obtiene,

$$h = \frac{n\lambda L}{\sqrt{d^2 - n^2\lambda^2}}$$

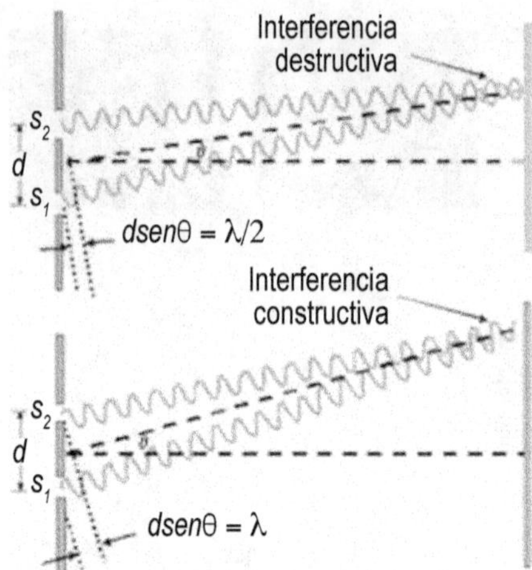

Figura 11.18: Condiciones para interferencia constructiva y destructiva en el experimento de Young.

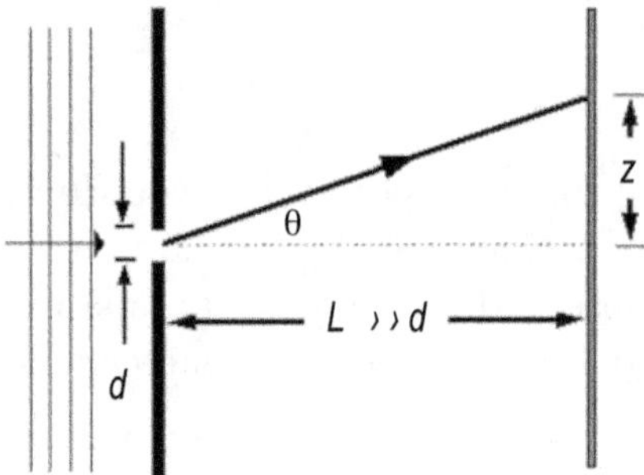

Figura 11.19: Difracción de un frente de onda coherente y monocromático que pasa por una ranura angosta.

tomando $n = 1$, y usando los valores de L y λ, se obtiene $h = 2{,}53$ mm.

Franjas de interferencia también se observan cuando incide un haz de luz monocromático y coherente sobre una sola ranura. En este caso, el frente de onda plano, al pasar por la ranura, produce un frente de onda divergente, en que interfieren espacialmente ondas provenientes de distintos puntos de la ranura, generando un patrón de franjas de interferencia. Esto se muestra en la Figura 11.19. En este caso, el diagrama de interferencia se denomina *diagrama de difracción*, y consiste de un máximo central brillante flanqueado por máximos secundarios laterales, de intensidad decreciente con la distancia al centro del diagrama. Los máximos secundarios aparecen para ángulos θ_m dados por la relación

$$d \sin \theta_m = \pm(m + 1/2)\lambda \qquad (11.13)$$

donde $m \approx 1, 2, 3, ...$, es decir, m representa aproximadamente números enteros. Los mínimos de intensidad aparecen para ángulos $\theta_{m'}$ dados por

$$d \sin \theta_{m'} = \pm m'\lambda \qquad (11.14)$$

con $m' = 1, 2, 3, ...$, entero. La Figura 11.20 muestra un diagrama de difracción por una ranura y el correspondiente gráfico de distribución de intensidad en función de $\sin \theta$.

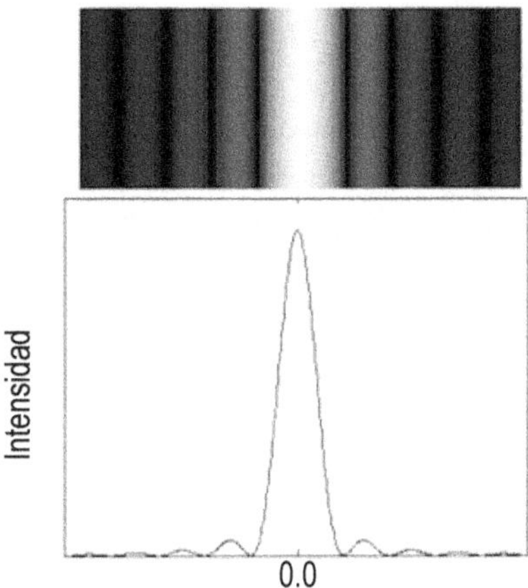

Figura 11.20: Diagrama de difracción por una ranura recta.

EJEMPLO 4

Una ranura recta de 0,01 mm de ancho es iluminada por luz verde de longitud de onda 530 nm. a) ¿Cuántos máximos secundarios de difracción se observan en una pantalla ubicada al otro lado de la ranura? b) ¿Cuál debe ser el ancho de la ranura para que se observe sólo un máximo secundario a cada lado del principal, y qué ancho tiene el máximo principal sobre una pantalla ubicada a 2 m de la ranura?

SOLUCIÓN

a) De acuerdo con la ecuación 11.11, el número máximo posible m_{max} de máximos secundarios ocurre para $\sin \theta = 1$. Aplicando esta condición, se obtiene

$$m_{max} \leq d/\lambda - 1/2$$

en que el signo $\leq$ significa que m_{max} es el entero igual o inmediatamente menor que el valor resultante a la derecha de la ecuación. Reemplazando los valores respectivos, resulta $m_{max} \approx 18$.

b) La condición de un solo máximo secundario o lateral se obtiene de imponer en la ecuación 11.12 $\sin\theta_{m'} = 1$ para $m' = 2$, es decir, el segundo mínimo está en $90°$. De esto resulta

$$d = 2\lambda = 1{,}06 \ \ \text{mm.}$$

El ancho del máximo central está dado por la posición angular del primer mínimo sobre la pantalla. Con $m' = 1$, se tiene

$$\sin\theta_1 = \lambda/d = 0{,}5$$

por lo que $\theta_1 = 0{,}5236$ rad. Como el semi ancho del máximo central de la pantalla está dado por la posición del primer mínimo, $x = L\tan\theta_1$, el ancho D resulta ser $D = 2L\tan\theta_1 = 2 \cdot 2 \cdot \tan(0{,}5326) = 2{,}3$ m.

Una red de difracción consiste de un número muy grande de rendijas o ranuras paralelas (líneas) separadas por una misma distancia d, como muestra la Figura 11.21.

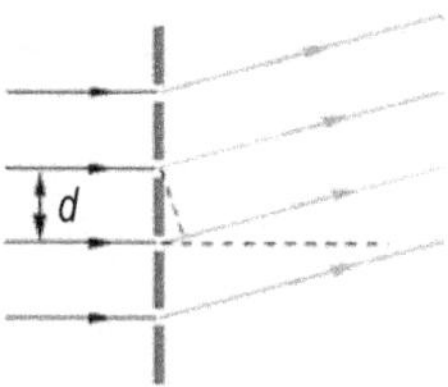

Figura 11.21: Red de difracción.

La luz difractada en ángulo θ corresponde a un máximo de intensidad si la diferencia de camino entre los haces difractados de ranuras vecinas, al igual que en el caso de dos ranuras del experimento de Young, es igual a un múltiplo entero de la longitud de onda. Así, la condición de un máximo de intensidad para una red de difracción es

$$n\lambda = \theta = d\sin\theta \quad \text{n=1,2,3,...} \tag{11.15}$$

Debido a interferencia adicional con haces difractados por ranuras más allá de las vecinas inmediatas, los máximos de difracción en el caso de una red son muy angostos en términos angulares. El número n rotula el orden del espectro de difracción, con $n = 1$ correspondiendo al *primer orden*. Dado que el valor máximo de $\sin\theta = 1$, la ecuación 11.15 implica que el número máximo de órdenes espectrales observables con una red dada es

$$n \leq \frac{d}{\lambda} \tag{11.16}$$

EJEMPLO 5

Considere una red de difracción que tiene 525 líneas/mm. a) ¿Cuántos órdenes espectrales será posible observar, considerando una longitud de onda típica de 500 nm? b) Si se analiza con esta red la emisión de una lámpara de sodio, que tiene una emisión prominente en el amarillo, con dos líneas espectrales en 588,9953 y 589,5923 nm, ¿con qué separación se observarán las líneas en una pantalla ubicada a 50 cm de la red?

SOLUCIÓN

Las 525 líneas/mm implican que la separación entre líneas es $d = 0{,}001/525$ m $= 1{,}9\ \mu$m.

a) Usando la ecuación 11.16, con longitud de onda típica $\lambda = 0{,}5\ \mu$m, se tiene, $n \leq 1{,}9/0{,}5 = 3{,}8$, por lo que se observará un máximo de tres órdenes de difracción.

b) Con $\lambda_1 = 588{,}9953$ nm y $\lambda_2 = 589{,}5923$ nm, se tiene que para $n = 1$, los ángulos de difracción respectivos son

$$\begin{aligned}
\sin\theta_1 &= 588{,}9953 \cdot 10^{-9}/1{,}9 \cdot 10^{-6} = 0{,}31 \\
\sin\theta_2 &= 589{,}5923 \cdot 10^{-9}/1{,}9 \cdot 10^{-6} = 0{,}31031
\end{aligned}$$

Si h es la distancia sobre la pantalla a que aparece la línea espectral, medida desde $\theta = 0$ y correspondiendo a ángulo θ, y L es la distancia entre la red y la pantalla, se tiene que $h = L\tan\theta$. Usando los valores de ángulos para las dos líneas encontrados más arriba,

$$\begin{aligned}
h_1 &= L\tan\theta_1 = 0{,}5 \cdot 0{,}32606 = 0{,}16303\ \text{m} \\
h_2 &= L\tan\theta_2 = 0{,}5 \cdot 0{,}32642 = 0{,}16321\ \text{m}
\end{aligned}$$

Por lo que la separación $\Delta h = h_2 - h_1 = 181{,}9\ \mu$m, lo que hace difícil observar la separación a simple vista.

Como ejercicio adicional, verifique que en el espectro de tercer orden la separación entre las líneas en la pantalla sea $\Delta h = 9{,}46$ mm.

11.4. Ejercicios

1. Un topógrafo está usando una brújula justo 6 m por debajo de una línea eléctrica que transporta 100 A. a) ¿Cuál es el campo magnético debido a la línea eléctrica en la posición de la brújula? b) ¿Afecta la presencia de la línea eléctrica la orientación de la brújula?

2. Un conductor recto muy largo transporta una corriente de 50 A. Considere un electrón viajando a $1 \cdot 10^7$ m/s, a 5 cm del alambre. ¿Cuál será la fuerza que experimenta el electrón si se está moviendo a) paralelo al alambre, b) perpendicular al alambre, c) perpendicular a las dos direcciones anteriores?

3. a) ¿Cuánto tiempo le toma a una señal de radio viajar desde la antena emisora hasta un receptor ubicado a 150 km de distancia? b) Podemos ver la Luna debido a la luz proveniente del Sol que se refleja en ella. Suponiendo que observamos la Luna a media noche, ¿cuánto tiempo antes salió del Sol la luz que recibimos en nuestros ojos? Las distancias de la Tierra a la Luna y de la Tierra al Sol son $3{,}8 \cdot 10^5$ km y $1{,}5 \cdot 10^8$ km, respectivamente. c) Se piensa que la nebulosa del Cangrejo es el resultado de la explosión de una supernova, observada por astrónomos chinos en el año 1054 de nuestra era. Si la nebulosa está aproximadamente a 6500 años luz de distancia de la Tierra, ¿cuándo ocurrió realmente la explosión de la supernova?

4. Describa la distribución de franjas de interferencia que se observaría sobre una pantalla en el experimento de Young, en el caso de que se use luz blanca como fuente de iluminación, pero se ponga un filtro rojo sobre una de las ranuras y uno verde sobre la otra.

5. Luz verde de 550 nm ilumina dos ranuras paralelas separadas 7,0 mm. Calcule la desviación angular de la franja brillante de tercer orden ($n = 3$).

6. ¿Cuánta información puede extraer acerca de una red de difracción si la ilumina con luz monocromática de longitud 690 nm?

7. ¿Para qué longitudes de onda puede una reja de jardín de tablas verticales típica actuar como red de difracción?

8. Para monitorear en tiempo real el espesor de alambre en una fábrica, se ilumina el alambre con un láser de He-Ne y se observa el patrón de difracción resultante. Si este patrón es observado en una pantalla a 2,5 m de distancia del alambre y éste debe tener un espesor de 1,25 mm, ¿cuál debe ser la distancia

en la pantalla de observación entre los mínimos de décimo orden, uno a cada lado del máximo central?

9. Una red de difracción de 1 cm de ancho tiene 10000 líneas. Al ser iluminada con luz monocromática que incide perpendicularmente sobre la red, se observa que el primer máximo lateral aparece a 30°. ¿Cuál es la longitud de onda de la luz usada?

10. Considere que el espectro visible se extiende entre 430 y 680 nm. ¿Cuántas líneas por milímetro deberá tener una red de difracción para que el espectro de primer orden se desvíe en 20°?

FÍSICA ATÓMICA

En las últimas décadas del siglo XIX se había reunido una cantidad apreciable de evidencia experimental sobre propiedades microscópicas de la materia, que no tenían una explicación razonable en el contexto de la física clásica basada en las leyes de Newton de la mecánica y en las ecuaciones de Maxwell del electromagnetismo. Estos experimentos incluían principalmente fenómenos asociados a la emisión y absorción de luz por parte de la materia. Entre los más importantes estaban mediciones del calor específico de sólidos, que arrojaban un valor casi constante, del orden de 6 cal/mol·grado; la determinación del espectro de emisión en el rango visible del hidrógeno, caracterizado por un conjunto discreto y reproducible de líneas espectrales, la emisión de rayos X y su absorción parcial por tejidos orgánicos, etc. Esta evidencia experimental estimuló a comienzos del siglo XX la realización de más experimentos cuyos resultados cuestionaban los supuestos básicos de la física de Newton, caracterizada por magnitudes físicas tales como momentum y energía, que pueden variar continuamente. Junto a la obtención de los resultados experimentales, se desarrollaron nuevos modelos físicos de la estructura microscópica de la materia y de la interacción radiación-materia, que permitían explicar esos resultados. Estos desarrollos condujeron, en un período relativamente corto, un par de décadas, a establecer las bases teóricas y empíricas de lo que hoy conocemos como *física moderna*.

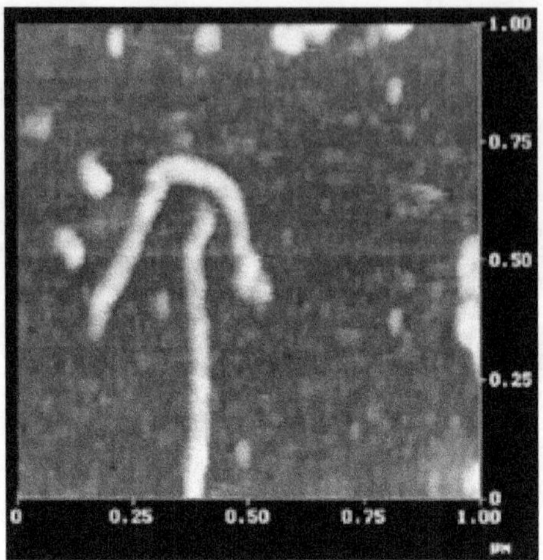

Figura 12.1: Imagen de filamentos asociados a citoesqueleto de células neuronales, obtenida con microscopio de fuerza atómica. Tamaño de imagen: $1x1mm$. Grosor de filamentos: $25\mu m$.

El estado actual del conocimiento de la estructura microscópica de la materia, y los avances tecnológicos asociados, permiten contar con instrumentos para la visualización de estructuras y procesos a escala atómica, tales como el microscopio de barrido de fuerza atómica o el microscopio electrónico. La Figura 12.1 muestra una imagen de monofilamentos asociados al citoesqueleto de células neuronales, de dimensiones submicrométricas, obtenida con un microscopio de fuerza atómica. La Figura 12.2 muestra una imagen de un cristal de complejo de crotoxina embebido en glucosa, obtenida con un microscopio electrónico de transmisión.

En este capítulo introduciremos, a partir de experimentos cruciales, los conceptos básicos de la física moderna, que establecen la existencia de una dualidad onda-partícula en los fenómenos microscópicos. Esto incluirá la caracterización y ámbito de la dualidad onda-partícula, las relaciones matemáticas a través de las cuales se expresa, y el modelo de estructura atómica a que da origen.

12.1. Radiación de cuerpo negro

Nuestra experiencia nos dice que al acercar la mano a un objeto caliente, es decir, que se encuentra a una temperatura mayor que nuestro cuerpo, podemos sentir el calor que éste irradia. Aunque, en general, esta radiación no es visible, se sabe que al aumentar la temperatura del objeto llega un momento en que éste empieza a tomar una coloración rojiza, y que al aumentar aun más la temperatura cambia a tonos anaranjados, amarillos o incluso blancos, como en el caso del filamento de una ampolleta. Técnicamente decimos que la radiación emitida por el objeto cambia del infrarrojo, a temperaturas más bajas, al visible, al aumentar la temperatura. En general, la radiación emitida se distribuye sobre todo el espectro electromagnético, y el problema de determinar la distribución espectral de esta radiación es uno de los primeros en ser estudiados en el contexto de la física moderna.

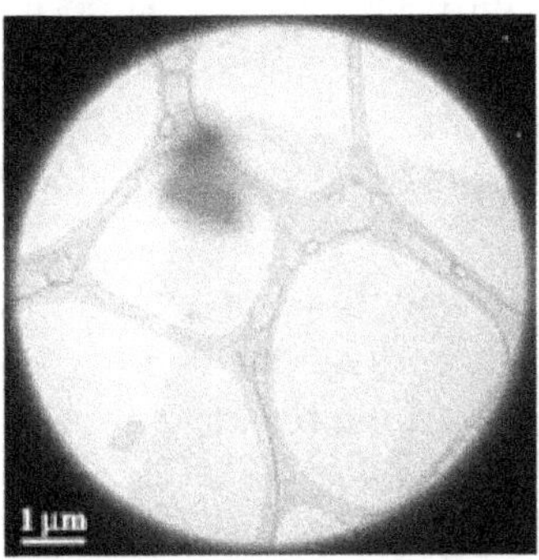

Figura 12.2: Imagen de un cristal de complejo de crotoxina embebido en glucosa, obtenida con un microscopio electrónico de transmisión.

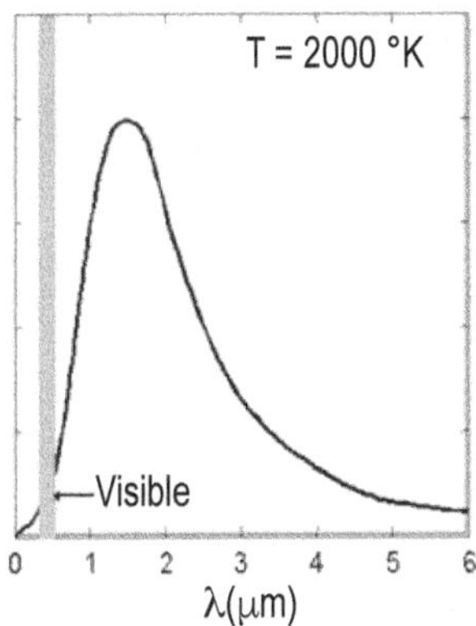

Figura 12.3: Distribución espectral de la radiación emitida por un objeto a 2000 K.

Experimentalmente se sabe desde fines del siglo XIX que la distribución espectral de radiación térmica emitida por un objeto seguía una curva como la de la Figura 12.3, que muestra la emisión de un objeto a 2000 K. De la distribución espectral que muestra la imagen se ve que sólo una fracción pequeña de la radiación es emitida en el visible, estando la mayoría en el infrarrojo.

Los resultados experimentales indicaban que el máximo en la curva de emisión se corre hacia longitudes de onda menores al aumentar la temperatura. Una teoría basada en la termodinámica clásica no permite explicar este comportamiento.

Para formular un modelo físico de la emisión de radiación por un objeto se introduce el concepto de *cuerpo negro*. Por definición, un cuerpo negro es un radiador "ideal", es decir, un cuerpo en que la radiación emitida depende sólo de la temperatura (no del material o tipo de superficie del cuerpo). Una manera práctica de obtener un cuerpo negro es mediante una cavidad cerrada con paredes a temperatura uniforme, por ejemplo un cilindro metálico sellado con una pequeña abertura para dejar salir la radiación.

Usando el concepto de cuerpo negro como emisor, Planck (1900) desarrolló un modelo físico que permite reproducir las curvas espectrales de emisión de radiación obtenidas en los experimentos. El modelo se basa en las siguientes suposiciones:

I) La radiación electromagnética está confinada en el interior de una cavidad, en equilibrio térmico con las paredes de la misma.
II) En el interior de la cavidad las ondas electromagnéticas asociadas a la radiación son ondas estacionarias, con nodos en las paredes.
II) Los átomos en la pared de la cavidad son osciladores que pueden absorber o emitir radiación en cantidades discretas.
IV) La energía asociada a cada modo normal de oscilación de la cavidad es

$$E = h\nu = \frac{hc}{\lambda} \tag{12.1}$$

donde ν es la frecuencia, λ la longitud de onda, c es la velocidad de la luz y $h = 6{,}6262 \cdot 10^{-34}$ J $\cdot$ s es la *constante de Planck*.

Este modelo introduce una hipótesis que se aparta de la física clásica, newtoniana, en el sentido de que la cantidad de energía que puede absorber y emitir un átomo en la pared de la cavidad no puede tomar un valor cualquiera, sino que está *cuantizada*. En efecto, la ecuación 12.1 establece que la energía está determinada por la frecuencia de la onda electromagnética asociada a la emisión o absorción.

Al considerar todos los modos posibles de oscilación en la cavidad y sumar (integrar) sobre ellos para obtener la emisión total, Planck encontró una fórmula

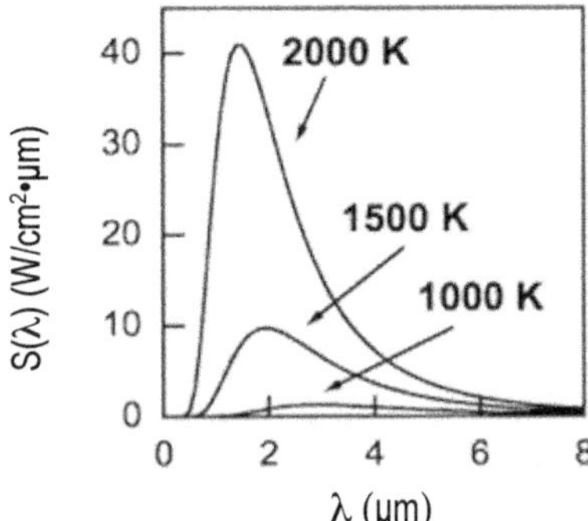

Figura 12.4: Emisión de cuerpo negro a distintas temperaturas, calculadas con la fórmula de Planck.

para la emisión de un cuerpo negro que reproduce exactamente los resultados experimentales. Así, la radianza espectral $S(\lambda)$, esto es, la energía irradiada por unidad de área, por unidad de tiempo y por intervalo de longitud de onda, por un cuerpo negro a temperatura T, como función de la longitud de onda λ, está dada por

$$S(\lambda) = \frac{2\pi c^2 h}{\lambda^5} \cdot \frac{1}{e^{hc/\lambda kT} - 1} \tag{12.2}$$

La Figura 12.4 muestra curvas de emisión para cuerpos negros a distintas temperaturas, calculadas con la ecuación 12.2.

La justificación de la fórmula de Planck en el contexto de una teoría más general de la física microscópica debió esperar hasta la formulación de la teoría cuántica y su aplicación a la radiación por Einstein. Si se calcula a partir de la fórmula de Planck la potencia total $I(T)$ irradiada por un cuerpo negro a una temperatura dada, mediante una integración sobre todo el espectro de frecuencia de cero a infinito, se obtiene la llamada *ley de Stefan-Boltzmann*,

$$I(T) = \sigma \cdot T^4 \tag{12.3}$$

donde $\sigma = 5{,}67 \cdot 10^{-8}$ W/(m$^2 \cdot$ K^4) es la constante de Stefan-Boltzmann.

Derivando la ecuación 12.2 respecto de λ e igualando a cero la expresión resultante, se obtiene la longitud de onda λ_{max} correspondiente al máximo en la emisión de un cuerpo negro. Este resultado es conocido como la *ley de Wien* (por Wilhelm Wien, 1864-1928), y está dado por

$$\lambda_{max} \cdot T = 2898 \ \mu\text{m} \cdot \text{K} \qquad (12.4)$$

La emisión tipo cuerpo negro corresponde al máximo posible para la emisión de un objeto a una temperatura dada. En general, los objetos no emiten como cuerpo negro, estando la emisión modulada por la emisividad, $\varepsilon = \varepsilon(\lambda) \leq 1$, que depende de la longitud de onda y está determinada por propiedades microscópicas del material de que está hecho el objeto. Por ejemplo, las emisividades del acero y el carbón, a 0,65 μm, son 0,35 y 0,9, respectivamente.

EJEMPLO 1
Encuentre la potencia total irradiada por un disco de 10 cm de diámetro, suponiendo que irradia como cuerpo negro a 100 °C y a 500 °C.

SOLUCIÓN
Usando la ecuación 12.3, se tiene,

$$W(100 \ °\text{C}) = 5{,}67 \cdot 10^{-8}\text{W}/(\text{m}^2 \cdot \text{K}^4) \cdot (373\text{K})^{4/3} \cdot \pi \cdot (0{,}1)^2 = 3{,}45 \ \text{W}$$

$$W(500 \ °\text{C}) = 63{,}6 \ \text{W}$$

EJEMPLO 2
Encuentre la longitud de onda a la cual la potencia irradiada por un objeto es máxima, si el objeto es a) el Sol, cuya superficie está a 5800 K, b) un cuerpo humano.

SOLUCIÓN
Usando la ecuación 12.4, se obtiene,

a) Para el Sol, $\lambda_{max} = 500$ nm, que corresponde aproximadamente al verde en el espectro visible, y al máximo en sensibilidad del ojo humano (Figura 11.11).

b) Para un cuerpo humano, $\lambda_{max} = 9{,}35 \ \mu$m, en el infrarrojo.

12.2.   Efecto fotoeléctrico

Bajo determinadas condiciones, la iluminación de una superficie metálica con un haz de luz tiene como resultado la extracción de electrones libres desde la superficie. Esto se conoce como *efecto fotoeléctrico*. La Figura 12.5 describe un

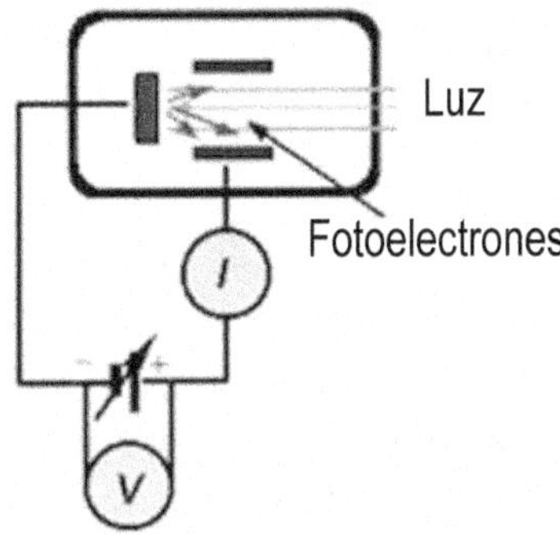

Figura 12.5: Montaje experimental típico para el estudio del efecto fotoeléctrico.

montaje experimental típico para estudiar el efecto fotoeléctrico. Al iluminar la superficie conductora, el *cátodo*, los electrones liberados son recogidos por el *ánodo* a través de la diferencia de potencial externa V, estableciéndose una corriente I.

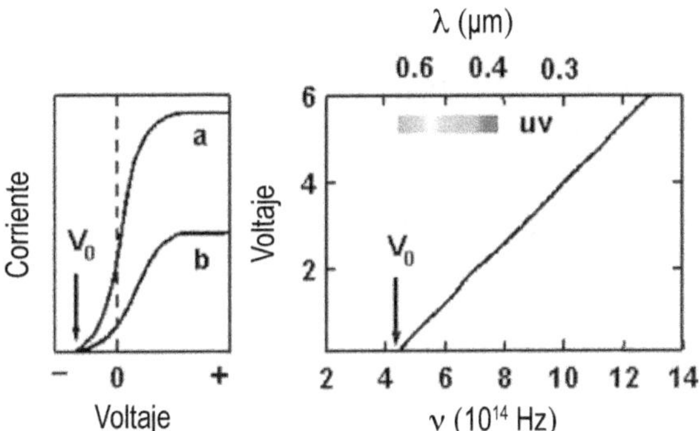

Figura 12.6: i) Corriente de fotoelectrones en función del voltaje aplicado, para dos intensidades de iluminación. ii) Potencial de detención, v_o, como función de la frecuencia de la luz. Notar que existe una mínima frecuencia no capaz de extraer fotoelectrones del material.

La Figura 12.6.i muestra el resultado obtenido con iluminación monocromática (una sola longitud de onda) de dos intensidades distintas, $I_a > I_b$. De la figura se puede concluir dos hechos notables: a) dada una cierta intensidad de iluminación, existe una máxima corriente posible, que es independiente del voltaje aplicado externamente, y b) para llevar la corriente de fotoelectrones a cero, se debe aplicar un voltaje negativo V_0, el potencial de detención, que no depende de la intensidad de la iluminación.

Al realizar el experimento con luz monocromática de longitud de onda variable, se obtiene el resultado que muestra la Figura 12.6.ii para el voltaje V_0. El resultado muestra que para un material dado existe una mínima frecuencia (máxima longitud de onda), tal que la iluminación de la superficie con luz de esa frecuencia resulta en la extracción de fotoelectrones. Además, se observa que V_0 crece linealmente con la frecuencia, a partir de cero. Si al ser extraídos de la superficie los fotoelectrones obtienen una energía cinética K, la máxima energía cinética, K_{max} que pueden obtener bajo determinadas condiciones de iluminación debe ser igual a V_0, el potencial que hace cero la corriente, es decir,

$$K_{max} = eV_0 \tag{12.5}$$

De las Figuras 12.6.i y 12.6.ii se puede concluir que:

i) V_0 no depende de la intensidad de iluminación, por lo que K_{max} no depende de la intensidad.

ii) Existe una mínima frecuencia ν_0 capaz de extraer electrones de superficie.

A estas observaciones hay que agregar el hecho de que no hay retardo temporal entre la iluminación y la emisión de electrones.

Los resultados sugieren un modelo corpuscular de la luz, que se caracteriza por lo siguiente:

i) Cada electrón recibe energía de un corpúsculo de luz mediante *colisión*.

ii) Existe una mínima energía de corpúsculo capaz de superar la *energía de ligazón* del electrón al metal.

Este modelo fue propuesto por Einstein (1905) y se expresa a través de la siguiente relación:

$$E = h\nu = \phi + K_m \tag{12.6}$$

donde $E = h\nu$ es la energía asociada a cada corpúsculo (*fotón*) de luz incidente, ϕ es la función trabajo y corresponde a la energía requerida para vencer el campo eléctrico en el interior de la superficie, y K_m es la máxima energía cinética con que el electrón sale de la superficie.

Es importante notar que la ecuación 12.6 extiende la idea de Planck a *cuantos de luz* fuera de una cavidad. La explicación de efecto fotoeléctrico a través de la ecuación 12.6 le valió a Einstein el Premio Nobel de Física. De acuerdo con la ecuación, existe una mínima energía necesaria para extraer fotoelectrones, que resulta ser igual a la función trabajo del material. Así, la energía cinética del fotoelectrón resulta de la diferencia entre la energía del fotón y la función trabajo del material.

EJEMPLO 3

Considere una lámina de cesio, cuya función trabajo es 1,9 eV, iluminada por un haz de luz láser continuo de longitud de onda 530 nm y potencia 0,5 W, que tiene una sección circular de 0,5 mm^2 e incide perpendicularmente sobre la lámina. Calcule la energía cinética de los fotoelectrones resultantes y el número de electrones liberados por unidad de tiempo. ¿Qué sucede si la lámina de cesio es reemplazada por una de hierro, que tiene una función trabajo de 3,9 eV?

SOLUCIÓN

La energía de los fotones es $E = hc/\lambda = 6{,}23 \cdot 10^{-34} (\text{J} \cdot \text{s}) \cdot 3 \cdot 108 (\text{m/s})/5{,}3 \cdot 10^{-7}$ (m) $= 3{,}53 \cdot 10^{-19}$ J $= 2{,}2$ eV (1 eV $= 1{,}6 \cdot 10^{-19}$ J).

La máxima energía cinética está dada por $K_{max} = h\nu - \phi = 2{,}2$ eV $- 1{,}9$ eV $= 0{,}3$ eV $= 4{,}8 \cdot 10^{-20}$ J, de donde, usando la masa del electrón, se puede calcular la máxima velocidad de los fotoelectrones, que resulta ser, en este caso, $\nu_{max} = 3{,}2 \cdot 10^5$ m/s.

Para determinar el número de fotoelectrones liberados por unidad de tiempo, calculamos el número de fotones incidiendo sobre la lámina por unidad de tiempo. La potencia de 0,5 W equivale a 0,5 J/s $= 3{,}125$ eV/s. Como cada fotón tiene energía 1,9 eV, el número de fotones incidentes por unidad de tiempo es $n_f = 1{,}64 \cdot 10^{18}$ fotones/s, que resulta ser igual al número de electrones liberados por unidad de tiempo. Si todos los electrones son recogidos para generar una corriente, la máxima corriente posible es $I_{max} = e \cdot n_f$, donde e es la carga del electrón. Así, $I_{max} = 1{,}6 \cdot 10^{-19} \cdot 1{,}64 \cdot 10^{18}$ C/s $= 0{,}26$ A.

En el caso de la lámina de hierro, la función trabajo es mayor que la energía disponible por fotón, 3,9 eV, por lo que no se producen fotoelectrones.

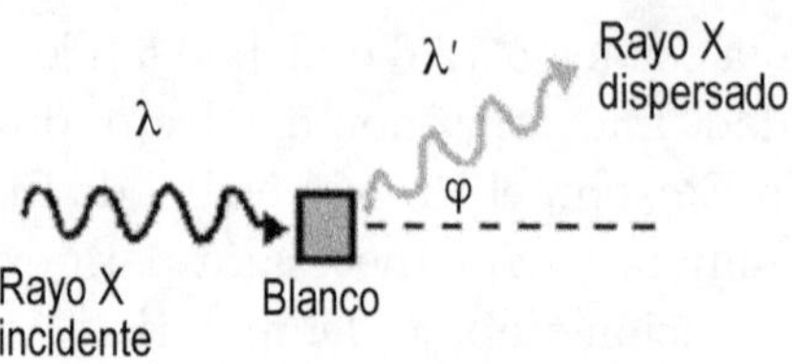

Figura 12.7: Montaje experimental para el experimento de Compton.

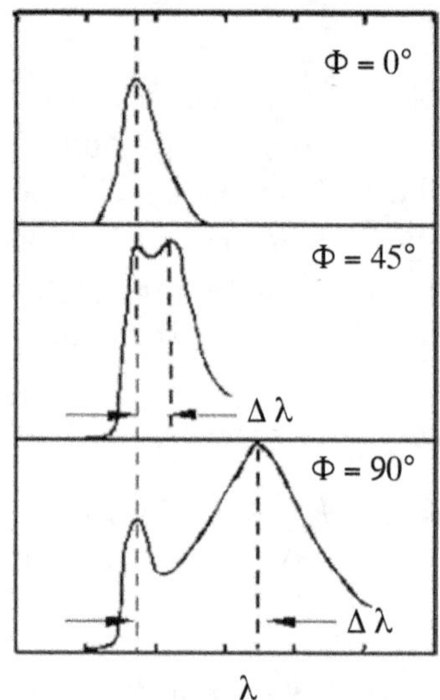

Figura 12.8: Corrimiento de longitud de onda para distintos ángulos de desviación.

12.3. Efecto Compton

Al hacer incidir rayos X monocromáticos sobre un bloque de plomo, Compton (1926) observó que los rayos X eran dispersados angularmente luego de atravesar el bloque, experimentando un corrimiento de longitud de onda asociado al ángulo de desviación. El montaje experimental se muestra en la Figura 12.7. La Figura 12.8 muestra resultados experimentales para tres ángulos característicos. En la figura se observa que el corrimiento en longitud de onda aumenta con el ángulo de desviación. Compton propuso una explicación para este fenómeno, que se basa en suponer que el fotón correspondiente al rayo X realiza una colisión con un electrón libre en el blanco, en que conserva la energía, habiendo transferencia parcial de energía del fotón al electrón. El proceso Compton se muestra esquemáticamente en la Figura 12.9.

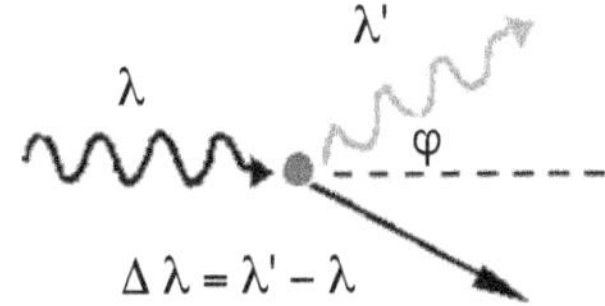

Figura 12.9: Proceso Compton.

En base a las consideraciones anteriores, se puede demostrar que el corrimiento en longitud de onda, $\Delta\lambda$, está dado por

$$\Delta\lambda = \frac{h}{mc}(1 - \cos\varphi) = 2{,}42 \cdot 10^{-3}(\text{nm})(1 - \cos\varphi) \qquad (12.7)$$

Es importante notar que, de acuerdo con la ecuación 12.7, el corrimiento en longitud de onda no depende de las características del material del blanco. Ello se debe a que la interacción del fotón es puramente con los electrones.

12.4. El átomo de hidrógeno

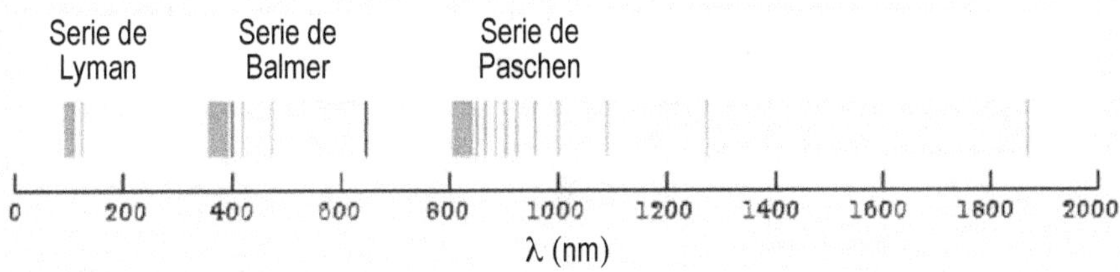

Figura 12.10: Series espectrales del hidrógeno.

Durante el siglo XIX se desarrolló fuertemente la espectroscopía y se inició el estudio de las series de líneas espectrales asociadas a la emisión de distintas especies atómicas. En el contexto de la física clásica no existía un marco teórico que permitiera explicar el carácter discreto de la emisión espectral y su especificidad. En el caso del hidrógeno, se identificaron varias series espectrales (agrupaciones de líneas espectrales, que terminan en una banda continua en el límite de longitudes de onda corta). Tres series principales se determinaron, la de Pashen en el espectro infrarrojo, la de Balmer en el espectro visible, y la de Lyman en el ultravioleta, como muestra la Figura 12.10.

Balmer encuentra empíricamente que las longitudes de onda correspondientes a la serie en el espectro visible satisfacen una relación matemática simple, que involucra números enteros asociados a las distintas líneas, y que está dada por

$$\frac{1}{\lambda} = 0{,}011\text{nm}^{-1}\left(\frac{1}{4} - \frac{1}{n^2}\right) \quad \text{con } n = 3,\ 4,\ 5, \ldots \ldots \tag{12.8}$$

12.5. Modelos atómicos

Modelo de Thomson

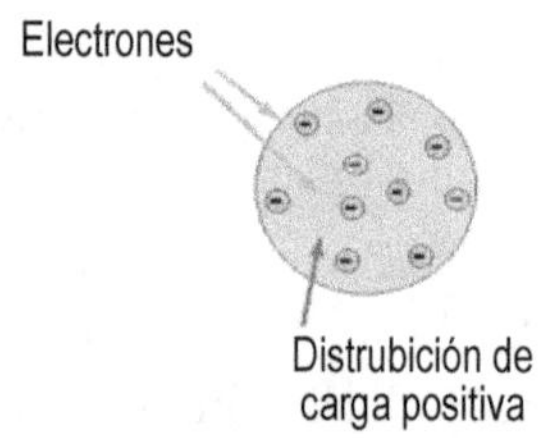

Figura 12.11: Átomo de Thomson.

A comienzos del siglo XX los resultados experimentales disponibles establecían claramente la existencia del electrón, como partícula elemental de carga negativa. Que el electrón provenía de la materia estaba apoyado por evidencia basada en el efecto fotoeléctrico, en la emisión termoiónica y en la existencia de los rayos β. Pero para entender la ligazón de los electrones a la materia se hacía necesario contar con modelos atómicos que incorporaran la presencia de electrones con carga negativa, presencia de carga positiva que neutralizara la carga negativa, y un conjunto de propiedades que explicaran pesos atómicos, propiedades químicas y espectros de emisión.

El primer modelo atómico que satisfacía parcialmente estos requerimientos fue propuesto por J. J. Thomson (1904) y consistía en una distribución esférica de carga positiva, en la cual estaban embebidas cargas negativas. El total de carga positiva cancelaba la suma de cargas negativas, permitiendo un átomo eléctricamente neutro (Figura 12.11).

El modelo es exitoso en cuanto a que el átomo es eléctricamente neutro y estable, pero no permite explicar resultados experimentales de dispersión (*scattering*) de partículas α (núcleos de helio, con carga positiva) por láminas metálicas delgadas, en que se observan ángulos de desviación iguales o mayores que 90°. En efecto, la distribución espacial de la carga positiva en el modelo es fuertemente compensada por la carga negativa, por lo que sólo es posible, en el marco del modelo, observar *scattering* en ángulos muy pequeños, en contradicción con los experimentos.

Modelo de Rutherford

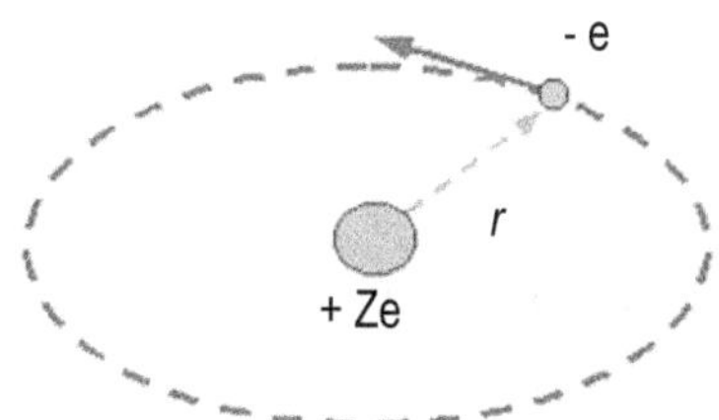

Figura 12.12: Modelo atómico de Rutherford.

En 1911, E. Rutherford propuso un modelo atómico basado en un núcleo central positivo, muy pequeño, en torno al cual circulan electrones muy livianos, de carga negativa. La masa del núcleo es muy grande comparada con la de los electrones, y la interacción entre el núcleo y los electrones está basada en la fuerza de Coulomb. El modelo se asemeja a la estructura del sistema planetario, con el Sol como núcleo central, como muestra la Figura 12.12. Al considerar un núcleo central masivo, muy pequeño, rodeado de electrones livianos, muy alejados de éste, el modelo hace posible el *scattering* en ángulos grandes, por dispersión de las partículas α que siguen trayectorias cercanas a un núcleo. El principal problema del modelo de Rutherford es que el movimiento de los electrones en trayectorias circulares o elípticas en torno al núcleo lleva asociada una aceleración permantente (aceleración centrípeta), lo que implica, de acuerdo con la teoría electromagnética clásica, la emisión de ondas electromagnéticas. Esto produce una pérdida de energía de los electrones, que deberían colapsar sobre el núcleo en un tiempo corto, impidiendo la existencia de átomos estables.

Modelo de Bohr

Como una forma de rescatar los aspectos positivos del modelo de Rutherford y superar sus limitaciones, N. Bohr propuso en 1913 un modelo para el átomo de hidrógeno, basado en los siguientes postulados:

i) Los electrones sólo pueden estar en ciertas *órbitas estacionarias* en torno al núcleo, no siendo posibles órbitas intermedias.

ii) El equilibrio dinámico de las órbitas está determinado por la mecánica de Newton.

iii) La transición del electrón de una órbita estacionaria a otra está acompañada por la emisión o absorción de radiación, cuya frecuencia y longitud de onda están dadas por la relación

$$h\nu = hc/\lambda = \Delta E \tag{12.9}$$

Las órbitas posibles satisfacen la condición

$$L = mr^2\omega = n\hbar \tag{12.10}$$

donde L es el momentum angular del electrón, ω su frecuencia de giro, $\hbar$ es la constante de Planck dividida por 2π y $n = 1, 2, 3, ...$, es un número entero.

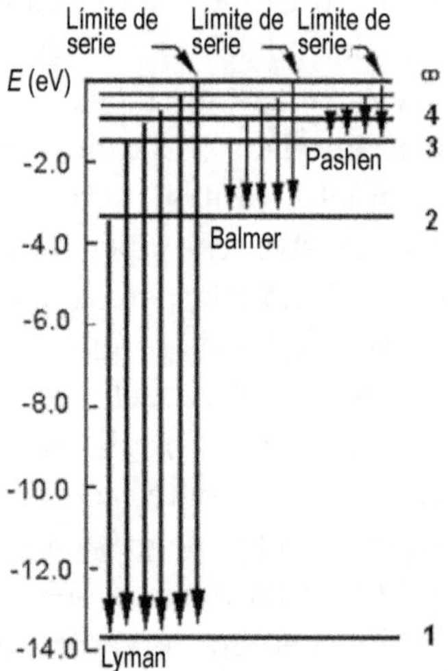

Figura 12.13: Estructura de niveles del átomo de hidrógeno, de acuerdo con el modelo de Bohr. Las transiciones con estado final $n = 2$ reproducen las líneas de la serie de Balmer en el espectro visible.

Asumiendo que las órbitas estables satisfacen la condición de la ecuación 12.10, se puede calcular la energía asociada a los distintos niveles u órbitas estacionarias, considerando interacción coulombiana con el núcleo. Así, se obtiene que la energía de los distintos niveles es

$$E_n = -\frac{m(4\pi\varepsilon_0)^2 e^4/2\hbar^2}{n^2} = -\frac{E_0}{n^2} \tag{12.11}$$

Reemplazando los valores de las constantes, se obtiene

$$E_0 = 2{,}2 \cdot 10^{-18}\,\mathrm{J} = 13{,}6\ \mathrm{eV} \tag{12.12}$$

La transición de un nivel de energía E_i a uno E_f implica absorción o emisión de fotón de energía $h\nu$, luego, la frecuencia del fotón emitido o absorbido resulta de combinar las ecuaciones 12.9 y 12.11:

$$\nu = \frac{|E_f - E_i|}{h} = \frac{E_0}{h}\left| \frac{1}{n_f^2} - \frac{1}{n_i^2} \right| \tag{12.13}$$

para la frecuencia y

$$\frac{1}{\lambda} = \frac{E_0}{hc}\left| \frac{1}{n_f^2} - \frac{1}{n_i^2} \right| = R\left| \frac{1}{n_f^2} - \frac{1}{n_i^2} \right| \tag{12.14}$$

para la longitud de onda, con $R = 1{,}1 \cdot 10^7\ \mathrm{m}^{-1}$.

La Figura 12.13 muestra un esquema de la estructura de niveles de energía del átomo de hidrógeno, de acuerdo con el modelo de Bohr. Un resultado notable del modelo es que reproduce exactamente la fórmula empírica de Balmer para la serie en el espectro visible, al tomar $n_f = 2$.

Átomos con más de un electrón

La extensión del modelo de Bohr a átomos con más de un electrón se basa en suponer una estructura de capas, identificadas por el número entero $n(n = 1, 2, 3, 4...)$. Cada capa puede acomodar un máximo de $2n^2$ electrones, que se llenan sucesivamente, a partir de $n = 1$. Las capas se identifican por letras, del modo siguiente:

Capa $L \Rightarrow n = 2 \Rightarrow 8$ electrones

Capa $M \Rightarrow n = 3 \Rightarrow 18$ electrones

Capa $N \Rightarrow n = 4 \Rightarrow 32$ electrones

Y así sucesivamente

En total, hay Z electrones en cada átomo, con $Z = $ *número atómico*. Los electrones más externos ven un núcleo de carga Ze "apantallado" por los otros electrones, por lo que se encuentran poco ligados al átomo. Esto se traduce en que en general todos los átomos tienen energías de ionización (energía

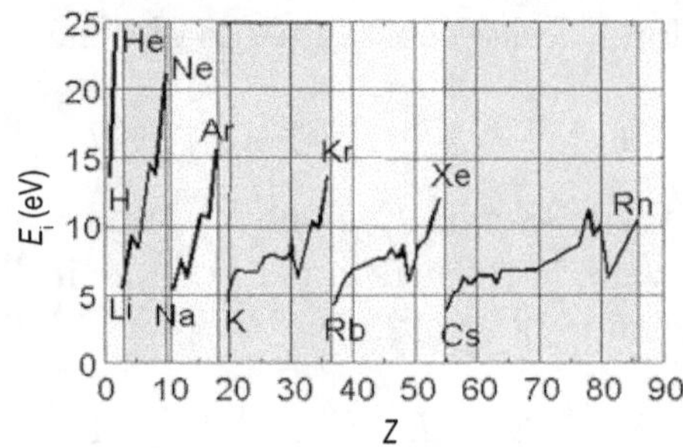

Figura 12.14: Potenciales de ionización como función del número atómico.

requerida para extraer un electrón) similares, con los valores mayores correspondientes a configuraciones de capa completa. Esto se advierte en la Figura 12.14, que muestra las energías de ionización como función del número atómico, para elementos con $Z < 87$.

Los electrones más ligados al núcleo son los pertenecientes a la capa K. Como en esta capa hay dos electrones, cada uno de ellos "siente" una carga nuclear efectiva $\approx (Z - 1)e$, esto es, la carga positiva del núcleo menos la del otro electrón en la capa. De acuerdo con esto, y suponiendo que el electrón de la capa K se comporta similarmente al del átomo de hidrógeno, con carga $(Z - 1)e$ en el núcleo, la energía del electrón en la capa es

$$E_1 \approx -(Z - 1)^2 E_0 \approx -(Z - 1)^2 \cdot 13{,}6 \text{ eV} \qquad (12.15)$$

Por ejemplo, para el cobre, $Z = 29$, por lo que $E_1 \approx -10662$ eV y para el tungsteno, $Z = 74$, se tiene $E_1 \approx -72474$ eV.

12.6. Emisión de rayos X

Los rayos X corresponden a ondas electromagnéticas de alta energía. La emisión de un fotón con energía en el rango de los rayos X requiere inicialmente de la excitación de un electrón de capa K a niveles por sobre los electrones exteriores o incluso al continuo, generando un hueco en la capa. La excitación requiere entregar al electrón una energía $E > |E_1|$, donde E_1 es la energía del electrón ligado en la capa K. Creado el hueco, un electrón de nivel superior (capa L o M) cae llenando el hueco y emitiendo fotón de energía $h\nu = \Delta E$. El proceso se muestra esquemáticamente en la Figura 12.15.

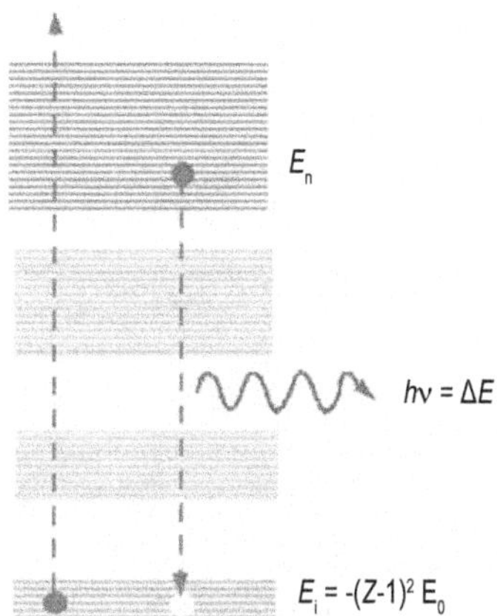

Figura 12.15: Proceso de emisión de rayos X.

La energía necesaria para excitar el electrón K y producir el hueco la proveen electrones externamente acelerados. El dispositivo básico se muestra en la Figura 12.16. La circulación de corriente por el filamento detrás del cátodo produce liberación de electrones por excitación térmica, que luego son acelerados hacia el ánodo por la diferencia de potencial. Al impactar el ánodo, los electrones externos han ganado energía suficiente para crear huecos en la capa K. El ángulo a 45° en la superficie del ánodo favorece la emisión de rayos X a través de la ventana lateral. Seleccionando el material del ánodo y el potencial acelerador, se puede modificar la composición espectral de los rayos X.

La Figura 12.17 muestra un espectro característico de rayos X obtenido con un ánodo de molibdeno y un potencial acelerador de 35 kV. El espectro se caracteriza por dos líneas prominentes, K_α y K_β, superpuestas a una distribución continua. La línea K_α corresponde a transición desde la capa L a la K, con longitud de onda 0,71 Å y energía característica 17,4 keV. La línea K_β corresponde a transición desde la capa M a la K, con longitud de onda 0,63 Å y energía característica 19,6 keV.

La parte continua del espectro se conoce con el nombre de *radiación de bremsstrahlung*. Esta se origina en la interacción de los electrones externos con los núcleos atómicos en el ánodo. Los electrones experimentan desviaciones de su trayectoria debido a la interacción coulombiana con los núcleos. Esta desviación tiene asociada una aceleración. Como estos electrones no están ligados a los núcleos, la aceleración implica emisión de radiación, de acuerdo con la teoría electromagnética clásica. El proceso se muestra esquemáticamente en la

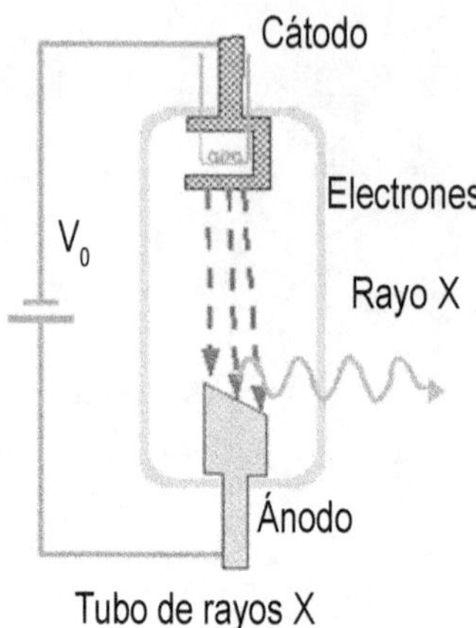

Figura 12.16: Dispositivo para generación de rayos X.

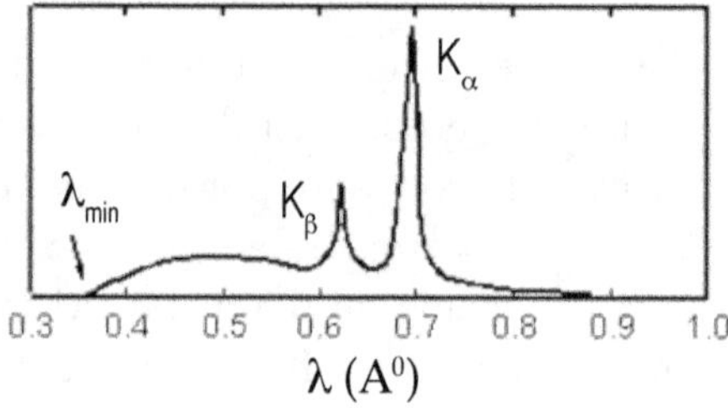

Figura 12.17: Espectro de rayos X del molibdeno, con potencial acelerador de $35kV$.

Figura 12.18. K es la energía cinética del electrón incidente, y ΔK la energía perdida al irradiar por aceleración en el campo eléctrico del núcleo. La diferencia de energía ΔK se la lleva el fotón emitido.

El espectro muestra una longitud de onda mínima, λ_{min}, que está determinada por el potencial acelerador externo, y corresponde a la situación en que el total de la energía ganada por un electrón al ser acelerado en el espacio cátodo-ánodo se emite en un solo fotón. De acuerdo con esto, λ_{min} está dado por

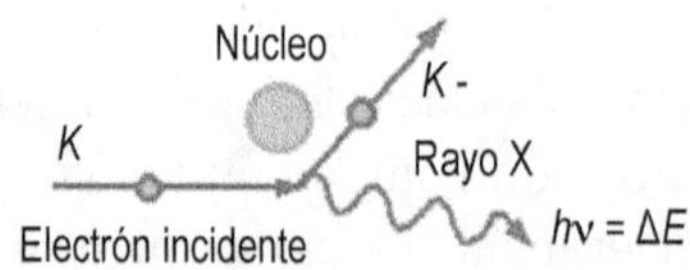

Figura 12.18: Proceso de emisión de radiación bremsstrahlung.

$$\lambda_{min} = \frac{hc}{eV} \tag{12.16}$$

donde V es el potencial acelerador. Usando $V = 35$ kV, se obtiene $\lambda_{min} = 0{,}35$ Å, en acuerdo con lo que muestra la Figura 12.17.

12.7. Absorción de rayos X

En la absorción de rayos X están involucrados distintos fenómenos, dependiendo fundamentalmente del rango de energía de los rayos X en cuestión. En general, si sobre una capa de un cierto material dado, de espesor x, incide un haz de rayos X de intensidad I_0, la intensidad de la radiación $I(x)$ al otro lado de la capa está dada por la relación

$$I(x) = I_0 e^{-mx} \tag{12.17}$$

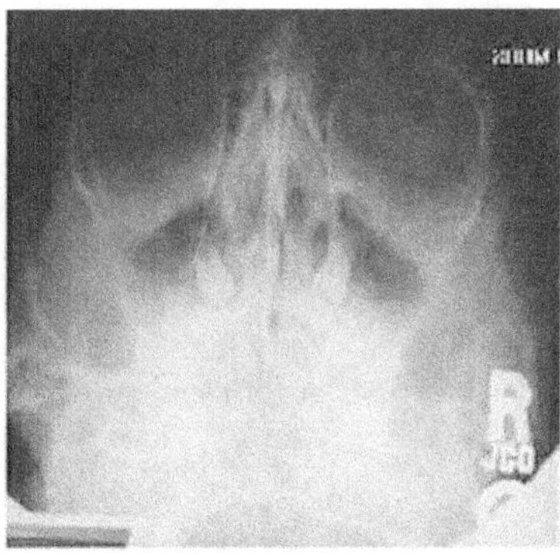

Figura 12.19: Radiografía maxilofacial convencional.

donde m es el coeficiente de absorción. En general, μ es función de la longitud de onda de la radiación involucrada. Esta dependencia en el coeficiente de absorción con la longitud de onda es la que hace posible el contraste entre distintos tipos de tejido en una radiografía.

Materiales que poseen un coeficiente de absorción mayor transmitirán menos radiación. La Tabla 12.1 muestra ejemplos de valores de coeficiente de absorción, que explican la alta absorción del tejido óseo (alto contenido de calcio), en comparación con el tejido blando (compuesto pricipalmente por carbono y oxígeno). La similitud de composición química en el tejido blando hace que sea

Tabla 12.1: Coeficiente μ de absorción de rayos X $(\mathrm{cm}^2/\mathrm{g})$.

λ	C	Ca	O
Cu - K_α: 8,04 keV	4,219	171,6	11,01
Mo - K_α: 17,48 keV	0,515	19,0	1,147

difícil generar contraste en radiografías usando rayos X convencionales (ánodos de tungsteno o molibdeno), debiendo recurrirse a la inclusión de un medio adicional para generar el contraste, tal como la ingestión de compuestos de bario. Los coeficientes de absorción están expresados en unidades de área/masa, por lo que los espesores de los materiales que absorben se expresan también en unidades de masa/área. En estas unidades se considera implícitamente la densidad del material. Por ejemplo, supongamos aluminio, de espesor 0,5 mm. La densidad del aluminio es 2,7 $\mathrm{g/cm}^3$, luego su espesor equivalente en unidades de masa/área es $x = 2{,}7 \ \mathrm{g/cm}^3 \cdot 0{,}05 \ \mathrm{cm} = 0{,}135 \ \mathrm{g/cm}^2$.

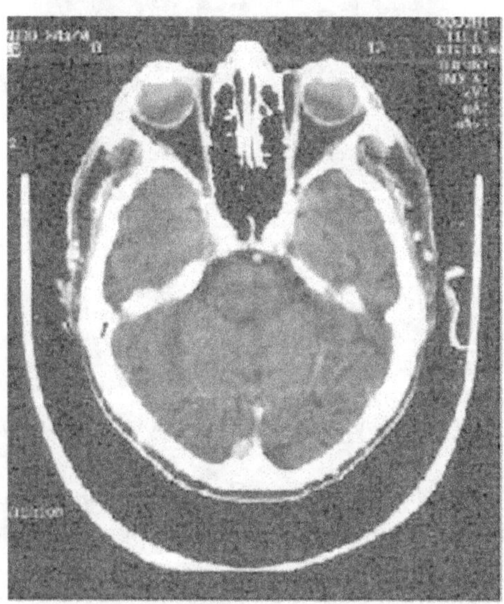

Figura 12.20: Corte de una cabeza, obtenido con tomografía axial computarizada (con Picker CQ-2000).

La Figura 12.19 muestra una radiografía convencional, en que el contraste está dado fundamentalmente por absorción en tejido óseo. La imagen se obtiene por impresión directa sobre una placa fotográfica, correspondiendo la información en cada punto a los efectos acumulados de absorción a lo largo del haz de rayos X correspondiente.

La Figura 12.20 muestra una radiografía obtenida con tomografía axial computarizada. En este caso se usa un arreglo de detectores de rayos X, conectados a un computador, que registran la intensidad de rayos X transmitidos a través de una capa delgada del cuerpo, correspondiente a un corte radial. Los registros corresponden a mediciones en distintos ángulos. El procesamiento computacional de estas técnicas tomográficas permite reconstruir una imagen del interior de la capa.

12.8. Ondas de materia

Basándose en analogías con el comportamiento dual, *onda-corpúsculo*, de las ondas electromagnéticas (fotones), De Broglie (1924) propuso que las partículas materiales tienen asociada una onda. En los fotones, la energía está asociada a la frecuencia de acuerdo con la relación $E = h\nu$. La longitud de onda de la onda asociada a una partícula que se mueve con momentum p está dada por

$$\lambda = h/p \tag{12.18}$$

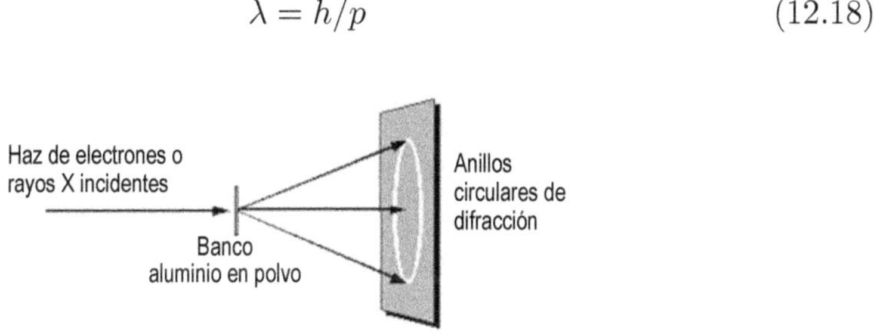

Figura 12.21: Montaje experimental para el experimento de Thomson.

La comprobación del comportamiento ondulatorio de la materia se obtuvo en un experimento realizado por Thomson, en el cual se hizo incidir rayos X y electrones sobre un blanco formado por aluminio en polvo. Los rayos X son difractados por arreglos geométricos de átomos en microcristales en el polvo de aluminio, que actúan como una red de difracción microscópica, generando un diagrama de difracción con círculos concéntricos. Al usar electrones cuya energía resulta en una longitud de onda similar a la de los rayos X, debería observarse un diagrama de difracción similar al de rayos X. El montaje experimental y el resultado obtenido se muestran en la Figura 12.22. Tanto los rayos X como los electrones producen diagramas de difracción casi idénticos.

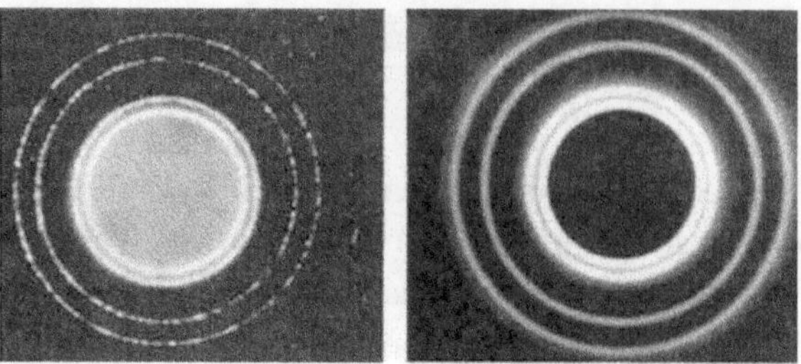

Figura 12.22: Resultados obtenidos en el experimento de Thomson de difracción de electrones (izquierda) y rayos X (derecha).

EJEMPLO 4

¿Cuál debe ser la energía de un electrón que tiene la misma longitud de onda que un fotón de 10 keV?

SOLUCIÓN

Longitud de onda del fotón:

$$\lambda_f = \frac{hc}{E} = \frac{6{,}63 \cdot 10^{-34} \cdot 3 \cdot 10^8}{1 \cdot 10^4 \cdot 1{,}6 \cdot 10^{-19}} = 1{,}24 \cdot 10^{-10} \text{ m}$$

Momentum del electrón:

$$p = \frac{h}{\lambda} = \frac{6{,}63 \cdot 10^{-34}}{1{,}24 \cdot 10^{-10}} = 5{,}35 \cdot 10^{-24} \ \frac{\text{kg} \cdot \text{m}}{\text{s}}$$

Energía del electrón:

$$E = \frac{p^2}{2m} = \frac{(5{,}34 \cdot 10^{-24})^2}{2 \cdot 9{,}1 \cdot 10^{-31}} = 1{,}57 \cdot 10^{-17} \text{J} = 98 \text{ eV}$$

12.9. Momento angular orbital

De acuerdo con la ecuación 12.11, los niveles de energía del átomo de hidrógeno están dados por

$$E_n = -\frac{13{,}6 \text{ eV}}{n^2}, \quad n = 1, 2, 3, 4... \tag{12.19}$$

donde n es el número cuántico principal.

La condición de órbita estacionaria del modelo de Bohr establece que las órbitas posibles son las que poseen momento angular que es múltiplo entero de $h/2\pi$ (ecuación 12.10). Un tratamiento más riguroso en el contexto de la mecánica cuántica establece que la condición de cuantización del momento angular orbital se expresa a través de la relación

$$|\vec{L}| = L = \sqrt{l(l+1)}\hbar, \quad l = 0,\ 1,\ 2, ...,\ n\text{-}1 \tag{12.20}$$

El momento angular es un vector. La ecuación 12.20 sólo establece el valor del módulo, por lo que deben existir condiciones adicionales que fijen su dirección y sentido. En el mismo marco del formalismo de la mecánica cuántica se encuentra que el vector momento angular tiene un conjunto discreto de posibles orientaciones espaciales. Así, la dirección de L está restringida a orientaciones tales que

$$L_z = m_l \hbar, \quad m_l = 0, \pm 1, \pm 2, ..., \pm l \tag{12.21}$$

donde L_z es la componente del momento angular en la dirección del eje Z del sistema de coordenadas. La ecuación 12.21 establece la cuantización espacial del momento angular, al fijar un conjunto discreto de sus posibles orientaciones. La Figura 12.23 muestra ejemplos de orientaciones posibles del momento angular, para diferentes valores del módulo.

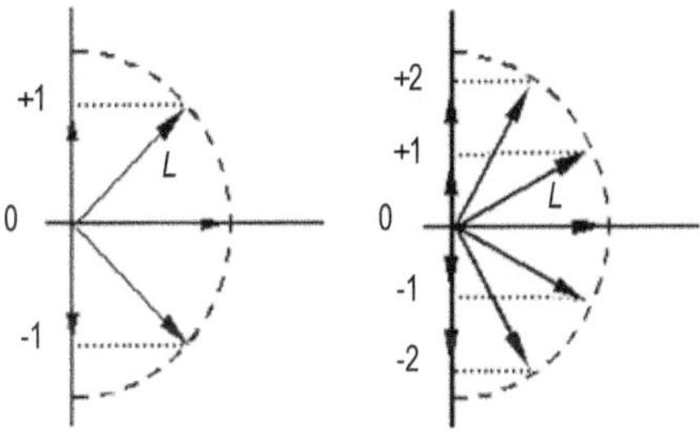

Figura 12.23: Ejemplos de cuantización espacial del momento angular.

Si se le observa en una escala de tiempo suficientemente larga, el giro del electrón en su órbita estacionaria equivale a una espira de corriente en el plano de la órbita. Asociado a esta corriente existe un campo magnético de estructura dipolar, cuyo vector momento magnético μ apunta en dirección opuesta al vector momento angular L. En el caso del electrón en su órbita estacionaria, la cuantización espacial del momento angular impone la cuantización espacial del momento magnético. Así, la componente de μ a lo largo del eje Z resulta ser

$$\mu_{l,z} = -m_l \mu_B = -\frac{eh}{4\pi m_e} m_l \tag{12.22}$$

donde la constante μ_B es conocida como *magnetón de Bohr*. Las orientaciones relativas de L y m se muestran en la Figura 12.24.

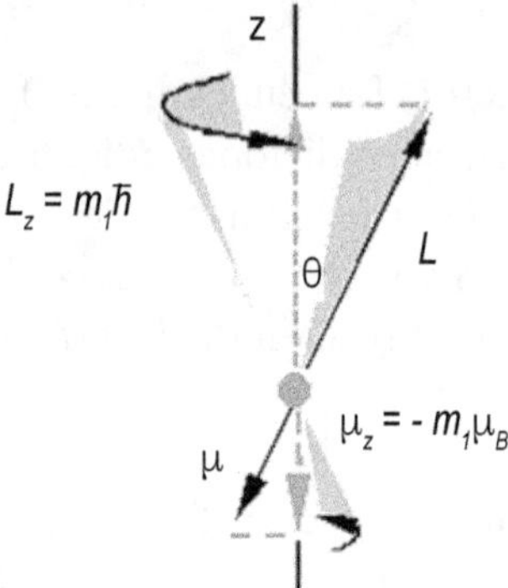

Figura 12.24: Orientaciones relativas del momento angular y magnético, con sus proyecciones a lo largo del eje z.

Así, si por ejemplo $n = 4$, aplicando las ecuaciones 12.19 y 12.20, se tiene

a) $l_{max} = \text{n} - 1 = 3$

b) $L_{max} = \sqrt{l_{max}(l_{max} + 1)}\hbar = 2\sqrt{3}\hbar$

c) Las proyecciones posibles para L sobre el eje Z, considerando el máximo valor posible l_{max}, son $(2l_{max} + 1) = 7$

d) $L_{z,max} = l_{max}\hbar = 3\hbar$

e) El ángulo θ_{min} que puede hacer el momento angular con el eje Z esté determinado por el valor máximo que puede asumir su proyección sobre el mismo eje.

f) $\theta_{min} = \cos^{-1}\left(\frac{L_{z,max}}{L}\right) = \cos^{-1}\left(\frac{3\hbar}{2\sqrt{3}\hbar}\right) = \cos^{-1}\left(\frac{3}{2}\right) = 30°$

12.10.   Momento angular intrínseco: spin

Junto al momento angular orbital L, el electrón posee un momento angular intrínseco, llamado *spin*. El spin existe aun en el caso de que el electrón esté libre, es decir, no ligado a un átomo y en órbita estacionaria. El spin sólo es

Tabla 12.2: Números cuánticos del átomo de hidrógeno.

nombre	*símbolo*	*valores*	*asociado con*	*número*
principal	n	$1, 2, 3, ...$	energía	∞
orbital	l	$0, 1, 2, ..., (n-1)$	mom. ang. orbital	n
magnético	m_l	$0, \pm 1, \pm 2, ... \pm l,$	mom. ang. orbital	$2l + 1$
spin	m_s	$\pm 1/2$	spin	2

observable a través de su proyección a lo largo del eje Z de referencia. El valor de la proyección S_z del spin a lo largo de ese eje está dado por

$$S_z = m_s \hbar, \ m_s = \pm \left(\frac{1}{2} \right) \tag{12.23}$$

De acuerdo con la ecuación 12.23, la orientación del spin puede tomar sólo dos valores posibles. La existencia del spin permite satisfacer una condición impuesta por el *principio de exclusión de Pauli*, que establece que en el átomo sólo puede existir un electrón por estado de energía. Así, cada órbita estacionaria, definida por los números n, l y l_z, puede acomodar dos electrones, uno con $S_z = +\frac{1}{2} \hbar$ y el otro con $S_z = -\frac{1}{2} \hbar$.

La Tabla 12.2 muestra un resumen de los números que caracterizan el estado de un electrón en el átomo de hidrógeno y la relación entre ellos.

La existencia del spin del electrón fue comprobada experimentalmente en el experimento de Stern-Gerlach, donde un haz de átomos de plata es hecho pasar por un campo magnético altamente heterogéneo. Los átomos de plata se encuentran en un estado tal que la única contribución al momento angular total del átomo proviene del electrón más externo, que tiene momento angular cero y, por lo tanto, el único momento angular, y por consiguiente magnético, para interacción con el campo magnético externo lo provee el spin. En el experimento se observa que la desviación de los átomos respecto de su trayectoria rectilínea es consecuente con la existencia de sólo dos proyecciones posibles para el momento magnético (y el spin), a lo largo u opuesto al campo.

12.11. Spin del protón

El protón posee spin idéntico al del electrón. Por esta razón, cuando un protón se encuentra en presencia de un campo magnético externo, el spin del protón se alinea en forma paralela o antiparalela al campo presente. Esto se muestra en la Figura 12.25.

La energía asociada a una entidad física de momento magnético μ en un campo magnético B es

$$E = \vec{\mu} \cdot \vec{B} = \mu B \cos\theta \tag{12.24}$$

donde θ es el ángulo entre ambos vectores. Dado que existen sólo dos posibles orientaciones para μ en el campo externo, que corresponden a orientación paralela con $\theta = 0°, \cos\theta = 1$, o antiparalela, con $\theta = 180°$, $\cos\theta = -1$, la diferencia de energía entre ambas orientaciones es

$$\Delta E = 2\mu B \tag{12.25}$$

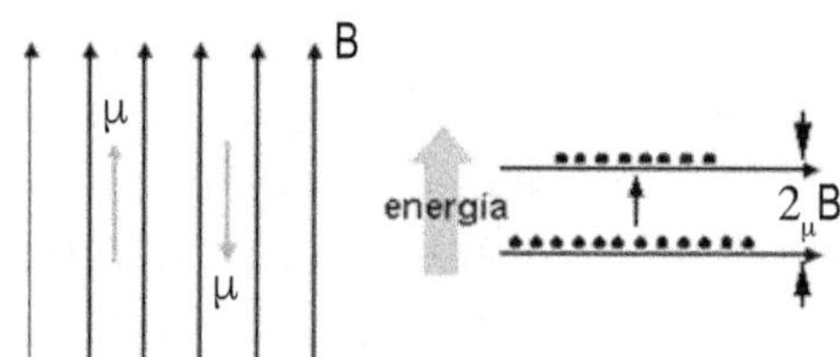

Figura 12.25: Niveles de energía asociados a la interacción del spin del protón con un campo magnético externo.

La Figura 12.25 muestra un esquema de los niveles de energía asociados a las dos posibles orientaciones del momento magnético respecto del campo externo.

Si el sistema físico se encuentra en equilibrio térmico, está más poblado el nivel inferior, correspondiente a orientación antiparalela al campo magnético. Si se aplica un campo externo $B_{ext}(t)$, que oscila sinusoidalmente con frecuencia ν, un protón en este campo absorbe energía del campo magnético si $\Delta E = h\nu = 2\mu B_{ext}$, es decir, si se satisface una condición de resonancia. Como, en general, el protón en cuestión no está aislado, sino incorporado a un átomo, en una molécula o *cluster* de átomos o en una estructura cristalina, el protón en el medio "siente" un campo magnético

$$B = B_{ext} + B_{local} \tag{12.26}$$

que resulta de la superposición del campo externo y un campo local, B_{local}, debido a átomos y moléculas cercanas. De este modo, la condición de transferencia resonante de energía se escribe

$$\Delta E = h\nu = 2\mu(B_{ext} + B_{local}) \tag{12.27}$$

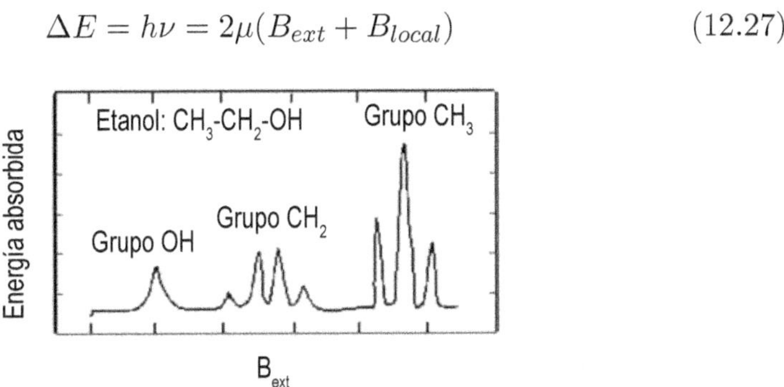

Figura 12.26: Espectro de resonancia magnética nuclear del etanol.

De acuerdo con la ecuación 12.27, manteniendo fija la frecuencia y variando el campo externo se puede alcanzar la condición de absorción resonante de energía. Con frecuencia fija, la resonancia ocurre a diferentes valores de B_{ext} debido a los diferentes ambientes moleculares que "ve" el protón del hidrógeno. La Figura 12.26 muestra un espectro de absorción de resonancia magnética del etanol. La molécula de etanol tiene una estructura formada por tres grupos característicos. El espectro muestra claramente las resonancias de absorción por protones pertenecientes a cada grupo.

12.12. Imágenes con resonancia magnética nuclear

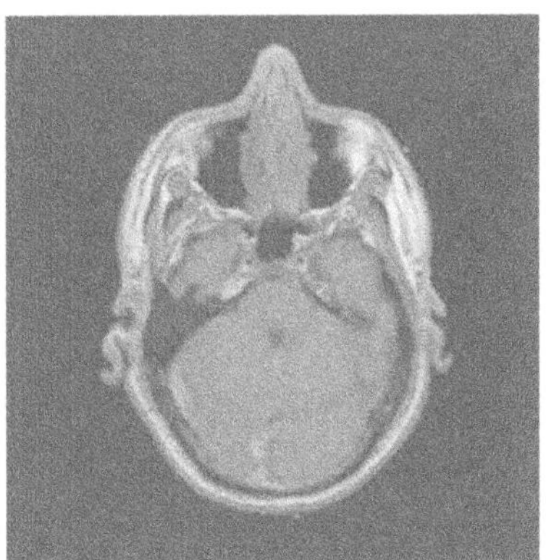

Figura 12.27: Corte radial de la cabeza. Imagen obtenida por resonancia magnética nuclear.

La formación de imágenes por resonancia magnética nuclear se basa en la resonancia del protón en un campo magnético externo variable. La aplicación del campo produce población de nivel superior por absorción resonante. Luego, se produce emisión de OEM por relajación térmica del nivel superior. La detección de la OEM con procesamiento tomográfico computacional permite reconstruir una imagen, en la que el contraste está determinado por la composición molecular del medio en que se encuentra el protón emisor. La Figura 12.27 muestra una imagen típica obtenida con resonancia magnética nuclear, que corresponde a un corte radial de la cabeza.

12.13. Ejercicios

1. Una fuente de luz monocromática emite 20 W, a una longitud de onda de 530 nm. ¿Cuántos fotones por segundo emite la fuente?

2. Al irradiar una lámina de aluminio con luz monocromática, se encuentra que al aplicar un potencial retardador de 0,4 V se detiene la corriente de fotoelectrones. Si la función trabajo del aluminio es 4,28 eV, ¿cuál es la longitud de onda de la luz usada?

3. ¿Cuál es la máxima velocidad a la cual son emitidos fotoelectrones de una superficie que tiene una función trabajo 3,4 eV y que es iluminada con luz de longitud de onda 310 nm?

4. La imagen en una pantalla de computador la forma un haz de electrones que excita fosforescencia en la superficie interior. Si el potencial acelerador en la pantalla es 20000 V, ¿cuál es la mínima longitud de onda de los rayos X que se producen al impactar los electrones en la superficie interior de la pantalla?

5. En un evento de dispersión de Compton se encuentra que el cambio fraccional en la longitud de onda del fotón incidente es 1 % cuando el ángulo de dispersión es 90°. ¿Qué longitud de onda se usa en el experimento?

6. ¿Cuál debe ser la energía cinética de un protón, de modo que su longitud de onda de de Broglie sea igual a la de un electrón de 200 eV de energía?

7. ¿Cuál es la longitud de onda de de Broglie de una partícula de polvo de masa 0,015 μg, que se mueve en el espacio interplanetario a 1200 km/h?

8. El termógrafo es un instrumento de uso médico que permite medir la radiación térmica emitida por la piel. La temperatura típica de la piel normal es

34 °C, y en el caso de un tumor subcutáneo aumenta ligeramente. a) Obtenga una expresión para la diferencia fraccional de potencia irradiada $\Delta I(T)/I(T)$, para zonas de la piel adyacentes, que difieren ligeramente en temperatura. b) Evalúe esa diferencia fraccional para una diferencia de temperatura de 1 °C.

9. Calcule la potencia total máxima irradiada por una persona promedio, suponiendo que el área total del cuerpo es 1,8 m^2.

10. ¿Cuáles son la energía y longitud de onda de un fotón emitido por un átomo de hidrógeno en que el electrón hace una transición del nivel n = 3 al nivel n =1?

11. Una línea del espectro de emisión de rayos X del oro tiene una longitud de 0,185 Å y corresponde a una transición entre dos estados estacionarios en que el nivel superior tiene una energía de $-13,7$ keV. ¿Cuál es la energía del estado correspondiente al nivel inferior de la transición?

12. Calcule las longitudes de onda correspondientes a la mayor y menor longitudes de onda de la serie de Balmer del átomo de hidrógeno.

13. En un generador de rayos X se usa un ánodo de plata, con un potencial acelerador de 50 kV. Si las energía de las capas K, L y M de la plata son 25,57 keV, 3,56 keV y 0,53 keV respectivamente, a) ¿cuál es la mínima longitud de onda de los rayos X generados?, b) ¿cuál es la longitud de onda de los rayos X correspondientes a emisión K_a?, c) ¿cuál es la longitud de onda de los rayos X correspondientes a emisión K_b?

14. Un electrón del átomo de hidrógeno se encuentra en un estado con $l = 5$. ¿Cuál es el mínimo ángulo posible entre L y L_z en esta configuración?

15. Cierto estado del átomo de hidrógeno tiene $m_l = +4$. ¿Qué puede decir del resto de sus números cuánticos?

16. ¿Cuál es la longitud de onda de un fotón que puede inducir una transición del spin de un electrón de orientación paralela a antiparalela, en un campo magnético de intensidad 0,2 T. Suponga $l = 0$.

17. Se observa que al aplicar un campo magnético variable, con frecuencia 34 MHz, a un material cuyas moléculas contienen hidrógeno, se logra absorción

resonante cuando la intensidad del campo externo es 0,78 T. En estas condiciones, ¿cuál es la intensidad del campo local B_{local}, en la vecindad del protón, debido a la molécula de que forma parte?

FÍSICA DEL LÁSER

El primer láser (palabra que se origina en la sigla de *light amplification by stimulated emission of radiation*, amplificación de luz por emisión estimulada de radiación) operó en 1960 como resultado del trabajo experimental de T.H. Maiman. El fundamento teórico del láser está en las ecuaciones para la absorción y emisión de radiación en los átomos propuestas por Einstein en 1917. La luz láser se caracteriza por su monocromaticidad y coherencia. Estas propiedades han motivado un conjunto creciente de aplicaciones, que van de la cirugía, como muestra la Figura 13.1, a ámbitos tan diversos como la metalurgia, el grabado y reproducción de discos compactos, la medición de distancias o la fusión nuclear controlada.

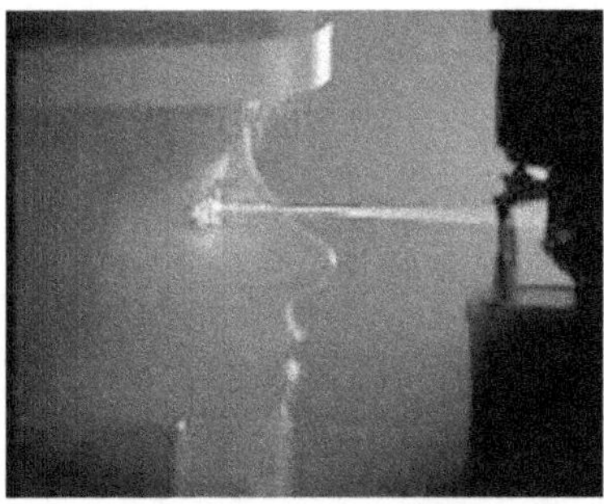

Figura 13.1: Cirugía de retina con láser de argón.

En este capítulo presentaremos los conceptos básicos de funcionamiento del láser y discutiremos algunas aplicaciones.

13.1.   Procesos de emisión y absorción

La emisión de luz por decaimiento de estados excitados requiere de la existencia de éstos. En el proceso de excitación el electrón correspondiente absorbe energía. Esto puede ocurrir por colisiones con otros átomos, con iones (átomos que tienen un exceso de carga positiva o negativa) o con electrones libres. Este mecanismo, la *excitación por colisiones*, es el responsable de la emisión de luz por lámparas de descarga. En este caso la energía disponible para las colisiones la proporciona la circulación de una corriente eléctrica por el gas en el interior de la lámpara. La mayoría de los procesos de combustión tiene asociada la emisión de luz. En este caso la excitación de niveles resulta de reacciones químicas.

El proceso inverso a la desexcitación de un nivel atómico mediante emisión de un fotón lo constituye la excitación por absorción de un fotón. Esto ocurre cuando un fotón, cuya energía corresponde exactamente a la diferencia entre un nivel atómico ocupado y uno vacío, es absorbido por el electrón correspondiente, que realiza una transición a un estado excitado. Este proceso de *excitación por absorción de fotones* explica fenómenos como la fluorescencia. En este caso, al iluminar un material por cierto tiempo con una fuente intensa de luz y suspender luego la iluminación, el material "fluorece", esto es, emite luz, que corresponde a la desexcitación de niveles atómicos excitados anteriormente por la absorción inicial de luz.

La luz que emite una fuente luminosa corriente es naturalmente incoherente, es decir, los fotones son emitidos espontáneamente por los átomos y no guardan entre sí relación alguna de fase en la oscilación asociada a las ondas electromagnéticas correspondientes. Además, la luz corriente es de amplio espectro (policromática), es decir, está compuesta por la superposición de muchas longitudes de onda y se emite en todas direcciones. El proceso de emisión espontánea se muestra esquemáticamente en la Figura 13.2.

Existe otro proceso de emisión, adicional a la emisión espontánea, llamado *emisión estimulada*. En este caso el decaimiento de un estado excitado es "estimulado" por la presencia de un fotón cuya energía es precisamente igual a la del fotón que resulta de la desexcitación (Figura 13.3).

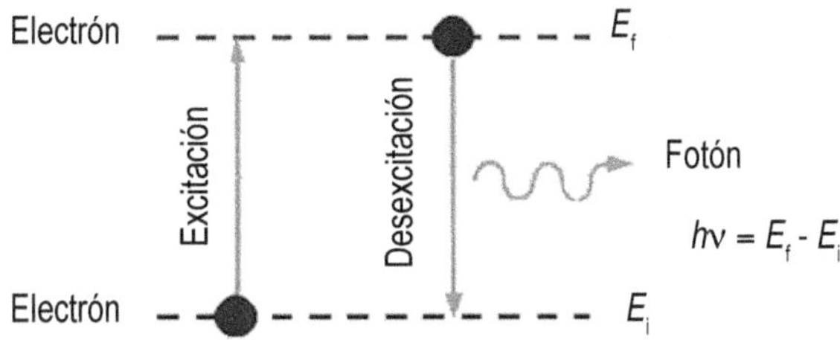

Figura 13.2: Proceso de emisión espontánea.

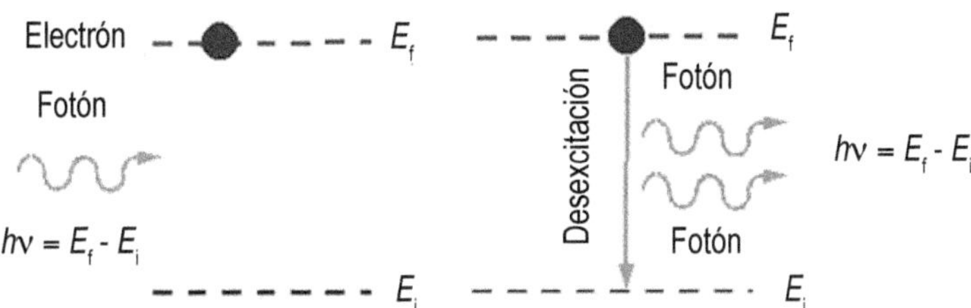

Figura 13.3: Proceso de emisión estimulada.

Un fotón, cuya energía corresponde precisamente a la diferencia de energía entre dos niveles atómicos, $h\nu = E_2 - E_1$, interactúa con un átomo que tiene un electrón en el estado de energía superior, E_2, estando libre el estado inferior E_1. En la interacción ocurre un proceso similar a la resonancia, como resultado del cual el electrón cae al nivel inferior, emitiendo un fotón de igual energía (frecuencia) que el incidente, fotón que estimula el proceso de emisión, oscilando sus ondas electromagnéticas asociadas en fase; es decir, los fotones son *coherentes*.

En condiciones normales, la población de electrones que se encuentra en el nivel inferior es significativamente mayor que la que se encuentra en el nivel superior. Esto se debe a que, en un sistema en equilibrio térmico, el número de átomos que se encuentra en un nivel n_x dado de energía está dado por la *distribución de Boltzmann*,

$$n_x = Ce^{-\frac{E}{kT}} \tag{13.1}$$

donde E_x es la energía del nivel, C es una constante, k es la constante de Boltzmann y T es la temperatura absoluta. La ecuación 13.1 muestra que en un sistema en equilibrio térmico la probabilidad de encontrar un átomo espontáneamente en un nivel excitado de alta energía es muy pequeña. Aplicando la ecuación 13.1 a los dos niveles de la Figura 13.3 y tomando el cuociente entre los números de electrones respectivos, se cancela la constante indeterminada C y se obtiene,

$$\frac{n_2}{n_1} = e^{-\frac{E_2-E_1}{kT}} \tag{13.2}$$

La ecuación 13.2 indica que a temperatura ambiente, mientras mayor sea la diferencia de energía entre los niveles, más pequeña se hace la población del nivel superior relativa al inferior. La emisión láser por emisión estimulada requiere que el nivel superior esté más poblado que el inferior, a fin de permitir la emisión de muchos fotones estimulados, de igual energía y coherentes entre sí. Esta condición se conoce como *inversión de población*.

En un proceso de emisión láser se da la siguiente secuencia de eventos:

i) Los átomos del medio son excitados masivamente (bombeados) al nivel superior de energía correspondiente a la transición láser.

ii) La desexcitación espontánea de algunos átomos introduce en el medio fotones de longitud de onda característica de la emisión láser, que estimulan el decaimiento de los otros átomos del medio.

iii) Un sistema de espejos permite que fotones que abandonan el medio sean reinyectados en él, lo que permite mantener y acrecentar la estimulación de más desexcitaciones. Como resultado de la emisión estimulada, los fotones resultantes son coherentes.

iv) Uno de los espejos es parcialmente transparente, lo que permite que la radiación escape del medio dando origen a la emisión láser. La emisión corresponde a una longitud de onda determinada (monocromática), es direccional (en dirección perpendicular a los espejos) y coherente.

En la Figuras 13.4 a 13.9 se esquematizan las etapas del proceso de emisión láser. En este caso se ha supuesto que el bombeo es por absorción de fotones generados por lámparas de iluminación externas (*flash*). Los círculos claros representan átomos en el estado fundamental, y los oscuros, átomos excitados en el nivel superior de la transición que origina la emisión láser.

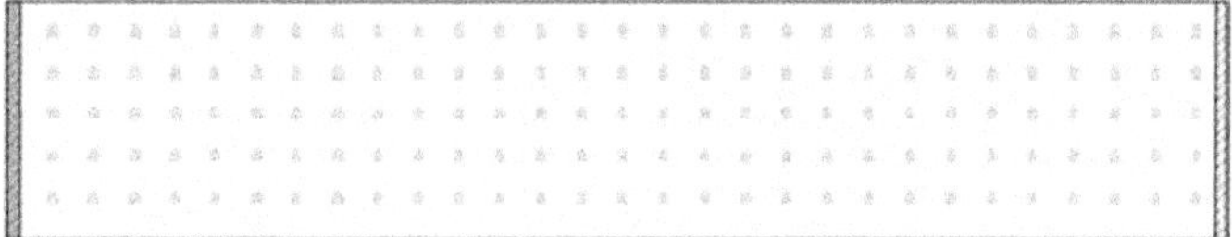

Figura 13.4: Estado inicial, previo al bombeo.

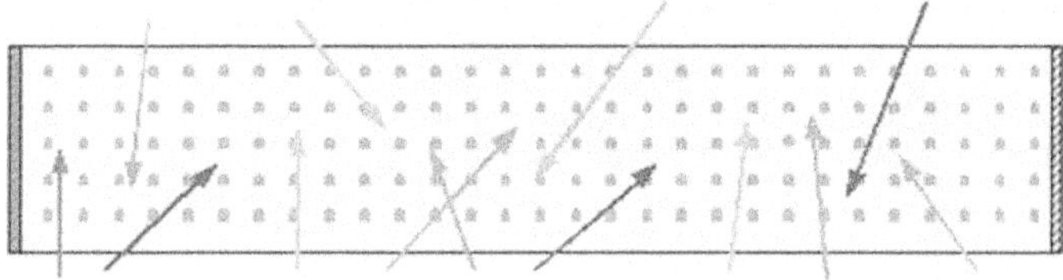

Figura 13.5: Bombeo del medio por fotones generados externamente. Las flechas representan los fotones externos.

13.2. Tipos de láser

Existen láseres que operan en forma continua y otros que lo hacen en forma pulsada. En el primer caso, el proceso de bombeo es continuo y los niveles que decaen por emisión estimulada son excitados nuevamente mediante la acción de una fuente externa. En el segundo caso, el bombeo es muy breve y tras la emisión estimulada los átomos se mantienen en su nivel fundamental. Los láseres pulsados se caracterizan por su alta potencia, esto es, la emisión de un pulso de luz de una cierta energía en un tiempo muy corto.

Dependiendo del medio en que se realiza la acción láser, existen láseres:

a) *gaseosos* (helio-neón (He-Ne), argón, dióxido de carbono (CO_2), nitrógeno, excímeros, etc), en que el bombeo es por colisiones y la energía al medio la proporciona la circulación de una corriente eléctrica.

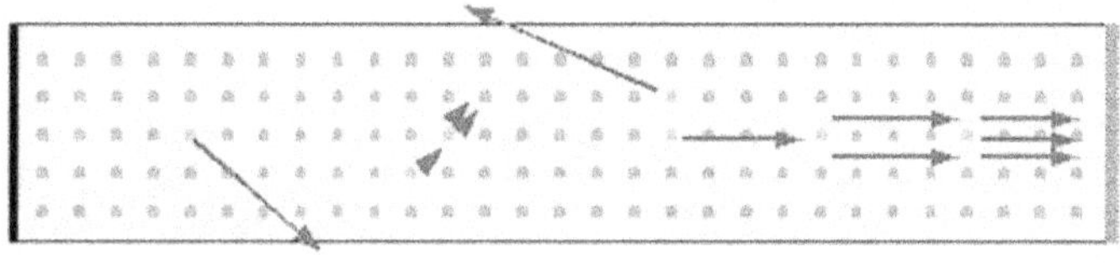

Figura 13.6: Emisión espontánea e inicio del proceso de emisión estimulada. Algunos fotones se pierden al interior, pero otros inician un proceso de avalancha a lo largo de la dirección principal del medio.

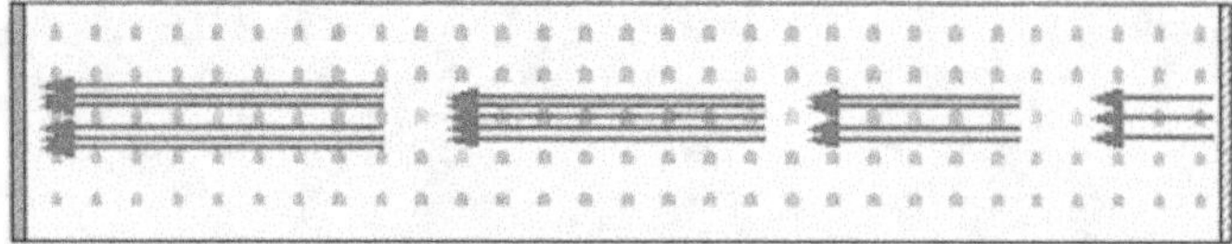

Figura 13.7: Ganancia, es decir, aumento de la emisión estimulada a lo largo de la dirección perpendicular a los espejos.

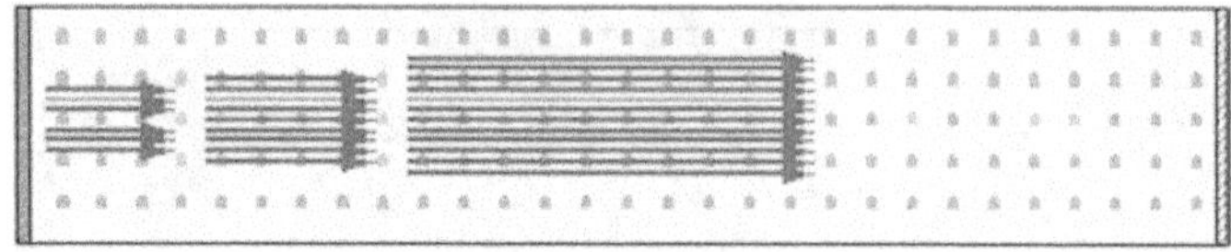

Figura 13.8: Desexcitación masiva de los átomos del medio por emisión estimulada, con emisión a lo largo de la cavidad.

b) de *estado sólido* (rubí, neodimio-YAG (Nd-YAG)), en que el bombeo es por absorción de fotones generados por lámparas de flash y la energía la suministra la descarga de un banco de condensadores.

c) *semiconductores* (materiales semiconductores como arseniuro de galio con impurezas), en que el bombeo es por interacciones en la red cristalina bajo aplicación de un campo eléctrico externo.

La Figura 13.10 muestra un ejemplo típico del esquema de niveles atómicos involucrados en la emisión de un láser de estado sólido, en particular de un láser de rubí.

En el caso del láser de rubí, la acción láser involucra la participación de tres niveles atómicos. El cristal de rubí tiene la composición química Al_2O_3 y algunos átomos de Al son reemplazados por átomos de cromo (Cr). Estos átomos de Cr absorben luz en el verde, amarillo y ultravioleta, dejando pasar el rojo y el azul, lo que le da el color característico al rubí. La secuencia de procesos en la emisión láser es la siguiente:

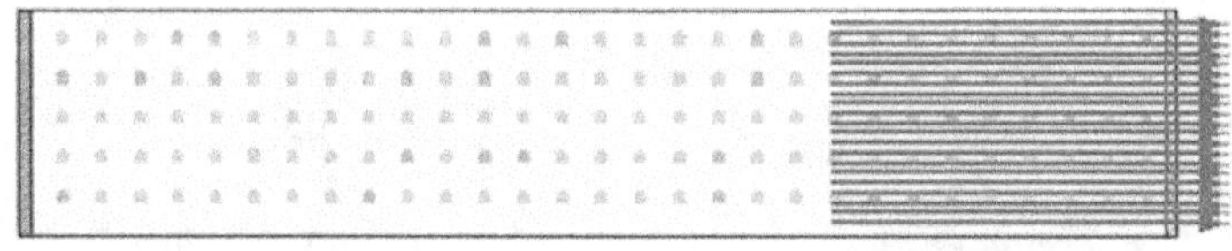

Figura 13.9: Emisión de radiación láser a través del espejo semitransparente.

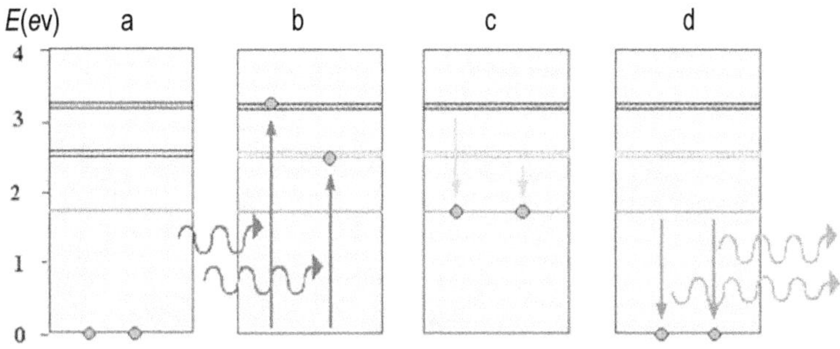

Figura 13.10: Esquema de tres niveles del láser de rubí.

a) Los átomos de Cr se encuentran en el estado fundamental, b) los átomos de Cr absorben fotones generados por la emisión de las lámparas de flash y son bombeados a alguna de dos bandas (muchos niveles, muy cercanos uno a otro) de energía, c) por vibraciones de la red cristalina del rubí, los átomos ceden parte de su energía al cristal y los electrones decaen, sin emitir fotones, a un nivel "metaestable" (donde pueden estar un tiempo relativamente largo sin decaer espontáneamente), d) un electrón decae espontáneamente emitiendo un fotón correspondiente a la longitud de onda de la emisión láser, que a su vez estimula la desexcitación de otro átomo por el proceso de emisión estimulada.

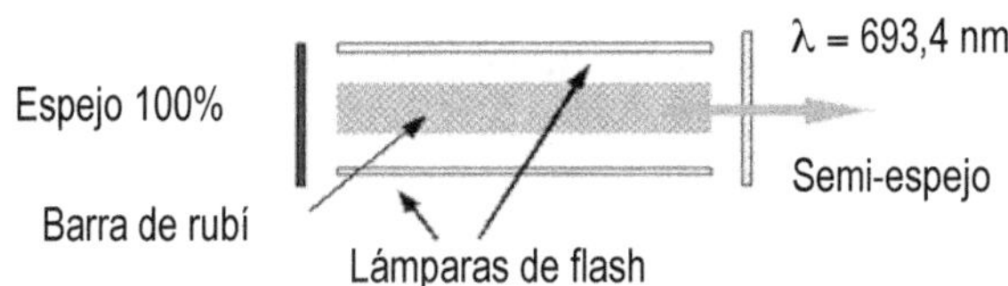

Figura 13.11: Esquema típico de funcionamiento de un láser de estado sólido (rubí).

La Figura 13.11 muestra un esquema básico de construcción de un láser de rubí. El bombeo es por absorción de fotones generados por lámparas de flash y la energía es suministrada por la descarga de un banco de condensadores. Este esquema es típico de láseres pulsados y de alta potencia, tales como el rubí y el Nd-YAG, aunque también se usa en láseres Nd-YAG continuos.

Un láser de estado sólido del tipo que muestra la Figura 13.11 tiene como características la emisión de un pulso de 5 a 30 ns (1 ns $= 10^{-9}$ s), una energía por pulso de 0,5 a 10 J, y una potencia por pulso de 150 MW a 2 GW.

La Figura 13.12 muestra el esquema de niveles de un láser de He-Ne. En el proceso participan cuatro bandas o niveles de energía. En el láser de He-Ne la

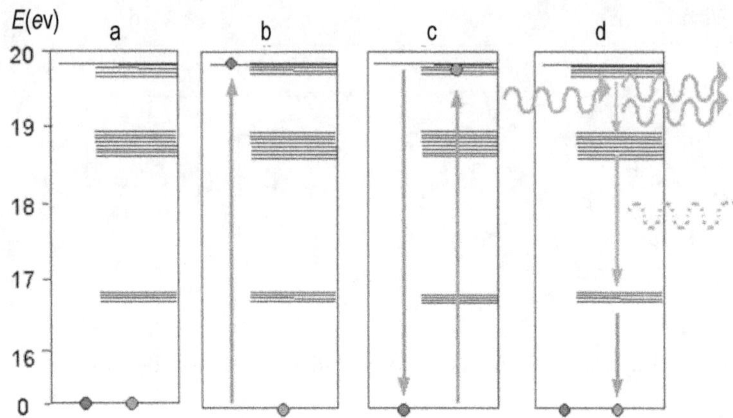

Figura 13.12: Esquema de tres niveles del láser de He-Ne.

emisión láser la realizan los átomos de neón, que son excitados por colisiones por los átomos de helio en un medio gaseoso. La energía la provee el calentamiento óhmico por la circulación de una corriente eléctrica por el gas. La secuencia de procesos para la emisión láser es, en referencia a la Figura 13.12, la siguiente:

a) Inicialmente tanto los átomos de helio como los de neón se encuentran en el estado fundamental.

b) Electrones acelerados por el campo eléctrico que mantiene la circulación de corriente en el gas excitan átomos de helio, mediante colisiones, llevando los electrones respectivos al nivel más alto de energía.

c) El átomo de helio excitado transfiere su energía de excitación a un átomo de neón mediante una colisión, quedando el electrón del neón en alguno de los cuatro niveles de energía que conforman la banda superior.

d) Debido a estimulación por otro fotón, el átomo de neón decae a la banda intermedia, contribuyendo con otro fotón a la excitación láser. Posteriormente el electrón del átomo de neón decae espontáneamente, con la emisión de otro fotón, a la banda inferior, no contribuyendo este último a la emisión láser.

La configuración experimental básica de un láser de He-Ne se muestra en la Figura 13.13.

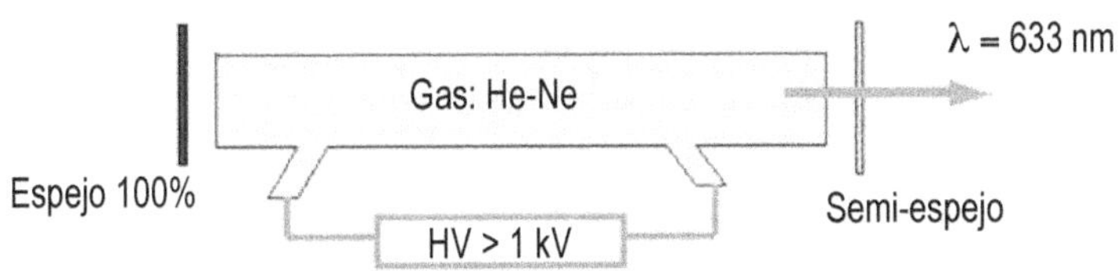

Figura 13.13: Esquema básico de un láser de He-Ne.

13.3. Algunas aplicaciones de láser

Un láser Nd-YAG pulsado típico emite un pulso de 1 Joule de energía con una duración de 10 nanosegundos. De acuerdo con estos valores, la potencia asociada es P $= 1$ J/$1{\cdot}10^{-8}$ s $= 10^9$ watt $= 1\,000$ Megawatts. Al depositar esta cantidad de energía, que es pequeña, sobre una superficie reducida, del tamaño de unos cuantos micrones cuadrados, por ejemplo enfocando la luz láser con un lente convergente, se obtiene una densidad muy alta de potencia (potencia/unidad de superficie), suficiente para vaporizar el material. Esto constituye la base de una gran cantidad de aplicaciones de los láseres. Por ejemplo en corte y soldadura en la industria metalmecánica, como bisturí en medicina, en la microfabricación de piezas, etc.

Una ampolleta típica de 100 W, a 1 m de distancia, entrega una potencia por unidad de área equivalente a:

$$\frac{P}{Area} = \frac{100 \text{ W}}{4\pi \cdot 1 \text{ m}^2} = 7{,}963 \text{ W/m}^2$$

En cambio, un láser He-Ne verde, con $\lambda = 543{,}5$ nm y una potencia típica de 1,5 mW, suponiendo una sección de haz láser de $d = 0{,}5$ mm de diámetro, entrega una potencia por unidad de área equivalente a:

$$\frac{P}{Area} = \frac{1{,}5 \cdot 10^{-3}\text{W}}{\pi \cdot (2{,}3 \cdot 10^{-4}\text{m})^2} = 9 \cdot 10^4 \text{W/m}^2$$

que corresponde a cuatro órdenes de magnitud más que la ampolleta.

El uso creciente de láseres en cirugía se basa en el hecho de que, al enfocar un haz láser un punto focal de dimensiones submilimétricas (micrones), la densidad de potencia depositada localmente y absorbida por los tejidos excede a la que puede ser disipada por conducción térmica, produciendo un rápido calentamiento local (quemadura) autocauterizante. El tipo de láser más adecuado para procedimientos quirúrgicos está determinado por las propiedades de absorción de la luz en la longitud de onda correespondiente. La Figura

13.14 muestra una curva típica de reflectividad de la piel humana en el rango de longitudes de onda de la luz visible. Superpuestas a la curva se muestran las longitudes de onda del láser de argón y de He-Ne. Las propiedades de absorción de la piel determinan que el láser más adecuado sea el de argón.

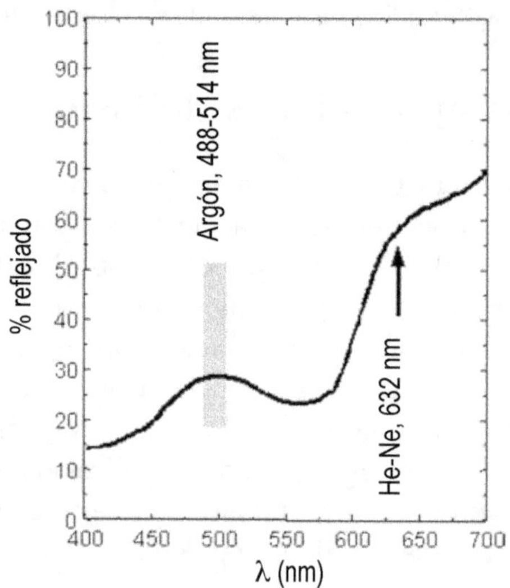

Figura 13.14: Reflectividad de la piel humana en el espectro visible. El láser de argón resulta más eficiente para procedimientos quirúrgicos.

Láseres semiconductores encuentran un uso creciente en las comunicaciones por fibra óptica y para medición de distancia, y en la grabación y reproducción de discos compactos, tanto de audio como para computación. En este último caso se emite un pulso muy corto de luz y se mide el tiempo que demora el pulso en volver reflejado por un objeto distante, como en el caso de los detectores de velocidad de vehículos usados por la policía del tránsito.

El hecho de que la emisión láser sea monocromática permite una gran cantidad de aplicaciones en análisis de materiales con técnicas espectroscópicas, en las cuales se mide la absorción de luz láser por el material en estudio.

13.4. Holografía

Las aplicaciones descritas hacen uso de las propiedades de direccionalidad, monocromaticidad y potencia asociadas a la emisión láser. En otro campo de aplicaciones se hace uso de su propiedad de coherencia de la luz láser. Estas aplicaciones se basan en el fenómeno de interferencia. Una de las técnicas basadas en la coherencia que ha tenido un gran desarrollo en las últimas dos décadas es la *holografía*, que consiste en grabar una imagen tridimensional sobre un sustrato bidimensional.

En fotografía convencional la imagen que se registra es puramente bidimensional, no existiendo información de profundidad. La imagen se obtiene con luz incoherente, ya sea por iluminación externa (Sol, lámpara de flash, etc.) o propia del objeto (llama, estrella, etc.). Así, en cada punto de la placa fotográfica queda registrada la intensidad de la luz que llegó a ese lugar, es decir, una imagen con una correspondencia uno a uno con el objeto. Esta correspondencia entre objeto e imagen se logra usando un sistema óptico, generalmente compuesto por uno o más lentes. En el holograma no se utiliza un elemento formador de imagen. Lo que se registra en la placa fotográfica es la interferencia entre luz coherente emitida por un láser que se refleja en el objeto (haz objeto) y luz que proviene directamente del láser (haz de referencia). Como la interferencia en cada punto de la placa resulta de luz proveniente de todas las zonas del objeto, cada pedazo del holograma puede reconstruir la imagen completa. La Figura 13.15 muestra ambas formas de registro de imágenes.

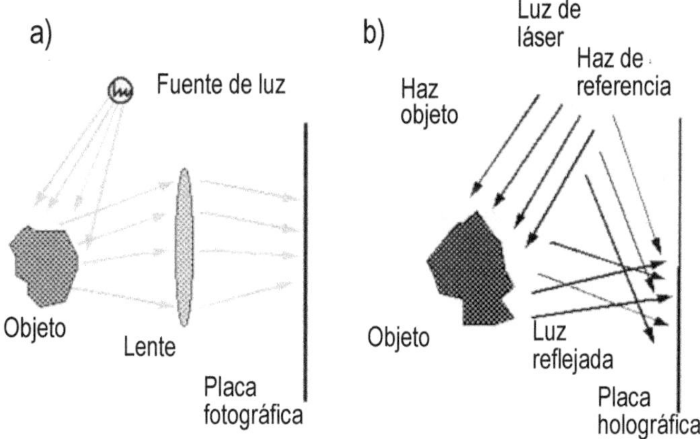

Figura 13.15: Registro de imágenes en fotografía convencional (a) y holografía (b).

La emulsión tanto de la placa fotográfica como holográfica responde a la intensidad de la luz que recibe. De este modo, en fotografía convencional, a mayor intensidad de luz, mayor densidad de granos de emulsión. En el caso de la holografía, la interferencia entre la luz coherente directa del láser y la reflejada por el objeto produce una distribución de máximos y mínimos en el interior de la placa holográfica, lo que se traduce en una distribución de granos de emulsión relacionada con el patrón de interferencia entre haz objeto y haz de referencia. Luego de registrado el holograma, para la reconstrucción del objeto se ilumina la placa holográfica, ya sea con luz coherente o incoherente, dependiendo del tipo de holograma. La luz interactúa con la distribución de granos de la emulsión, que tiene registrada la información de fase de la luz proveniente del objeto, y se refleja reconstruyendo el frente original de onda proveniente del objeto. Los montajes básicos de registro y reproducción de hologramas se muestran en la Figura 13.16.

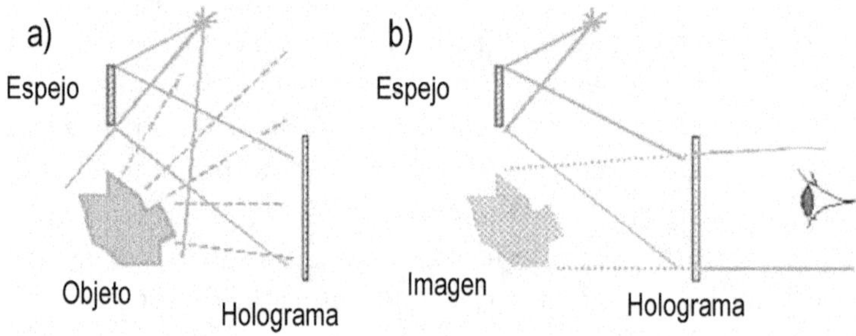

Figura 13.16: Arreglo básico para el registro (a) y la reconstrucción de hologramas (b).

13.5. Tipos de hologramas

Dependiendo de la forma de iluminar con el láser, existen básicamente dos tipos de hologramas: por reflexión y por transmisión.

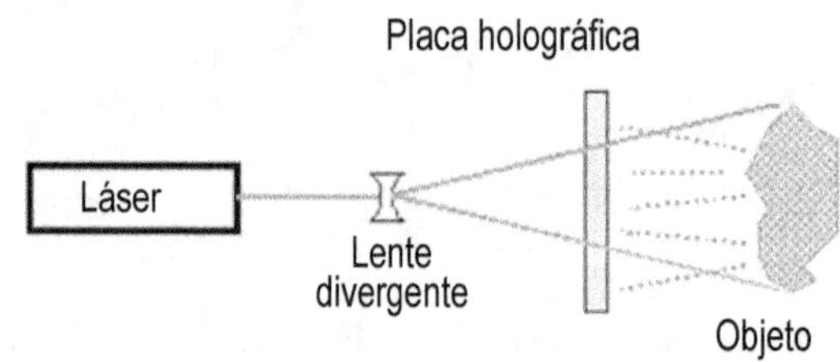

Figura 13.17: Registro de un holograma por reflexión.

La Figura 13.17 muestra el arreglo típico para registro de un holograma por reflexión. La luz proveniente del láser pasa a través de la placa holográfica e incide sobre el objeto. La luz es reflejada por éste y luego interfiere coherentemente en el interior de la placa con la luz proveniente del láser, generando una distribución de máximos en forma de planos paralelos a la superficie de la placa.

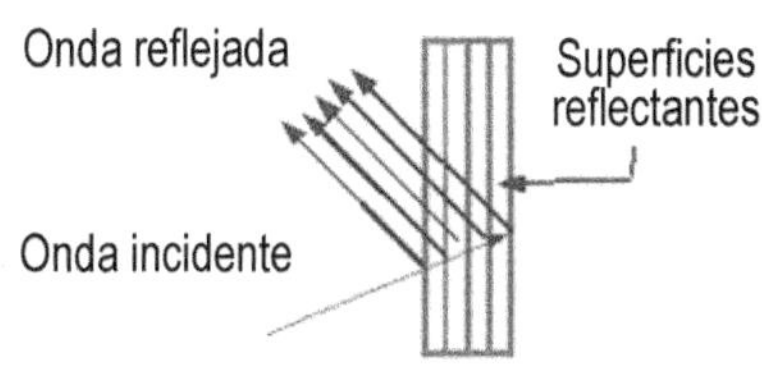

Figura 13.18: Reconstrucción de un holograma por reflexión.

La reconstrucción se puede hacer con luz blanca incoherente y la imagen se reconstruye por la interferencia entre las ondas reflejadas. Al reconstruir con luz blanca y dependiendo del ángulo de iluminación, la imagen aparece en distintos colores, dependiendo de cuál longitud de onda satisface la condición para reflexión en los planos generados en la emulsión de la placa holográfica. El arreglo para reconstruir la imagen se muestra en la Figura 13.18.

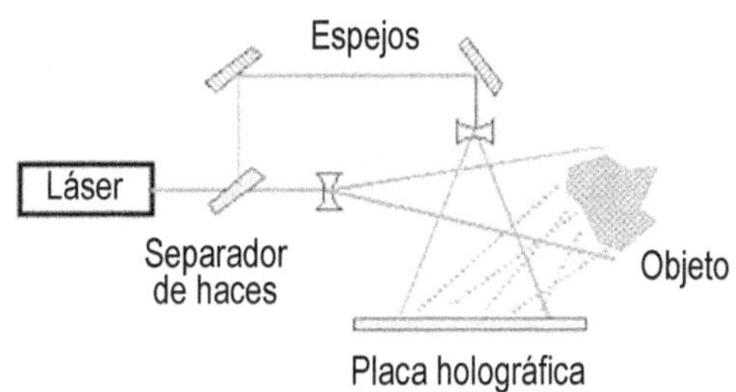

Figura 13.19: Registro de un holograma por transmisión.

Para registrar un holograma por transmisión, la luz proveniente del láser es separada en dos haces mediante un separador de haces (un espejo semitransparente). Uno de los dos haces (haz objeto) incide sobre el objeto y el otro (haz de referencia) incide directamente sobre la placa holográfica. La luz reflejada por el objeto interfiere con el haz de referencia en el interior de la placa generando una distribución de máximos en la forma de planos en ángulo con la superficie de la placa. El esquema básico para el registro por transmisión se muestra en la Figura 13.19. En este caso la reconstrucción requiere de un láser para satisfacer la condición de reflexión coherente en los planos de la emulsión. El montaje básico se muestra en la Figura 13.20.

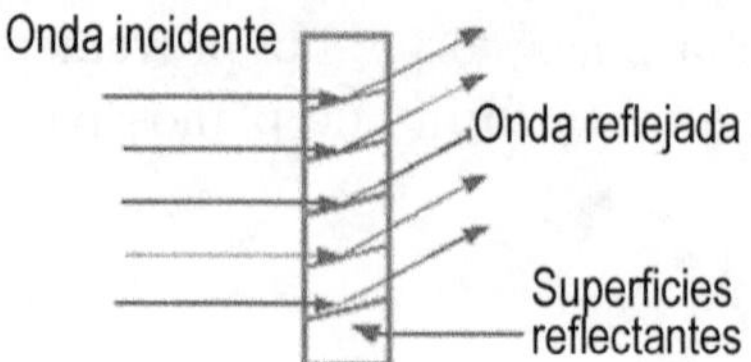

Figura 13.20: Reconstrucción de un holograma por transmisión.

13.6. Aplicaciones de la holografía

Existen inumerables aplicaciones en lo que refiere al registro de imágenes tridimensionales. Por ejemplo, objetos de arte valiosos pueden exhibirse en forma de imágenes holográficas y, en general, las características morfológicas de objetos de distinto tipo pueden registrarse en hologramas, reduciendo notablemente el espacio de almacenaje. Las complejidades tecnológicas asociadas a la producción de hologramas los hacen ideales para aumentar la dificultad de falsificación de tarjetas de crédito y papel moneda.

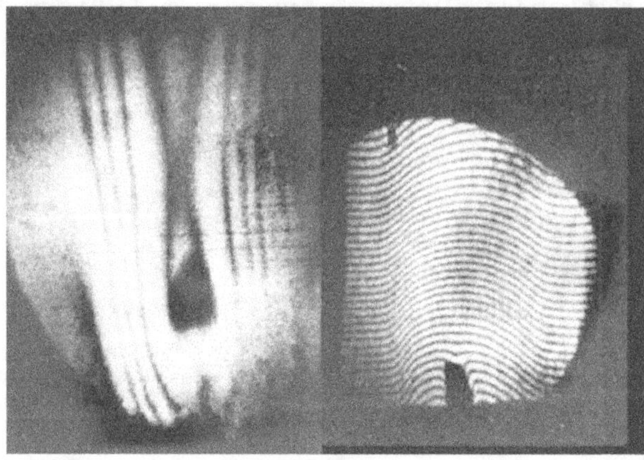

Figura 13.21: Interferograma holográfico de doble exposición de una llama de vela.

Un área de importantes aplicaciones es la *interferometría holográfica*. Esta técnica consiste en registrar dos hologramas sucesivos del mismo objeto sobre la misma placa holográfica. Entre ambas exposiciones el objeto es perturbado ligeramente, de modo que experimenta cambios geométricos del orden de magnitud de la longitud de onda de la luz láser usada para generar los hologramas. Al reconstruir el holograma con la doble exposición, aparecen superpuestas a la imagen franjas oscuras de interferencia que corresponden a las diferencias de camino óptico seguido por la luz láser entre ambas exposiciones. La Figura

13.21 muestra interferogramas holográficos de doble exposición de una llama de vela. Una medición del corrimiento de las franjas de interferencia permite, en este caso, medir la distribución de temperatura en el interior de la llama, lo que se hace sin perturbar la llama.

13.7. Ejercicios

1. Un láser de He-Ne emite en forma continua 2,5 mW, a una longitud de onda de 633 nm. ¿Cuántos fotones por minuto emite el láser?

2. Un láser de rubí emite a 694,4 nm. Si la duración del pulso emitido es $1,2 \cdot 10^{-11}$ s y la energía es 0,15 J, ¿cuál es la longitud espacial del pulso y cuántos fotones hay en cada pulso?

3. Un átomo tiene dos niveles de energía separados en el equivalente a 580 nm. A 300 K hay $4 \cdot 10^{20}$ átomos en el nivel inferior de la transición. ¿Cuántos átomos hay en el nivel superior en estas condiciones? Si, en cambio, $7 \cdot 10^{20}$ átomos son bombeados al nivel superior, existiendo $4 \cdot 10^{20}$ en el nivel inferior, y el nivel superior experimenta decaimiento por emisión estimulada, ¿cuánta energía se libera si el proceso ocurre en un solo pulso?

FÍSICA NUCLEAR

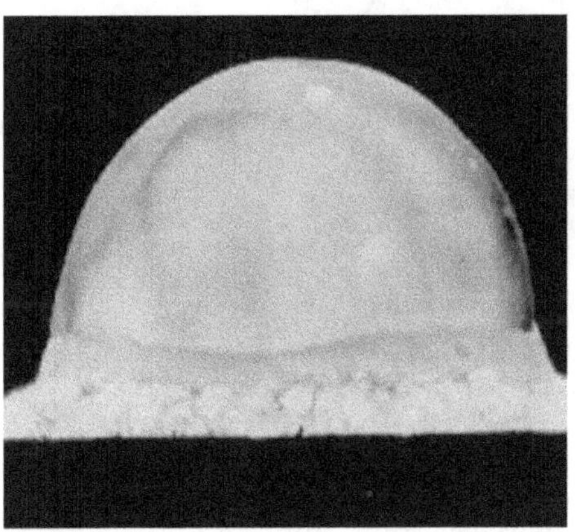

Figura 14.1: Trinity, primera explosión nuclear en la historia. Quebrada del Muerto, Nuevo México, 16 de julio de 1945.

Los procesos físicos a nivel del núcleo atómico son en general procesos de alta energía. Ello se puede entender de manera intuitiva al considerar que en el núcleo atómico se encuentran confinadas, en un espacio reducido (del orden de 10^{-15} m), cargas eléctricas de igual signo, protones de carga positiva, que experimentan fuerzas de repulsión. La gran cantidad de energía asociada a los procesos nucleares se manifiesta en su forma más dramática en una explosión nuclear, en que la fisión de núcleos pesados en núcleos más livianos, en un proceso no controlado, produce una liberación cuasi instantánea de gran cantidad de energía asociada a la ligazón de partículas al interior de los núcleos. La Figura 14.1 muestra las etapas iniciales de la primera explosión nuclear en la historia, el 16 de julio de 1945, a las 5:29:45, en el desierto Quebrada del Muerto, en Nuevo México, Estados Unidos.

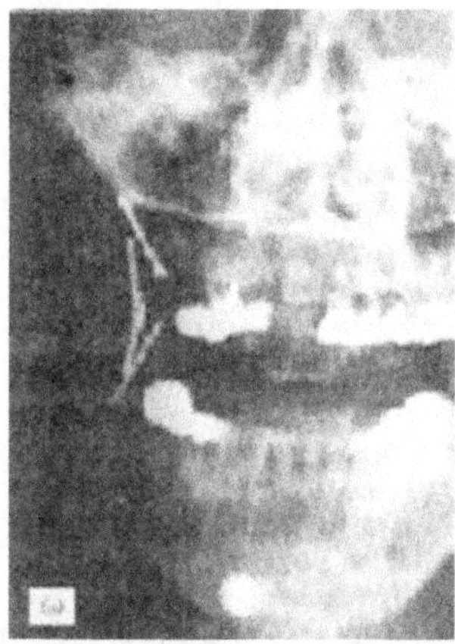

Figura 14.2: Tratamiento local de un tumor por inserción de agujas de radio.

La existencia de fuerzas nucleares atractivas de corto alcance, superpuestas a la repulsión coulombiana, hacen posible el confinamiento en el núcleo de partículas de igual carga eléctrica, que en la mayoría de los casos resulta ser inestable. Esta inestabilidad tiene como resultado el decaimiento radiactivo, vía emisión de partículas energéticas. La emisión de estas partículas energéticas ha encontrado numerosas aplicaciones en medicina, tanto en el diagnóstico como en la terapia. La Figura 14.2 corresponde a una radiografía que muestra el tratamiento local de un tumor en la mandíbula, vía inserción de agujas de radio. La Figura 14.3 muestra una unidad de terapia para el tratamiento de tumores cancerosos, consistente en un acelerador lineal.

En este capítulo presentaremos los conceptos y definiciones básicos relacionados con la física nuclear, así como algunas aplicaciones de relevancia en el contexto de las ciencias biomédicas.

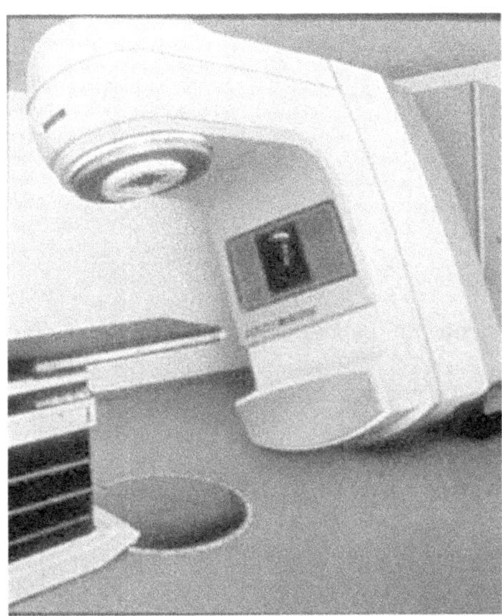

Figura 14.3: Acelerador lineal para tratamiento de tumores cancerosos (Varian, Clinac 2500C).

14.1. El núcleo atómico

La primera evidencia sustantiva acerca de la existencia de un núcleo atómico de dimensiones muy reducidas, con carga eléctrica positiva y que concentra la mayoría de la masa del átomo, se obtuvo en los experimentos de dispersión de partículas alfa por átomos de oro, realizados por Geiger y Marsden (1911-1913). En este experimento, *partículas alfa* (núcleos de átomos de helio, con carga eléctrica positiva) se dispersan por la interacción con átomos de oro en una lámina delgada. Un esquema del montaje experimental se muestra en la Figura 14.4. El resultado más notable de este experimento es la observación de ángulos de dispersión grandes, mayores que 90 (Figura 14.5), que sólo se pueden entender postulando la existencia de un núcleo cuasi puntual, con carga eléctrica positiva, que ejerce una fuerza coulombiana repulsiva sobre las partículas alfa. Estos resultados motivaron a Rutherford para proponer su modelo atómico (ver capítulo anterior).

El núcleo atómico está compuesto por nucleones, protones, con carga eléctrica positiva, y neutrones, eléctricamente neutros. Definiendo como Z el número atómico, que corresponde al número de protones en el núcleo, y como N el número de protones, el número de masa A de un elemento se define como

$$A = Z + N \tag{14.1}$$

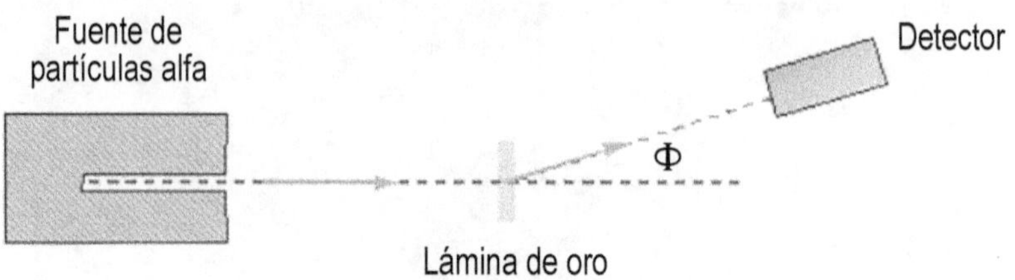

Figura 14.4: Experimento de dispersión de Rutherford (Geiger y Marsden, 1911).

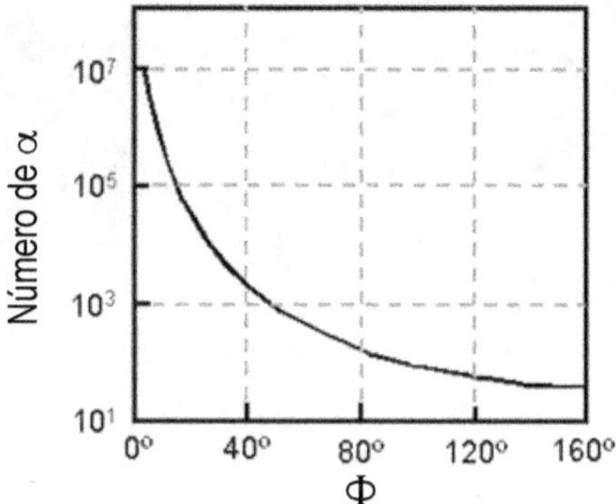

Figura 14.5: Resultado de Geiger y Marsden, que muestra dispersión de partículas alfa en ángulos grandes ($> 90°$).

Como notación, se acostumbra identificar una particular configuración de núcleo atómico mediante su símbolo químico acompañado por un superíndice al lado izquierdo, que corresponde al número de masa A. Así ^{60}Co corresponde al cobalto, con $Z = 27$ protones y $N = 33$ neutrones.

El número atómico, es decir, el número de protones en el núcleo, define cada elemento químico. Para un Z dado, pueden existir configuraciones de núcleo atómico con distinto número de neutrones. Así se definen:

Isótopos: núcleos con igual Z pero distinto N. Por ejemplo, el oro ($Z = 79$) se encuentra en configuraciones atómicas que van de ^{175}Au a ^{204}Au.

Isóbaros: núcleos con igual N pero distinto Z. Por ejemplo, el ^{198}Pb ($Z = 82$) y el ^{198}Pt ($Z = 78$).

En base a experimentos de dispersión, como los de Geiger y Marsden, se ha determinado que el radio del núcleo tiene dimensiones del orden de 10^{-15} m.

Por esta razón, se usa una unidad característica de ese orden de magnitud, el Fermi. $1\text{Fm} \equiv 10^{-15}$ m. Los resultados de estos experimentos muestran que el radio nuclear se relaciona con el número de masa, a través de la relación empírica

$$R = R_o A^{1/3} \qquad (14.2)$$

donde $R_o \approx 1{,}2$ Fm.

La masa nuclear se mide en una unidad especial, más adecuada al tamaño característico de las masas en cuestión, llamada *unidad de masa atómica* (*uma*). La *uma* se define en base a la masa del átomo de ^{12}C, estableciendo que la masa de este isótopo del carbono es 12 *uma*. La equivalencia con el sistema internacional es 1 *uma* $= 1{,}661 \cdot 10^{-27}$ kg. En estas unidades, las masas en reposo del átomo de hidrógeno m_H y del neutrón m_n son $m_H = 1{,}007852$ *uma* y $m_n = 1{,}008665$ *uma*, respectivamente. Si bien la masa total involucrada en un núcleo atómico típico es pequeño para estándares macroscópicos, el reducido tamaño del núcleo hace que la densidad de masa en su interior alcance valores muy grandes.

EJEMPLO 1
Calcular la densidad de masa del núcleo ^{197}Au.

SOLUCIÓN
El núcleo de un isótopo de ^{197}Au tiene 79 protones y 118 neutrones. La densidad está dada por $\rho = m/V$. Usando la ecuación 14.2 para el radio atómico con $A = 197$, se tiene

$$\rho = (79 \cdot m_H + 118 \cdot m_n)/((4/3)\pi(R_0 \cdot 197^{1/3})^3)$$

$$\rho = 2{,}31 \cdot 10^{17}\text{kg}$$

que resulta ser aproximadamente 10^{14} veces la densidad del agua.

14.2. Estabilidad del núcleo

La existencia de neutrones al interior del núcleo atómico es fundamental para la existencia de la fuerza nuclear que confina los protones en un volumen reducido. Esto resulta evidente al notar que todos los núcleos con $Z \geq 2$ incluyen neutrones en cantidades que crecen al aumentar Z. La Figura 14.6

muestra una carta de nuclídeos, en que se grafica el número atómico Z vs. el número de neutrones N. Los puntos oscuros corresponden a núcleos estables y los grises a núcleos inestables. Se observa que para los núcleos más livianos $Z \gg N$, en cambio, en los núcleos pesados, $Z < N$. En general, todos los núcleos con $Z > 83$ (correspondiente al bismuto) resultan ser inestables.

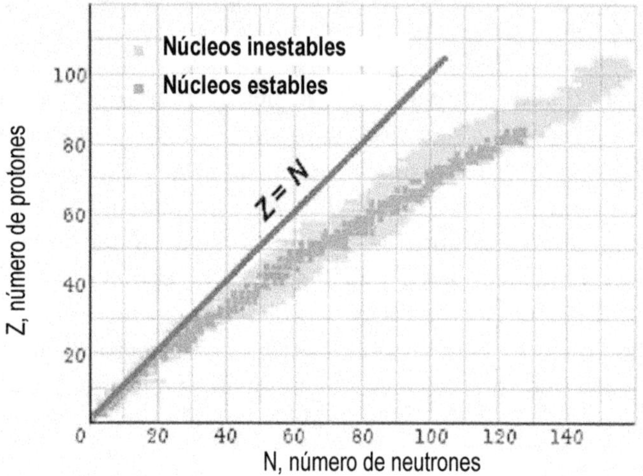

Figura 14.6: Carta de nuclídeos, Z vs. N.

La inestabilidad del núcleo tiene como consecuencia su decaimiento radiactivo, mediante la emisión de una partícula. Las partículas emitidas en el proceso de decaimiento pueden ser *partículas alfa* (núcleos de átomos de helio), *partículas beta* (electrones o positrones) y neutrones, y el proceso se acompaña de emisión de fotones de alta energía (*rayos gamma*). El proceso de decaimiento tiene como resultado neto cambios en el número de masa o en el número atómico del núcleo respectivo.

14.3. Energía de ligazón

Se define como energía de ligazón E_L la *energía total necesaria para separar el núcleo en sus protones y neutrones constituyentes*. En cuanto a la energía de ligazón por nucleón E_N, se define como el cuociente entre energía de ligazón y el número de masa. Así

$$E_N = \frac{E_L}{A} \tag{14.3}$$

La Figura 14.7 muestra la variación de la energía de ligazón por nucleón E_N como función del número de masa A. El hecho de que E_N presente un valor máximo para un isótopo del hierro (^{56}Fe), y disminuya hacia elementos más livianos o pesados que éste, tiene implicancias importantes en los procesos de *fisión* y *fusión*, que se discutirá más adelante.

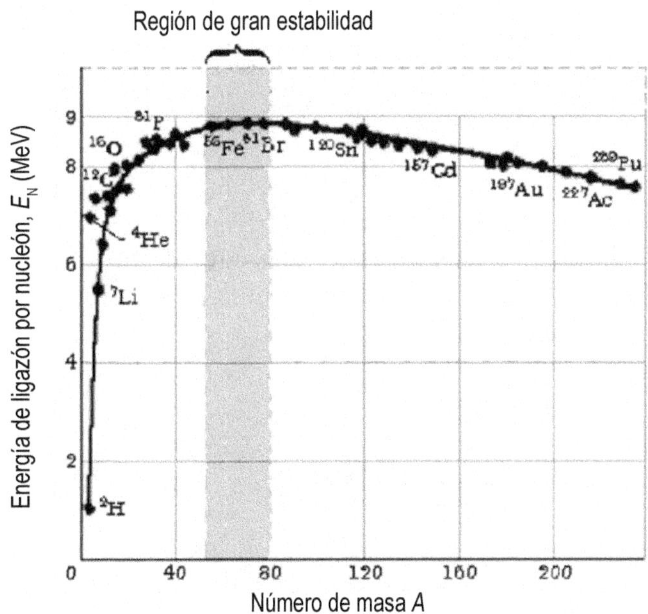

Figura 14.7: Energía de ligazón por nucleón. Alcanza un máximo en el ^{56}Fe.

En el marco de su Teoría Especial de la Relatividad, Einstein propuso una ecuación que establece una equivalencia entre masa en reposo de un cuerpo y energía total. Así la energía E asociada a un cuerpo con masa en reposo m_o es

$$E = m_0 c^2 \qquad (14.4)$$

EJEMPLO 2
Calcular la energía de ligazón por nucleón del ^{7}Li.

SOLUCIÓN
La masa en reposo del ^{7}Li es m(^{7}Li) $= 7{,}016003$ *uma*. El núcleo del ^{7}Li consta de 3 protones y 4 neutrones. La diferencia de masa en reposo entre los constituyentes del núcleo separados y formando el núcleo de ^{7}Li es

$$\Delta m = (3 \cdot m_H + 4 \cdot m_n) - m(^7Li) = 0{,}042132 \; uma = 6{,}9981 \cdot 10^{-29} \text{kg}$$

donde hemos considerado la masa del átomo de hidrógeno para el caso de los protones, asumiendo que al estar éstos separados forman átomos de hidrógeno con los respectivos electrones que pertenecen al átomo original de litio. La diferencia de masa entre los componentes separados y formando el núcleo tiene una equivalencia en energía que se calcula usando la ecuación 10.4, obteniendo

$$E = \Delta mc^2 = 6{,}2983 \cdot 10^{-12} J = 39{,}364 \text{ MeV}$$

La mayor energía asociada a los componentes nucleares separados corresponde precisamente a la energía de ligazón del núcleo. De acuerdo con esto, la energía de ligazón por nucleón del ^{7}Li resulta de dividir la energía asociada a la diferencia de masa por siete, el número de nucleones, resultando $E_L = 5{,}62$ MeV/nucleón.

14.4. Decaimiento radiactivo

El proceso de decaimiento radiactivo de un núcleo atómico es esencialmente estadístico. Los experimentos muestran que la tasa de decaimiento es proporcional al número de núcleos existentes. Así, si se tiene una muestra con N_o átomos en $t = 0$, éstos decaen como

$$\frac{dN}{dt} = -\lambda N \tag{14.5}$$

en que λ es la constante de decaimiento, específica para cada núcleo en particular. La ecuación 14.5 es una ecuación diferencial, que puede ser integrada fácilmente.

$$\int_{N_0}^{N(t)} \frac{dN}{N} = -\lambda \int_0^t dt \Rightarrow \ln\left(\frac{N(t)}{N_o}\right) = -\lambda t \tag{14.6}$$

Aplicando la función *exponencial* a ambos lado de la ecuación anterior, se obtiene

$$N(t) = N_o e^{-\lambda t} \tag{14.7}$$

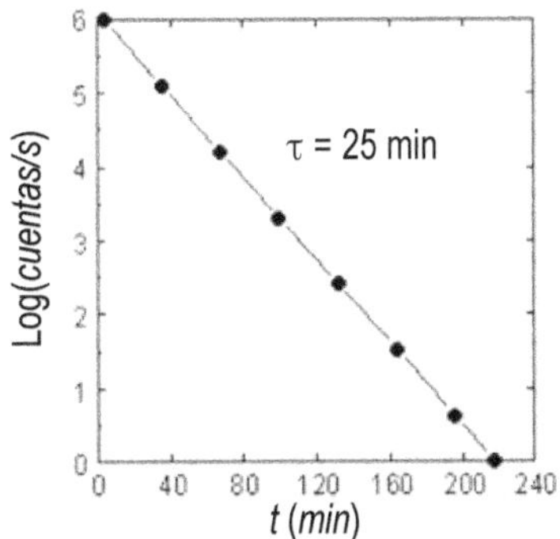

Figura 14.8: Decaimiento radiactivo del ^{128}I.

Se define τ, el tiempo de vida media, como el tiempo necesario para que el número de núcleos existentes de una determinada especie en una muestra decaiga a la mitad. Imponiendo esa condición en la ecuación 14.7, se obtiene

$$t = \frac{\ln 2}{\lambda} \tag{14.8}$$

La Figura 14.8 muestra resultados de una medición experimental de decaimiento radiactivo de una muestra de ^{128}I, isótopo de yodo, de uso en medicina. El gráfico presenta el logaritmo natural de la variación del número de cuentas por unidad de tiempo en un detector, estando cada cuenta asociada al decaimiento de un núcleo, como función del tiempo. De acuerdo con la ecuación 14.6, la pendiente del gráfico resulta ser λ, la constante de decaimiento, que en este caso toma el valor $\lambda = 0{,}0275$ min^{-1}. Con este valor, la vida media del ^{128}I resulta ser $\tau = 25$ min.

14.5. Decaimiento alfa

El decaimiento alfa ocurre vía emisión de una partícula α, esto es, núcleo de helio (^{4}He). En este caso, el decaimiento se caracteriza por el tiempo de vida media correspondiente y por la energía cinética que obtienen los productos del decaimiento. En efecto, si se considera que el núcleo se encuentra en reposo justo antes del decaimiento, la conservación de la cantidad de movimiento hace que, dado lo pequeño de la masa de una partícula en comparación con un núcleo típico, la energía cinética se la lleve fundamentalmente esta partícula, estando sólo una fracción pequeña asociada al núcleo resultante del decaimien-

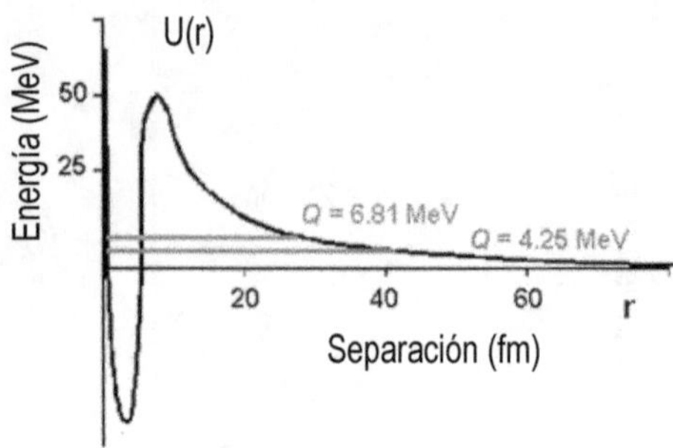

Figura 14.9: Potencial nuclear típico, que muestra el confinamiento de partículas alfa de distinta energía característica.

to. A la energía disponible luego del decaimiento se le denota por Q.

Consideremos el decaimiento alfa de dos isótopos del uranio:

$$^{238}U_{92} \rightarrow ^{234}Th_{90} + ^{4}He_2, \text{ con } Q = 4{,}25 \text{ MeV y } \tau = 4{,}47 \cdot 10^9 \text{ años}$$

$$^{228}U_{92} \rightarrow ^{224}Th_{90} + ^{4}He_2, \text{ con } Q = 6{,}81 \text{ MeV y } \tau = 9{,}1 \text{ min}$$

En este ejemplo es importante notar que el proceso de decaimiento con Q ligeramente mayor tiene asociado un tiempo de vida media que es órdenes de magnitud menor. Este hecho se relaciona directamente con la forma del potencial nuclear atractivo que confina los protones al interior del núcleo. La Figura 14.9 muestra esquemáticamente el potencial nuclear $U(r)$, como función de la distancia al centro del átomo. Para $r \lesssim 8$ fm, el potencial es atractivo y decae con $1/r$, dando lugar a la fuerza repulsiva que experimentan partículas de carga positiva que se acercan al núcleo desde el exterior.

Si suponemos que en los ejemplos de decaimiento alfa del uranio toda la energía disponible se la llevan las partículas alfa, la figura muestra que las partículas alfa con esas energías no pueden escapar del núcleo en un contexto de mecánica clásica, puesto que su energía es inferior a la altura de la barrera de potencial. En el formalismo de la mecánica cuántica esto resulta posible, puesto que la localización de una partícula en una región de espacio no es absoluta, sino probabilística. Así, existe una probabilidad finita, distinta de cero, de que las partículas estén fuera de la barrera de potencial, escapando del núcleo por "efecto túnel". Dado que el ancho de la barrera de potencial decrece con la energía, es factible suponer que, a mayor energía de las partículas alfa confinadas en el interior del núcleo, mayor es su probabilidad de escape, lo que se expresa en un valor menor de la vida media, en concordancia con el resultado experimental.

14.6. Decaimiento beta

El decaimiento beta ocurre vía emisión de una partícula β, que puede ser tanto un electrón, β^-, como un positrón, β^+.

El proceso de decaimiento beta conserva tanto la *carga eléctrica* como el *número de nucleones*.

Consideremos dos ejemplos:

$$^{32}P \to\,^{32}S + e^- + \nu, \text{con } t = 14{,}3 \text{ d}$$

$$^{64}Cu \to\,^{64}Ni + e^+ + \nu, \text{con } t = 12{,}7 \text{ h}$$

En el primer caso, el fósforo, $Z = 15$, decae a azufre, $Z = 16$, que tiene un protón más en el núcleo. La conservación de la carga impone que el signo de la partícula beta emitida sea negativo, para aumentar en uno, a $+15$, la carga que tenía el núcleo original. En el segundo caso, cobre, con $Z = 29$, decae a níquel, $Z = 28$, por lo que la partícula beta debe ser un positrón, que se lleve la carga positiva extra que tenía el núcleo original.

En ambos casos, el decaimiento lleva asociada la emisión de un neutrino, simbolizado por ν. Esta es una partícula con propiedades muy peculiares. Tiene masa en reposo cero y viaja a velocidades cercanas a la de la luz. La aparición de esta partícula adicional es necesaria para la conservación de ciertas propiedades de las partículas, que surgen en el contexto de la física cuántica y no tienen equivalente en la física clásica.

El hecho de que el decaimiento de un núcleo atómico, en que sólo hay protones y neutrones, tenga como resultado la emisión de otras partículas distintas es una buena indicación de que tanto el protón como el neutrón no son realmente partículas elementales, en el sentido de que no estén compuestas por otras partículas.

14.7. Datamiento radiactivo

El decaimiento radiactivo es ampliamente usado para determinar tiempo transcurrido o edad de muestras biológicas. El caso más conocido es el del carbono 14, ^{14}C, que tiene una vida media $\tau = 5730$ años. El proceso de datación se basa en el hecho de que el ^{14}C se produce en las capas superiores de la atmósfera por bombardeo de nitrógeno por rayos cómicos. Este isótopo luego desciende a nivel de la superficie, proceso en el cual el ^{14}C se combina con oxígeno para formar CO_2, con una abundancia natural de un átomo de ^{14}C por cada 10^{13} átomos de ^{12}C. Los seres vivos absorben el ^{14}C al hacer intercambio con la atmósfera a través de los procesos de respiración. Cuando el organismo muere, ese intercambio cesa y se inicia el proceso de disminución de la cantidad relativa de ^{14}C por decaimiento radiactivo. La determinación experimental del contenido de ^{14}C en una muestra, realizada mediante una medición de su actividad radiactiva, permite determinar su edad, medida a partir del momento de muerte del organismo original.

EJEMPLO 3

Un hueso encontrado en un sitio de interés arqueológico contiene una pequeña cantidad de ^{14}C. Analizada la emisión radiactiva del hueso, se encuentra una actividad equivalente a 4,2 decaimientos por segundo. Idéntica masa de hueso obtenido de un animal recientemente muerto produce 30,8 decaimientos por segundo. Estimar la edad de la primera muestra.

SOLUCIÓN

Suponemos que, al momento de morir, el animal del cual se origina la muestra ósea tenía una actividad debida a decaimiento radiactivo de ^{14}C igual a la del animal recién muerto. Como el decaimiento radiactivo satisface la ecuación 10.5, se tiene

$$\left(\frac{\Delta N}{\Delta t_{ahora}}\right)/\left(\frac{\Delta N}{\Delta t_{almorir}}\right) = \frac{-\lambda N_{ahora}}{-\lambda N_{al\ morir}}$$

De acuerdo con la ecuación 14.7, $N(t) = N_0 e^{-\lambda t}$. Con $N_{ahora} = N(t)$ y $N_{almorir} = N_0$, se tiene

$$t = \frac{(N/N_0)}{\lambda} = \frac{\ln 0{,}1364}{1{,}21 \cdot 10^{-4} \text{años}^{-1}} \approx 16470 \text{ años}$$

Donde se ha usado $\lambda = \ln(2)/\tau$, con $\tau = 5730$ años para el ^{14}C.

14.8. Dosimetría de radiación

Para caracterizar en términos cuantitativos la cantidad de radiación que emite
por decaimiento radiactivo un material, así como la absorción de la misma por
otro, se introduce un conjunto de unidades asociadas a los distintos procesos
involucrados.

Actividad: corresponde al número de decaimientos por unidad de tiempo en
una muestra dada de material. Se mide en Curie (Ci), siendo $1\ Ci = 3{,}7{\cdot}10^{10}$
desintegraciones/s.

Exposición: es una medida de la efectividad con que la radiación emitida por
una muestra se transfiere a un medio dado. Se mide en Roentgen (R), siendo
$1\ R =$ transferencia de 8,78 mJ de radiación a 1 kg de aire seco.

Dosis absorbida: corresponde a la cantidad de radiación, mediada en términos
de su energía característica, absorbida por un medio en particular. Se mide en
rad, con un rad absorbido por objeto si se han recibido 10 mJ/kg de radiación.

Dosis equivalente: da cuenta del hecho de que no todas las formas de radiación
tienen la misma efectividad biológica, en términos de daño inducido. Se mide
en *rem* y corresponde a la dosis absorbida (*rads*) multiplicada por el factor
de efectividad biológica relativa (EBR), que cuantifica de manera empírica el
efecto particular de la radiación en consideración. Por ejemplo, $EBR = 1$ para
rayos X y $EBR = 5$ para neutrones lentos, lo que indica que estos últimos son
cinco veces más dañinos que rayos X de la misma energía característica.

Como valor de referencia, la mínima dosis equivalente anual considerada segura
para un ser humano promedio es 0,5 *rem*, que pueden corresponder a distintos
tipos de radiación, ponderados por su EBR respectivo. La Figura 14.10 ilustra
esquemáticamente los conceptos y caracterizaciones de la emisión y absorción
de radiación explicados en el texto. Todo personal involucrado en procesos que
incluyan emisión de radiación debe usar un dosímetro, que permite determinar
la dosis equivalente absorbida en un período determinado, a fin de proteger su
estado de salud.

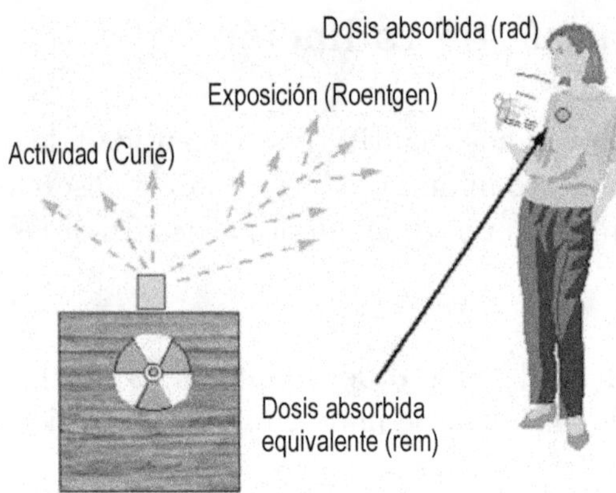

Figura 14.10: Definición conceptual de las magnitudes que caracterizan la emisión y absorción de radiación.

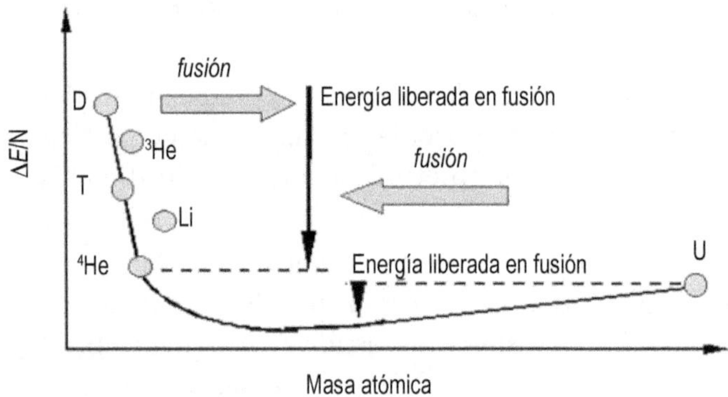

Figura 14.11: ΔE/N: energía de ligazón nuclear liberada por nucleón.

14.9. Fisión y fusión nuclear

La fisión y la fusión nuclear son procesos que ocurren a nivel del núcleo atómico y se basan en la energía de ligazón que mantiene unidas, mediante fuerzas nucleares atractivas, cargas eléctricas positivas, protones, que experimentan fuerzas repulsivas. La energía de ligazón nuclear por nucleón (constituyente del núcleo) es variable a lo largo del sistema periódico, según la Figura 14.7. De acuerdo con el gráfico, la fusión de núcleos livianos (deuterio, tritio, ^{4}He, etc.) resulta en energía libre disponible. Lo mismo ocurre al fisionar núcleos pesados, como el uranio. Esto se muestra en la Figura 14.11, que presenta la energía liberada por nucleón en procesos de fusión y fisión, en función del número de masa.

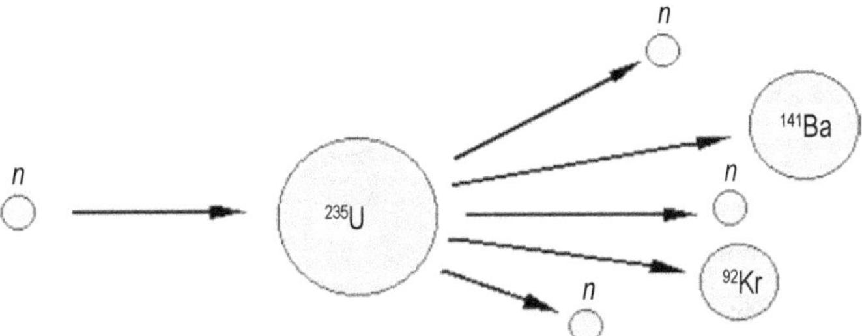

Figura 14.12: Reacción de fisión de un núcleo de ^{235}U, inducida por colisión con un neutrón.

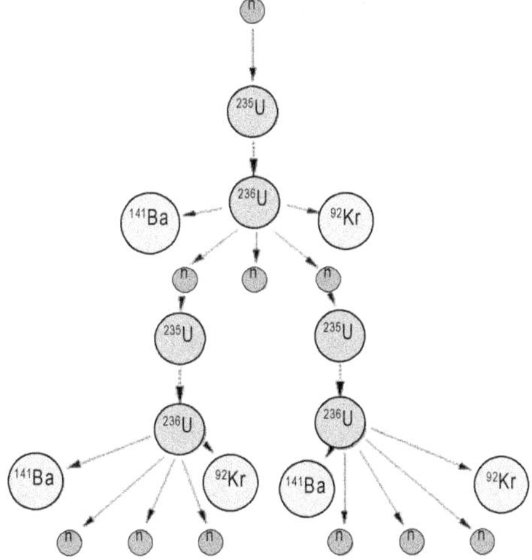

Figura 14.13: Proceso de reacción en cadena en la fisión del ^{235}U. La colisión de un neutrón con el núcleo de ^{235}U tiene como resultado la formación de un núcleo inestable de ^{235}U, que se fracciona en un tiempo muy corto en elementos más livianos.

Si la cantidad de material fisionable disponible excede un cierto valor, llamado *masa crítica*, la reacción nuclear de fisión se inicia en forma espontánea, debido a la multiplicación de neutrones energéticos resultantes de cada evento. Es lo que sucede en una bomba atómica. El proceso se muestra esquemáticamente en la Figura 14.13. La fisión en dos núcleos, uno de ^{92}Kr y otro de ^{141}Ba, es una de las más probables, pero existen otras, que ocurren con la condición de conservación de carga eléctrica y masa atómica. El valor de la masa crítica en ^{235}U enriquecido al 100 % es $\approx$ 50 kg, lo que corresponde aproximadamente a una esfera de 17 cm de diámetro. En ^{239}Pu, otro de los materiales usados en reactores de fisión y bombas atómicas, la masa crítica es $\approx$ 16 kg, correspondiendo a una esfera de 11,5 cm de diámetro.

En un reactor nuclear de fisión se controla el proceso absorbiendo parte de los

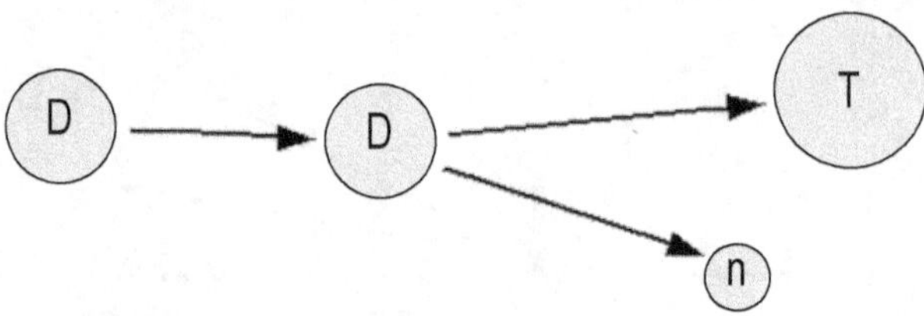

Figura 14.14: Fusión de dos núcleos de deuterio, que resulta en un núcleo de tritio y un neutrón energético.

neutrones generados y aprovechando su energía para producir vapor de agua, que a su vez se utiliza para mover turbinas generadoras de electricidad. La generación de energía por fisión nuclear presenta graves problemas desde el punto de vista de la protección del medio ambiente: i) la cantidad de material fisionable en un reactor nuclear es suficiente para generar una explosión nuclear idéntica a la de una bomba atómica si se pierde el control del proceso, ii) los núcleos más livianos generados en el proceso de fisión son inestables y decaen a núcleos aún más livianos, emitiendo en el proceso radiaciones de alta energía. Este proceso de decaimiento puede durar miles de años, lo que plantea un problema grave de desmantelamiento de plantas nucleares que finalizan su vida útil. Un típico reactor de fisión que opere con ^{235}U requiere un enriquecimiento del orden del 2 %, correspondiendo el otro 98 % a ^{238}U, que no experimenta procesos de fisión como el ^{235}U. En una bomba atómica, el grado de enriquecimiento debe ser igual o superior al 95 %.

En los procesos de fusión, núcleos livianos con energía cinética suficiente para superar la barrera de repulsión coulombiana y acercarse a distancias tales que la fuerza nuclear atractiva sea dominante, se unen formando un núcleo más pesado y emitiendo partículas energéticas, principalmente neutrones. La Figura 14.14 muestra un ejemplo típico de fusión de núcleos de deuterio (isótopo del hidrógeno, con un neutrón en el núcleo), que tiene como resultado un núcleo de tritio.

La fusión ocurre naturalmente en el Sol y las estrellas. En particular el Sol obtiene su energía de una cadena de procesos de fusión de hidrógeno, que terminan en átomos de helio. A diferencia de la fisión, la fusión aún no se ha alcanzado en laboratorio, de forma controlada, de tal manera que se libere una cantidad de energía de fusión mayor que la utilizada en alcanzar las condiciones necesarias para que ésta ocurra. Fusión sólo se ha logrado artificialmente en la Tierra, y de manera incontrolada, en la bomba de hidrógeno.

Algunos procesos de fusión atractivos desde el punto de vista de generación de energía son los siguientes:

$$D + D \xrightarrow{50\%} T(1{,}01 \text{ MeV}) + p(3{,}02 \text{ MeV})$$

$$D + D \xrightarrow{50\%} {}^3He(0{,}82 \text{ MeV}) + n(2{,}45 \text{ MeV})$$

$$D + T \longrightarrow {}^4He(3{,}5 \text{ MeV}) + n(14{,}1 \text{ MeV})$$

$$n + {}^6Li \longrightarrow {}^4He(2{,}1 \text{ MeV}) + T(2{,}7 \text{ MeV})$$

$${}^3He + D \longrightarrow {}^4He(3{,}6 \text{ MeV}) + p(14{,}7 \text{ MeV})$$

En cada caso se indica la energía de fusión que se lleva cada uno de los productos del proceso.

La fusión controlada, como fuente de energía útil, presenta varios atractivos: i) el combustible es, para todos los efectos prácticos, inagotable. El deuterio es un elemento estable, y existe un átomo de deuterio por cada 6700 átomos de hidrógeno, por lo que el deuterio presente en el agua del mar puede satisfacer, mediante fusión controlada, todas las exigencias de energía del futuro, ii) el único elemento radiactivo generado en procesos de fusión es el tritio, que tiene una vida media de 10,5 años y sirve como combustible para procesos de fusión, iii) la cantidad de material requerida para operar un reactor de fusión es pequeña y no existe riesgo de una explosión nuclear incontrolada.

14.10. Ejercicios

1. En un experimento en que se bombardea una placa delgada de un cierto material con electrones de alta energía, la medición de los ángulos de dispersión permite concluir que el radio del núcleo es $\approx 3{,}6$ fm. ¿Cuál es probablemente el número de masa del material de la placa? ¿Puede decir algo del número atómico respectivo?

2. La información relativa al magnesio en una tabla periódica dice $Z = 12$, $A = 24{,}305$. El valor de A corresponde a un promedio ponderado por peso sobre los distintos isótopos con abundancia natural. Si hay tres isótopos: ^{24}Mg, con $A = 23{,}9854$, ^{25}Mg, con $A = 24{,}98584$, y ^{26}Mg, con $A = 25{,}98259$, y la abundancia relativa por peso del ^{24}Mg es 78,99 %, calcule la abundancia relativa

de los otros dos isótopos. (Indicación: la suma de las abundancias relativas de los tres isótopos debe ser igual a uno).

3. Un isótopo del mercurio, ^{197}Hg, decae a ^{197}Au, con una constante de decaimiento de 0,0108 h^{-1}. ¿Cuál es la vida media de este isótopo? ¿Qué fracción de la muestra original quedará luego de transcurridas tres vidas medias? ¿Qué fracción de la muestra original quedará luego de transcurridos 10 días?

4. Una muestra de 5 g de carbón proveniente de un sitio de interés arqueológico tiene una actividad, debida a decaimiento de ^{14}C, de 63 desintegraciones por minuto. Una muestra proveniente de un árbol vivo produce 15,3 desintegraciones por minuto por gramo de la muestra. Si la vida media del ^{14}C es 5730 años, ¿cuál es la edad de la muestra de carbón?

5. Calcule la energía liberada en la reacción de fisión:

$$^{235}U + n \rightarrow {}^{141}Cs + {}^{93}Rb + 2n$$

Las masas involucradas en la reacción son: ^{235}U= 235,04392, ^{141}Ca= 140,91963, ^{93}Rb= 92,92157, n= 1,00867, todas en *uma*.

6. Suponiendo que toda la energía liberada en un proceso de fusión 2D-2D se puede usar con eficiencia del 100 %, ¿cuánto tiempo se puede mantener encendida una ampolleta de 100 W?

BIBLIOGRAFÍA

Bastías, M.J., L. Toro y P. Olmos (2006), "La insulinoterapia intensificada más antineuríticos es superior a antineurítico puro en neuropatía diabética dolorosa", *Revista Médica de Chile* 134:1516-1524.

Boyce, William E., y Richard C. DiPrima (1997), *Elementary differential equations and boundary value problems*, 6ª ed., Nueva York, John Wiley and Sons. (*Ecuaciones diferenciales y problemas con valores en la frontera*, 1998, 4ª ed., México DF, Limusa Wiley/Ed. Noriega.)

Brodkey, Robert S., y Harry C. Hershey (1988), *Transport phenomena. A unified approach*, Nueva York, McGraw-Hill.

Brown, Brandon R. (2000), "Modeling an electrosensory landscape: behavioral and morphological optimization in elasmobranch prey capture", *The Journal of Experimental Biology* 205:999-1007.

Council for National Corporation in Aquatics (1985), *The new science of skin and scuba diving*, New Jersey, New Century Publishers.

Cheney, Margaret (2001), *Tesla, master of lightning*, Nueva York, Friedman/Fairfax, 2001.

Edwards, Jr., C.H., y David E. Penney (1990), *Calculus and analytic geometry*, 2ª ed., New Jersey, Prentice Hall. (*Cálculo con geometría analítica*, 1996, 4ª ed., Prentice Hall México.)

Feinberg, Barry N. (1986), *Applied clinical engineering*, New Jersey, Prentice Hall.

Giancoli, Douglas C. (1997), *Física. Principios con aplicaciones*, 4ª ed., México DF, Prentice Hall.

Halliday, D., R. Resnick y J. Walker (1993), *Fundamentals of physics*, Nueva York, John Wiley and Sons. (*Fundamentos de física*, 1997, México DF, Compañía Editorial Continental.)

Hopkins, Carl. D. (1999), "Design features for electric communication", *The Journal of Experimental Biology* 202:1217-1228.

Jou, David, Josep Enric Llebot y Carlos Pérez García (1994), *Física para ciencias de la vida*, Madrid, McGraw-Hill.

Kane, Joseph W., y Morton M. Sternheim (1996), *Physics*, 2ª ed., Nueva York, John Wiley and Sons. (*Física*, 2ª ed., 1996, Barcelona, Ed. Reverté.)

Lorenzini, Stefano (1678), *Osservazioni intorno alle torpedini, fatte de Stefano Lorenzini*, Florencia, L'Onofri

Macleod, John (2000), *Clinical examination*, 10ª ed., Edimburgo, Churchill Livingstone. (*Exploración clínica*, 2001, Madrid, Harcourt.)

Olmos, P. et.al. (1997), "Neuropatía diabética: Sensibilidad térmica y control metabólico en diabéticos no insulinodependientes", *Revista Médica de Chile* 125:1319-1327.

Ripple, G.R., K.G. Torrington e Y.Y. Phillips (1990), "Predictive criteria for burns from brief thermal exposures", *Journal of Occupational Medicine* 32(3): 215-219.

Simpson, Cedric Keith (1979), *Forensic medicine*, 8ª ed., Londres, Edward Arnold. (*Forensic medicine*, 1996, Londres, Hodder Arnold, 11ª ed. revisada.)

Sullivan, John P. et.al (2000), "Molecular systematics of the african electric fishes (Mormyroidea:Teleostei) and a model for the evolution of their electric organs", *The Journal of Experimental Biology* 203:665-683.

Tricas, Timothy C. (1991), "The neuroecology of the elasmobranch electrosensory world: why peripheral morphology shapes behavior", *Environmental Biology of Fishes* 60:77-92.

Webster, John G., ed. (1992), *Medical instrumentation. Application and design*, Boston, MA, Houghton Mifflin.

Wilson, S.B., y V.A. Spence (1988), "A tissue heat transfer model for relating dynamic skin temperature changes to physiological parameters", *Physics in Medicine and Biology* 33(8):895-912.

ÍNDICE ALFABÉTICO